Klinisches Simulationslernen in der Pflege

Klinisches Simulationslernen in der Pflege

Astrid Herold-Majumdar

Astrid Herold-Majumdar
(Hrsg.)

Klinisches Simulationslernen in der Pflege

Die Skills-Lab-Methode

Unter Mitarbeit von

Selina Baumann
Kathrin Hofmann
Julia Kämmer
Debora Küllsen
Valentina Müller

hogrefe

Astrid Herold-Majumdar (Hrsg.) Prof. Dr. rer. medic., MScN (Universität Halle-Wittenberg), Dipl. Pflegewirtin (FH), TQM-Auditorin, Krankenschwester; Hochschule für angewandte Wissenschaften München, Fakultät für Angewandte Sozialwissenschaften. Mitbegründerin und Prüfungskommissionsvorsitzende des Bachelor Angewandter Pflegewissenschaft (B.Sc. Pflegefachfrau/-mann)
Campus Pasing, Am Stadtpark 20, DE-81243 München
E-Mail: astrid.herold-majumdar@hm.edu

Bibliografische Information der Deutschen Nationalbibliothek
Die Deutsche Nationalbibliothek verzeichnet diese Publikation in der Deutschen Nationalbibliografie; detaillierte bibliografische Daten sind im Internet über http://www.dnb.de abrufbar.

Anregungen und Zuschriften bitte an:
Hogrefe AG
Lektorat Pflege
z. Hd. Jürgen Georg
Länggass-Strasse 76
3012 Bern
Schweiz
Tel. +41 31 300 45 00
info@hogrefe.ch
www.hogrefe.ch

Lektorat: Jürgen Georg, Rita Madathipurath, Caroline Suter
Redaktionelle Bearbeitung: Martina Kasper
Herstellung: René Tschirren
Umschlagabbildung: Astrid Herold-Majumdar
Umschlag: Claude Borer, Riehen
Satz: Claudia Wild, Konstanz
Druck und buchbinderische Verarbeitung: Finidr s.r.o., Český Těšín
Printed in in Czech Republic

1. Auflage 2023

(E-Book-ISBN_PDF 978-3-456-96226-9)
(E-Book-ISBN_EPUB 978-3-456-76226-5)
ISBN 978-3-456-86226-2
https://doi.org/10.1024/86226-000

Inhaltsverzeichnis

Dank

Basis einer guten professionellen Pflege ist eine wissenschaftlich fundierte und gute praktische Ausbildung sowie eine Lehrperson mit großem Engagement. Neben Fachwissen und didaktischer Kompetenz gehört dazu auch die Fähigkeit, den Lernenden in Simulationsszenarien mit Einfühlungsvermögen zu begegnen. Diese Eigenschaften zeichnen Frau Prof. Herold-Majumdar aus, weshalb wir ihr unseren Dank in diesem Buch widmen.

Bereits während des Studiums hat sie uns mit ihrer Expertise bereichert, gefordert und immer wieder aufs Neue zu kritischem Denken angeregt. Es hat uns großen Spaß gemacht, geleitet von und gemeinsam mit ihr die Versorgung pflegebedürftiger Menschen aus verschiedenen Blickwinkeln zu entdecken und dabei stets ein gemeinsames Ziel vor Augen zu haben, bestmögliche professionelle Pflege zu gewährleisten und voranzubringen.

Frau Prof. Herold-Majumdar hatte die Idee, mit uns als Mitautorinnen dieses Buch zu schreiben – für uns das absolute Neuland. Mit ihrem Mut und ihrer Energie hat sie uns zur Mitarbeit motiviert und durch dieses Buchprojekt geleitet.

Vielen herzlichen Dank für alles, Astrid!

Julia, Valentina, Debora, Kathrin und Selina

Vorwort

Wir können dankbar sein, dass sich junge oder in einer zweiten Berufslaufbahn nicht mehr so junge Menschen für den Beruf der Gesundheits- und Krankenpflege entscheiden. Was gibt es Schöneres als zu wissen, dass das eigene Fach mit samt den Haltungen, dem Wissen und den Erfahrungen aus der jahrhundertelangen Geschichte der Pflege weitergetragen und weiterentwickelt wird.

Wir Lehrende leiten Nachwuchskräfte an, schulen sie und sind dafür verantwortlich, dass wir ihr Potenzial ausschöpfen, ohne sie zu erschöpfen. Vielmehr müssen wir den Lernenden das Rüstzeug mitgeben, dass sie sich selbst pflegen, betriebliche Gesundheitssorge einfordern und möglichst ein Berufsleben lang gesund bleiben. Als Vertrauenspersonen, die Berufsanfängerinnen und Anfänger behutsam und einfühlsam begleiten, stärken und ermutigen wir sie, ihren eigenen Weg in der Arbeit mit pflegebedürftigen Menschen zu finden. Unsere Haltung, unser Selbstverständnis und unser Wissen werden von den Lernenden stets kritisch überprüft. Dieser Prüfung müssen wir uns stellen, um das beste Wissen zur Sicherheit und zum Wohle der pflegebedürftigen Menschen weiterzugeben sowie das Fach weiterzuentwickeln. Wir ermutigen und ermächtigen die Lernenden, den Wissensbestand kritisch zu prüfen und halten es aus, nicht recht zu haben.

Fortschritt ist nur möglich, wenn wir der nachrückenden Generation Gestaltungsraum lassen. Das verlangt von uns Lehrenden Standhaftigkeit und Offenheit gegenüber der Erfahrung, dass man die Dinge auch anders sehen, interpretieren und lösen kann. Nicht zuletzt deswegen wird in diesem Buch empfohlen, das klinische Simulationslabor nicht nur als Trainingsraum, sondern als Experimentarium zu nutzen. Wir Anleitenden und Lehrenden sollten uns nicht mit dem Nachwuchs messen, dürfen uns aber reiben, denn aus Reibung entsteht Energie, die wir brauchen, um die Pflege weiterzuentwickeln.

Mit Absolventinnen des dualen Bachelorstudiengangs Pflege der Hochschule München habe ich es gewagt, dieses Buch zu verfassen. Es war kein großes Wagnis, denn die Autorinnen erwiesen sich als zuverlässige, hoch motivierte und wissenschaftlich gewissenhaft arbeitende Kolleginnen, die mich als Herausgeberin hervorragend unterstützt, ja mit ihren Qualifizierungsarbeiten das Buch erst möglich gemacht haben. Der Inhalt der Szenarien basiert auf den systematischen Literaturanalysen, die im Rahmen der Bachelorarbeiten durchgeführt wurden. Alle Abschlussarbeiten zeichneten sich durch ihre hervorragende Qualität aus. Die Arbeit von Julia Kämmer wurde sogar in der Kategorie Abschlussarbeiten des Healthademics Wettbewerbs 2020/21 von der AOK Rheinland/Hamburg ausgezeichnet.

Die Autorinnen waren während ihres Bachelorstudiums 2300 Stunden in der Pflegepraxis tätig und arbeiten aktuell als Gesundheits- und (Kinder-)Krankenpflegerinnen in verschiedenen Einrichtungen der Pflege. Sie engagieren sich für eine professionelle und evidence-basierte Pflegepraxis in patientennahen Bereichen. Anders als vielfach angenommen, sind sie Beispiele für Absolventinnen eines primärqualifizierenden Pflegestudiengangs, die ihr ganzes Wissen und Können sowie ihre Leidenschaft zum Wohle der Patienten bzw. Patientinnen und pflegebedürftigen Menschen einsetzen. Wir wissen mittlerweile aus Studien (Baumann & Kugler, 2019), dass 78 Prozent und damit die große Mehrheit der Absolventinnen und Absolventen von Pflegestudiengängen in der patientennahen Versorgung verbleiben, um dort die wissenschaftlichen Erkenntnisse, ihr berufsethisch gefestigtes Selbstverständnis sowie ihre menschliche Zuwendung zu den pflegebedürftigen Menschen zu tragen.

Die Arbeit mit Pflege-Studierenden hat meine Sicht auf die Dinge und die Phänomene der Pflege wesentlich erweitert und bereichert. Sie ist ein großes Geschenk, das ich jeden Tag dankbar annehme.

Für das Buch wurden die Szenarien aufwändig aufbereitet, sodass die interessierten Leserinnen und Leser für ihre Lern- und Lehrpraxis leicht anwendbare und umsetzbare Anleitungen für das klinische Simulationslernen zur Verfügung haben. Wir haben außerdem großen Wert daraufgelegt, dass die Entwicklung der Szenarien gut nachvollziehbar und verständlich beschrieben werden, sodass für jedes andere Thema die Leserin bzw. der Leser selbst ein evidence-basiertes Szenario erstellen kann. Die hier beschriebenen Szenarien sind Beispiele aus der vielgestaltigen Welt der generalistischen Pflege.

Nun wünsche wir unseren Leserinnen und Lesern, dass sie sich inspirieren lassen, von den spannenden, praxisrelevanten Fragestellungen hinter den Szenarien und von den kreativen Vorschlägen für die Schaffung eines realitätsnahen und die Experimentierfreude anregenden Simulationsraums.

Astrid Herold-Majumdar
August 2022

Literatur

Baumann, A.-L. & Kugler, C. (2019). Berufsperspektiven von Absolventinnen und Absolventen grundständig qualifizierender Pflegestudiengänge – Ergebnisse einer bundesweiten Verbleibstudie. *Pflege, 32*(1), 7–16.

1 Simulationslernen in der fachpraktischen Pflegeausbildung

Astrid Herold-Majumdar

Abstract

Simulationslernen in der fachpraktischen Pflegeausbildung schlägt die Brücke zwischen Theorie und Praxis. Pflegetheorien und -modelle, wissenschaftlich überprüftes Wissen (externe Evidence) sowie standardisierte Diagnosen, Interventionen und Outcomes werden in die Szenarien integriert. In diesem Kapitel wird erklärt, was unter einem evidence-basierten Szenario zu verstehen ist. Die Lehrpraxis steht vor der Herausforderung, die aktuelle Studienlage zu einer spezifischen Frage in Verbindung mit einem berufspraktischen Problem zu ermitteln und in der spezifischen Pflegesituation entweder im Labor oder in der realen Praxis anzuwenden.

Schlüsselbegriffe: Simulationslernen, Skills Lab, interne und externe Evidence, Pflegeklassifikationssysteme

Klinisches Simulationslernen ist in der Medizin und in den medizinischen Fachberufen sowie in der Pflege ein wichtiger, integraler Bestandteil der Ausbildung. In der Simulation werden Theorie und Forschungsstand mit der beruflichen Pflegesituation unter Laborbedingungen zusammengeführt. Die Theorie setzt sich aus den Pflegetheorien und -modellen, der externen Evidence (Studienlage) sowie den standardisierten Diagnosen, Interventionen und Outcomes, die in den pflegerischen Klassifikationssystemen (z.B. ICNP, NANDA-I, NIC, NOC) hinterlegt sind, zusammen.

Im Januar 2020 ist in Deutschland das neue Pflegeberufegesetz (PflBG) in Kraft getreten. Die spezialisierten Berufsausbildungsgänge der Altenpflege, der Gesundheits- und Krankenpflege sowie der Gesundheits- und Kinderkrankenpflege wurden zu einer generalistischen Pflegeausbildung vereint. Zudem wurde die primärqualifizierende, hochschulische Pflegeausbildung (Teil 3 PflBG) integriert und damit von der Modellphase in die Regelausbildung überführt. Die Studierenden und Auszubildenden erlernen Kompetenzen, die für pflegebedürftige Menschen aller Altersstufen und für diverse Versorgungsarrangements bzw. Settings (u.a. akutstationäre Pflege, ambulante und stationäre Langzeitpflege) von Bedeutung sind. An die generalistische Basisausbildung können spezialisierte Ausbildungen beispielsweise in der Gesundheits- und Kinderkrankenpflege sowie weiterführende Masterstudien beispielsweise der Master Advanced Nursing Practice angeschlossen werden.

Die primärqualifizierende, hochschulische Pflegeausbildung beinhaltet einen genauso hohen Anteil an Berufspraxis bzw. Praxiseinsätzen wie die berufliche Ausbildung. Sowohl in der beruflichen als auch in der hochschulischen Ausbildung besteht ein hoher Anspruch an die berufspraktischen Kompetenzen, die im Rahmen der Praxiseinsätze in diversen Pflegeeinrichtungen erworben werden sollen. Ein geringer Teil der Praxiseinsätze kann durch fachpraktische Lehre im Simulationslabor (Clinical Simulation Lab oder auch als Skills Lab bezeichnet) ersetzt werden (gem. § 38 Abs. 3 PflBG i.V.m. § 136 Abs. 6 AVSG). Das Ziel der Praxiseinsätze zum

Erwerb berufspraktischer Kompetenzen muss dabei erreicht werden. Zugleich ist die Ausrichtung der Lehre am aktuellen Stand des wissenschaftlich überprüften Wissens (evidence-basierte Lehre) als erweitertes Ziel in der Fachpraxis zu erreichen. Hier setzt das Sammelwerk an, indem beispielhaft ausgeführte Szenarien für das klinische Simulationslabor aufzeigen, wie die fachpraktische Lehre theoretisch und wissenschaftlich fundiert aufgebaut werden kann. Dazu werden die im Rahmen von wissenschaftlichen Abschlussarbeiten entwickelten Szenarien aufbereitet, um die Lehrenden und Lernenden im Labor praktisch zu unterstützen. Methodisch basiert jedes Szenario auf einer systematischen Literaturanalyse (engl. systematic review) nach Cochrane Standard.

Der Wissensstand entwickelt sich mit der Forschung dynamisch, sodass sich die Lehr-Lernkonzepte an den Stand der Bildungsforschung und die Inhalte an den Stand der klinischen sowie Versorgungsforschung stetig anpassen müssen. Die Lehrpraxis steht vor der Herausforderung, die aktuelle Studienlage zu einer spezifischen Frage in Verbindung mit einem berufspraktischen Problem zu ermitteln und in der spezifischen Pflegesituation entweder im Labor oder in der realen Praxis anzuwenden.

Die Methode des Simulationslernens überbrückt die Schnittstelle zwischen Bildungseinrichtung und Praxis. Das klinische Simulationslabor bietet eine relativ risikofreie Lernumgebung, die zum Experimentieren und Üben einlädt. Bevor Studierende und Auszubildende Interventionen an realen Patientinnen und Patienten ausführen, können sie diese im Labor erlenen und üben. Darüber hinaus können Selbsterfahrungsübungen die Fähigkeit, sich in die Lage der pflegebedürftigen Person zu versetzen, erhöhen. Dadurch kann eine qualitativ hochwertige und sichere Versorgung, wie sie gesellschaftlich und vom Leistungsrecht gefordert wird, sichergestellt werden, sofern die Rahmenbedingungen die Umsetzung des Erlernten ermöglichen.

Das Rahmencurriculum der Pflegefachkommission nach § 53 PflBG sieht das Lernen nach dem Situationsprinzip in der simulativen Umgebung vor. Das Lernen erfolgt im Kontext realistischer, beruflicher Problemstellungen und Fallkonstellationen. Diese Situationen dienen als Schablonen für ähnliche Situationen in der Berufspraxis, sodass die Übertragung des Wissens und der Kompetenzen von der Theorie in die Praxis erleichtert wird (Situated-cognition-Ansätze) (Breuer, 2018).

Das Kompetenzlevel nimmt mit Komplexitätssteigerung der Situationen und Problemstellungen zu. Während im ersten Ausbildungsjahr bzw. im Grundstudium einfache, in sich

Kasten 1-1: Hochkomplexe Pflegeprozesse

Die **Steuerung und Gestaltung hochkomplexer Pflegeprozesse** ist neben anderen Zielen nach § 37 PflBG ein erweitertes Ausbildungsziel der hochschulischen Pflegeausbildung. Die hohe Komplexität kann durch die nachfolgend aufgelisteten und durch viele weitere Faktoren zustande kommen:

1. Dynamik und Vielschichtigkeit der Forschungs- und Rechtslage sowie des Gesundheits- und Versorgungssystems, in dessen Rahmen der Pflegeprozess gestaltet werden muss
2. Instabilität der Gesundheitssituation und der Selbstpflegekompetenzen des Subjektes (Individuum, Familie, Gemeinschaft), auf das sich der Pflegeprozess bezieht
3. Vielschichtigkeit und Dynamik des Versorgungsarrangements mit Überleitungen zwischen unterschiedlichen Settings
4. Erschwerte, verstehende Annäherung an das Situationsverstehen des Subjektes durch kommunikativ schwierige Situationen (z.B. bei Demenz und kognitiven Einschränkungen) und unterschiedliche, lebensgeschichtlich und im Akkulturationsprozess gewachsene Bedeutungszuschreibungen
5. Ethische Dilemmata.

abgeschlossene Aufgaben mit dem Ziel des Fertigkeitentrainings (engl. skill training) bearbeitet werden, werden die Auszubildenden und Studierenden zunehmend vielschichtigen Versorgungsarrangements und Gesundheitssituationen ausgesetzt bis hin zu hochkomplexen Pflegeprozessen in der hochschulischen Pflegeausbildung.

Im Skills Lab erfahren und erleben Lernende am eigenen Leib die Verschmelzung des theoretisch Gelernten mit der beruflichen Handlungsrealität. Die Fachpraxis bildet die Brücke zwischen Theorie und Praxis. Diese Brücke muss von beiden Seiten überquert werden. Die Theorie und wissenschaftlichen Erkenntnisse werden auf den Fall angewendet und aus der praktischen Arbeit mit realen, pflegebedürftigen Menschen in der natürlichen Umgebung werden Inhalte und Fragestellungen auf den simulierten Fall im Labor und von da ggf. weiter auf die Theorie übertragen.

Deshalb sprechen wir von Theorie-Praxis-Theorie-Transfer, der sich anschaulich in der „Fachpraxis-Brücke“ (**Abb. 1-1**) darstellen lässt.

Professionelle Pflege zeichnet sich dadurch aus, dass berufliches Handeln kritisch-reflektierend hinterfragt wird: Was ist die Wissensbasis für klinische Entscheidungen? Wie können wir pflegebedürftige Menschen unterstützen, ihre Sichtweise und ihre Prioritäten in die klinische Entscheidungsfindung einzubringen? Welche Rolle spielen berufliche und persönliche Vorerfahrungen oder finden gar Übertragungen im psychologischen Sinne statt? All das und viele weitere Fragen können beispielhaft Ansatzpunkte sein, mit denen das professionelle Handeln zu reflektieren ist.

Als Lehrende müssen wir unsere Lehrpraxis kritisch hinterfragen, was wissenschaftlich nachgewiesene, wirksame Strategien sind, um die Kompetenzen für professionelles und evidence-basiertes Handeln den Lernenden zu vermitteln (evidence-basierte Lehre). Die Lehrenden sind also gefordert, den Maßstab der Evidence-Basierung nicht nur an die Lern-Inhalte, sondern auch an ihr pädagogisch-didaktisches Handeln anzulegen.

Hierzu ist nun erst einmal der Evidence-Begriff näher zu betrachten. Nachfolgend wird auch erläutert, warum die englische Schreibweise für diesen Begriff verwendet wird.

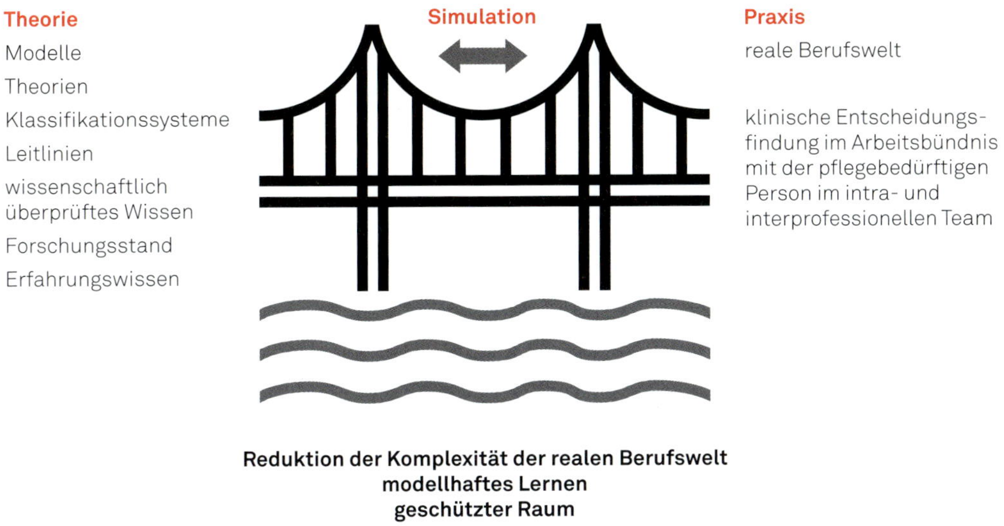

Abbildung 1-1: Fachpraxis-Brücke (Quelle: Eigendarstellung)

Evidence-Begriff

In der Literatur finden sich diverse Definitionen des englischen Begriffs der „Evidence", der häufig mit „Evidenz" ins Deutsche übersetzt wird. Das deutsche Wort „evident" (Adjektiv des Substantivs Evidenz), also selbsterklärend oder offensichtlich auf der Hand liegend, ist jedoch diametral zu der Bedeutung des englischen Wortes „Evidence-based". Was auf der Hand zu liegen scheint und routiniert in der beruflichen Praxis durchgeführt wird, ist eben oft nicht evidence-basiert, also wissenschaftlich überprüft. Beispielsweise glaubten Pflegefachpersonen lange daran, dass die Verwendung von Bauchgurten eine effektive Schutzmaßnahme zur Verhütung von Stürzen aus dem Bett oder aus dem Rollstuhl seien. In Deutschland brachten erst Studien einer Gerichtsmedizinerin die Wende in der Versorgungspraxis, in denen Todesfälle im Zusammenhang mit Bauchgurt-Fixierungen rekonstruiert und analysiert wurden (Berzlanovich et al., 2012). Heute werden Bauchgurt-Fixierungen möglichst vermieden und nur noch als Ultima Ratio eingesetzt.

Wir verwenden in diesem Werk die englische Schreibweise für Evidenz, weil es uns darum geht, die Szenarien für die fachpraktische Lehre auf Basis von wissenschaftlichen Studien zu entwickeln. Die Forderung nach der Evidence-Basierung stößt in der Praxis auch auf Widerstand. Das kann verschiedene Ursachen haben. Wenn das Wissen und Können basierend auf der eigenen Berufserfahrung als weniger wert wahrgenommen wird oder wenn bei der Anwendung von evidence-basierten Leitlinien und Standards die Individualität der pflegebedürftigen Person keinen Raum mehr zu finden scheint, kann dies verständlicherweise Ablehnung der EBP bei den Praktikern erzeugen. Vertreterinnen und Vertretern der EBP wird häufig auch vorgeworfen, dass sie nur Wissen, das auf Basis analytischer, experimenteller Studienansätze (z.B. randomisiert-kontrollierte Studien) generiert wurde, berücksichtigen und qualitative, verstehende Ansätze vernachlässigen. Diese Kritik wollen wir in unsere Arbeitsdefinition der evidence-basierten Praxis aufnehmen (s. Kasten 1-2).

Kasten 1-2: Arbeitsdefinition Evidence-basierte Praxis (EBP)

Die Arbeitsdefinition der Evidence-basierten Praxis (EBP), die uns in diesem Buch leitet, geht von einem erweiterten Verständnis von EBP aus. Für die Generierung von relevantem Wissen für die klinische Praxis müssen verschiedene, dem Gegenstand der Pflege angemessene Methoden herangezogen und gemixt werden. In der klinischen Entscheidungsfindung verschmelzen in der Praxis wissenschaftlich überprüftes Wissen (externe Evidence) mit dem Erfahrungswissen der Pflegefachperson und dem Wissen über das Situationsverstehen der pflegebedürftigen Person (interne Evidence), das durch verstehende Annäherung an das innere Erleben der pflegebedürftigen Person in der jeweils individuellen Pflegesituation erworben wird. Die Expertise und Einschätzung der pflegebedürftigen Person und ggf. der pflegenden Zu- und Angehörigen ist vor allem in der Langzeitpflege ebenfalls als wichtige Wissensquelle einzubeziehen. Das soziale, kulturelle, physische und natürliche Umfeld wird dabei einbezogen. Das soziale Umfeld der pflegebedürftigen Person und das intra-interprofessionelle Team der Pflegeeinrichtung wirken dabei als zusätzliche Reflexions- und Kontrollinstanzen.

Diese Definition integriert also wissenschaftlich fundiertes Wissen, das auf Basis unterschiedlicher, einschließlich qualitativer Methoden generiert wurde, mit dem Erfahrungswissen der Pflegefachperson, das sich aus der Analyse vieler, selbst erlebter Fälle entwickelt hat, mit der Perspektive der pflegebedürftigen Person. An diese Perspektive kann sich die Pflegefachperson immer nur annähern, indem sie sich empathisch und verstehend der pflegebedürftigen Person zuwendet. Wie die Situation von der Patientin/dem Patienten erlebt wird und welche Bedeutung die Situation für die Patientin/den Patienten hat, muss in die klinische Entscheidung über Interventionen einfließen, wenn wir wollen, dass pflegebedürftige Menschen unser Hilfeangebot annehmen und an der Therapie mitwirken. Das sog. Shared Decision Making (selbstbestimmte und einvernehmliche klinische Entscheidungsfindung mit der Patientin/dem Patienten) ist wissenschaftlich als effektive Maßnahme zur Steigerung der Therapieanhaftung (engl. adherence) in Medizin und Pflege sehr gut belegt (Truglio-Londrigan & Slyer, 2018).

Methodenadäquatheit und externe Evidence

Von Dritten, im Rahmen wissenschaftlicher Studien überprüftes Wissen nennen wir externe Evidence. Mit „wir" ist hier jene Gruppe von Forschenden und Wissenschaftstheoretikerinnen gemeint, die der Unterscheidung von interner und externer Evidence (Behrens & Langer, 2006) zustimmen. Diese Unterscheidung ist in der Gemeinschaft der Wissenschaftlerinnen und Wissenschaftler nicht unumstritten. Qualitativ gutes, theoretisches Wissen entsteht ja auch aus der Auseinandersetzung mit unterschiedlichen Auffassungen, die sich in „Denkschulen" kategorisieren lassen. Werden die Positionen konsequent argumentiert, kann sich die Theorie weiterentwickeln und ggf. durch die Empirie überprüft werden. An dieser Stelle können die wissenschaftstheoretischen Überlegungen nicht weiter vertieft werden, jedoch muss der „Evidence"-Begriff wissenschaftstheoretisch fundiert geklärt werden, um ihn auf die Fachpraxis adäquat anwenden zu können. Dazu ist es erforderlich, sich damit auseinanderzusetzen, wie eigentlich wissenschaftlich überprüftes Wissen entsteht.

Die Methodenadäquatheit ist eines der wichtigsten Kriterien für die Beurteilung der Qualität einer Studie. Je nach Erkenntnisinteresse und Gegenstand ist diejenige Methode zu wählen, die diesem Gegenstand gerecht wird. Beispielsweise können Phänomene im Zusammenhang mit dem subjektiven Erleben einer neuen Krankheit schwerlich mit quantitativen, statistischen Methoden untersucht werden. Hier sind zunächst qualitative und offene Methoden einzusetzen, um überhaupt erst einmal annähernd zu verstehen, wie Menschen, die von dieser neuen Erkrankung betroffen sind, die mit der Krankheit verbundenen Symptome und Funktionseinschränkungen wahrnehmen. Um hingegen die Wirksamkeit einer neuen Intervention gegenüber der herkömmlichen Intervention nachzuweisen, muss mit großen Studiengruppen quantitativ gearbeitet werden. Der Gegenstandsbereich der Pflege ist vielschichtig und häufig muss im Feld unter dem vielfältigen Einfluss der sozialen, kulturellen, natürlichen und physischen Umgebung geforscht werden, sodass die Pflegeforschung aus dem gesamten Methodenpool der Sozial-, Geistes-, Natur- und anderer Bezugswissenschaften schöpft. Natürliche Einflüsse können meist nur begrenzt kontrolliert werden, sodass das experimentelle Design mit zahlreichen Verzerrungsmöglichkeiten und systematischen Fehlern behaftet ist. Die Methodenwahl darf keine dogmatische Frage der wissenschaftstheoretischen und philosophischen Grundüberzeugung der Forschenden sein, sondern richtet sich allein an den Subjekten und am Gegenstand aus, der angemessen zu untersuchen ist. Auch hier haben sich u. a. in der Pflegewissenschaft unterschiedliche „Schulen" im Akademisierungsprozess herausgebildet. Diese Denkschulen reichen von den Hardlinern der Analytikerinnen und Analytiker, die sich stark an den naturwissenschaftlichen Methoden ausrichten, bis hin zu qualitativ Forschenden, die rein induktiv aus dem Feld Erkenntnisse generieren und die Phänomene ausschließlich mit der Sprache der Akteurinnen und Akteure im Feld beschreiben und erklären wollen. Die sog. qualitativen Methoden, die eine verstehende Annäherung an die Lebenswelt der Handelnden in der Pflege ermöglichen, haben hier eine herausragende Bedeutung, können aber keinesfalls experimentelle, analytische Methoden ersetzen, wenn es z. B. darum geht, die Wirksamkeit einer Pflegeintervention zu überprüfen. Angenommen, es soll ein Unterstützungsprogramm für pflegende Angehörige entwickelt werden, kommt die Forscherin nicht umhin, sich der Lebenswelt dieser Gruppe anzunähern, um zu verstehen, was eigentlich die Situationen sind, die von pflegenden Angehörigen als belastend erlebt werden. Dazu muss die oder der Forschende mit den Menschen sprechen, ihnen zuhören, ihnen Raum geben, das Erlebte mit ihrer eigenen Sprache so zu beschreiben, wie es subjektiv wahrgenommen wurde. Das können qualitative Methoden leisten.

Von Dritten mit Hilfe wissenschaftlicher Methoden nachvollziehbar überprüftes Wissen, also externe Evidence (Behrens & Langer, 2006), soll uns im beruflichen Handeln als *eine* Quelle des Wissens leiten. Sie ist jedoch nicht die einzige Quelle des Wissens, denn zusammen mit der pflegebedürftigen Person müssen wir „interne Evidence“ (Behrens & Langer, 2006) im Arbeitsbündnis aufbauen. Im intra- und interprofessionellen Team ist die Anwendung externer Evidence im jeweils individuellen Einzelfall zu diskutieren und es sind gemeinsam Interventionsentscheidungen zu treffen. In sog. Cancer-Boards werden solche Therapieentscheidungen beispielsweise getroffen, denn es reicht keinesfalls aus, nach „Schema F“ eine Behandlungsleitlinie auf Basis wissenschaftlicher Studien eins zu eins bei einem Patienten mit einer Krebserkrankung anzuwenden. So individuell wie die Menschen sind, reagieren sie auch unterschiedlich auf Krankheiten und Therapien. Die gleiche, medizinische Diagnose nach der internationalen Klassifikation (ICD) kann beim Patienten oder bei der Patientin unterschiedlich ausgeprägte Symptomatiken entwickeln, die von dem Patienten höchst individuell wahrgenommen werden. Während der Eine bei einer Krebserkrankung die Chemotherapie gut verträgt, entwickelt der Andere erhebliche Nebenwirkungen bzw. können die gleichen, objektiv von außen zu beobachtenden Nebenwirkungen von den Patienten ganz unterschiedlich wahrgenommen werden. Noch individueller werden die Funktionseinschränkungen auf die tägliche Lebenspraxis erlebt.

Kasten 1-3: Anwendung von Studienergebnissen im individuellen Einzelfall

Externe Evidence (Behrens & Langer, 2006; Behrens, 2010) ist durch Dritte in wissenschaftlichen Studien überprüftes Wissen. In Studien ist eine bestimmte Gruppe von Personen (Studien-Population) einbezogen. In dieser Gruppe sind bestimmte Merkmale (Charakteristika, z.B. Alter, Geschlecht, Bildung) vertreten. Da jede pflegebedürftige Person höchst individuelle Merkmalskombinationen aufweist, über einzigartige, lebensgeschichtlich gewachsene Eigenschaften und Bewältigungsstrategien verfügt sowie in einem spezifischen Umfeld lebt, können Studienergebnisse nicht eins-zu-eins auf den Einzelfall übertragen werden.

Pflegeklassifikationssysteme, die – ähnlich wie die International Classification of Diseases, ICD-10_GM (Bundesinstitut für Arzneimittel und Medizinprodukte, 2022) der Medizin – Pflegediagnosen, Interventionen und Ergebnisse (Outcome) systematisch listen, beruhen auch auf externer Evidence. Wissenschaftlich fundierte Simulationsszenarien und -einheiten beziehen sich deshalb auf diese Klassifikationssysteme. An dieser Stelle kann kein kompletter Überblick über die Pflegeklassifikationssysteme gegeben werden, sodass auf das Werk von Müller Staub und Kolleginnen (2017) verwiesen wird.

Bei den NANDA-I Pflegediagnosen (Herdman et al., 2022) ist z.B. der Evidence-Grad – der „Level of Evidence“ – (Herdmann & Kamitsuru, 2019, S. 24) für jede Pflegediagnose angegeben. Das NANDA-I-Komitee, das sich aus Pflegewissenschaftlerinnen bzw. -wissenschaftlern und Praktikerinnen bzw. -praktiker zusammensetzt, überprüft die wissenschaftliche Fundierung der Diagnosen alle drei Jahre und aktualisiert die Angaben bei verändertem Forschungsstand oder bei der Eingabe neuer Pflegediagnosen. Es ist kein unerheblicher Aufwand für die bestimmenden Merkmale und beeinflussenden Faktoren sowie für die Risikopopulation, den jeweils aktuellen Stand des Wissens zu erheben, denn dazu muss die Literatur systematisch nach relevanten Forschungsergebnissen durchsucht werden. Die zutreffenden Forschungsberichte müssen hinsichtlich Qualität kritisch bewertet und auf die Diagnose hin ausgewertet werden. Pflegeklassifikationssysteme verdichten das wissenschaftlich überprüfte Wissen zu den relevanten Phänomenen der Pflege und stellen somit einen wertvollen Wissenskanon dar. Der Blick wird von dem sozialversicherungsrechtlich sehr eingeengten Begriff der Pflegebedürftigkeit auf pflegetheoretisch und empirisch begründete Phänomene, Risiken und Entwicklungspotenziale geweitet. So findet z. B. das Konzept „Hoffnung" im Szenario zur verbalen Deeskalation (**Kap. 4.5.5**) Anwendung. Unter der Domäne 6 findet sich die Pflegediagnose „Bereitschaft für verbesserte Hoffnung", ein „Muster von Erwartungen und Wünschen zur Mobilisierung von Energien, um positive Ergebnisse zu erzielen, oder eine potenziell bedrohliche oder negative Situation zu vermeiden, welches gestärkt werden kann" (Herdman et al., 2022, S. 386). Es werden bestimmende Merkmale genannt, wie die pflegebedürftige Person „drückt den Wunsch aus, die Fähigkeit zu verbessern, sich erreichbare Ziele zu setzen" (Herdman et al., 2022, S. 386). Wir arbeiten in der Pflege viel mit dem Phänomen der Hoffnung, jedoch meistens, ohne dies explizit in der Pflegeprozessplanung zu formulieren. Dabei ist die Förderung der Bereitschaft für eine verbesserte Hoffnung für pflegebedürftige Menschen oft von entscheidender Bedeutung. Ohne Hoffnung lassen sich Ressourcen für die Bewältigung der täglichen Aktivitäten oder für die Erreichung von Rehabilitationszielen nicht mobilisieren. Die in diesem Buch beschriebenen evidence-basierten Szenarien greifen bewusst Diagnosen, Interventionen und Ergebnisse auf, die über die leistungsrechtlichen Begriffe hinausgehen. Schließlich soll den Studierenden und Auszubildenden der gesamte Wissenskanon der Pflege vermittelt werden, um alle Dimensionen der menschlichen Reaktion auf gesundheitliche Prozesse und Lebensprozesse zu erfassen. Diese Reaktionen sind höchst individuell. Gesundheits- bzw. Krankheits- und Lebensprozesse werden von pflegebedürftigen Menschen mit individuellen, lebensgeschichtlich und kulturell gewachsenen Bedeutungen verknüpft. Das pflegerische Hilfsangebot muss an diese Bedeutungen anschließen, um von der pflegebedürftigen Person angenommen zu werden. Dazu nähert sich die Pflege verstehend an die Lebenswelt der pflegebedürftigen Person an und baut „Interne Evidence" (Behrens & Langer, 2006; Behrens, 2010) auf.

Interne Evidence

Sich empathisch der Lebenswelt der pflegebedürftigen Person anzunähern und zu versuchen zu verstehen, wie die pflegebedürftige Person ihre Situation sieht und erlebt, ist eine wichtige Voraussetzung für ein adäquates Hilfeangebot. Das Krank-sein wird bei der gleichen Krankheit oft höchst unterschiedlich erlebt und interpretiert sowie in die eigene Lebenspraxis integriert. Während der eine an der Krankheit verzweifelt und seine Lebensperspektive verliert, entwickelt der Andere Strategien, mit der Krankheit und den Folgen in der Alltagspraxis fertig zu werden, ja sogar persönlich an der Krankheit zu wachsen. An dieses jeweils individuelle Erleben muss das Hilfeangebot und die Pflegeintervention anknüpfen, damit die pflegebedürftige Person das Hilfsangebot annehmen und daran mitwirken kann (Adherence). Vertrauen ist eine wichtige Voraussetzung, dass Patientinnen und Patienten im Behandlungsprogramm mitgehen können. Wer kennt das nicht, dass der Hausarzt oder die Hausärztin ein neues Medikament verschreibt, weil es nach der Studienlage das wirkungsvollste Mittel bei einer bestimmten Erkrankung ist (externe Evidence) und der Patient nach dem Durchlesen des Beipackzettels das Medikament nicht, wie empfohlen, einnimmt, sondern wegwirft. Wenn es dem Hausarzt bzw. der Hausärztin bei der Konsultation nicht gelingt, die Abwägung von Risiken und Nutzen mit dem Patienten bzw. der Patientin vor dem Hintergrund der jeweils individuellen Verständnisse und Gesundheitstheorien sorgfältig vorzunehmen, landen teure Medikamente im Müll und es können zusätzliche Behandlungskosten entstehen. Wenn es uns in der Pflege nicht gelingt, das jeweils individuelle Situationsverstehen der pflegebedürftigen Person zu erschließen und unser Hilfsangebot danach auszurichten, werden Ressourcen schwerlich zu fördern sein und wir werden vergeblich auf die Mitwirkung unserer Patienten und Patientinnen hoffen. Tritt eine sog. „Non-Compliance" (mangelnde Mitarbeit) ein, eine Pflegediagnose, die mittlerweile aus dem Klassifikationssystem der NANDA-I gestrichen ist, müssen wir zuerst selbstkritisch unser Angebot überprüfen. [Pflegediagnostisch lässt sich das treffender und positiver mit den Pflegediagnosen „Bereitschaft für eine verbesserte Gesundheitskompetenz" und „Bereitschaft für ein verbessertes Gesundheits-Selbstmanagement" beschreiben (Herdman et al., 2022, S 221, 238). Anm. d. Lek.] Menschen entwickeln eigene Theorien und ein eigenes Verständnis über Gesundheit und Krankheit im Lebenslauf und in der jeweiligen sozialen und kulturellen Umgebung, die es zu erschließen gilt (s. Kasten 1-4).

Bei mangelnder Mitwirkung („Non-Compliance") sind die Ursachen vielfältig und nicht nur bei der pflegebedürftigen Person zu suchen. Die Herausforderung für die Praktikerin ist, das wissenschaftlich überprüfte Wissen auf die jeweils einzigartige und individuelle Situation mit der pflegebedürftigen Person anzuwenden. Donabedian (2003) spricht in seinem Modell „Components of quality in health care" (Donabedian, 2003, S. 5) hier von „the application of that science and technology", also die Übertragung und Anwendung wissenschaftlich überprüften Wissens und von Technologien auf die jeweils individuelle Situation des Patienten. Dies erfordert nicht nur Kenntnis vom aktuellen Stand des Wissens, sondern auch darüber, wie zuverlässig Forschungsergebnisse einzuschätzen sind und welche Relevanz Forschungsergebnisse für den jeweiligen Einzelfall haben. Liefert doch eine randomisiert-kontrollierte Studie (RCT) bestenfalls die Erkenntnis, dass mit einer hohen, meist 95-prozentigen Wahrscheinlichkeit eine bestimmte Intervention in einer bestimmten Personengruppe (Population) unter Laborbedingungen eine erwünschte Wirkung erzielt hat. Häufig werden Risiken und Nebenwirkungen von pflegerischen Interventionen dabei sogar vernachlässigt. Denn auch augenscheinlich einfache pflegerische Interventionen, wie das Fixieren einer Magensonde an der Nase, haben Risiken und Nebenwirkungen, in diesem Fall ein erhöhtes Dekubitusrisiko am Nasenflügel. Die Übertragung dieses Wirkungsnachweises auf die individuelle Situation des jeweils einzigartigen, pflegebedürftigen Menschen, obliegt den Praktizierenden und der pflegebedürftigen Person selbst.

Kasten 1-4: Aufbau interner Evidence

Interne Evidence (Behrens & Langer, 2006, Behrens, 2010) wird mit der pflegebedürftigen Person in der unmittelbaren Interaktion aufgebaut. Dazu nähert sich die Pflegefachperson verstehend an die Lebenswelt der pflegebedürftigen Person an, um nachvollziehen zu können, wie die pflegebedürftige Person ihre pflege- bzw. gesundheitsrelevante Situation selbst sieht, was ihr wichtig und für sie von Bedeutung ist. Das Interventionsangebot wird darauf hin mit der Person abgestimmt. Die interne Evidence ist deshalb die Voraussetzung für die angemessene Anwendung externer Evidence.

Übertragungsproblem externer Evidence

Die Forderung nach Evidence-Basierung darf Probleme und Herausforderungen bei der Übertragung von Forschungsergebnissen auf die jeweils individuelle Pflegesituation nicht ausblenden. Die Eigenschaften der Studienpopulation einer randomisiert-kontrollierten Studie stimmen meist nicht eins zu eins mit den jeweils individuellen Eigenschaften der pflegebedürftigen Person, mit der in der Praxis eine Interventionsentscheidung getroffen werden soll, überein. Das birgt ein nicht zu unterschätzendes Übertragungsproblem, vor dem die Praktikerinnen und Praktiker mit der pflegebedürftigen Person stehen. Nicht zu vernachlässigen ist dabei auch, dass die Umgebungsfaktoren, also das soziale, physische und kulturelle Umfeld höchst unterschiedlich sind und Einfluss nehmen. Während beispielsweise in Japan die Pflege eines sturzgefährdeten Patienten am Boden kulturell gut akzeptiert wird, bedeutet es in den westlichen Ländern ggf. ein unwürdiges Dasein, wenn die Person nicht einmal eine Liegestatt zur Verfügung hat. Wie das Erfahrungswissen und die interne Evidence der praktisch Handelnden in die klinische Entscheidungsfindung unter Berücksichtigung der externen Evidence eingebracht werden kann, darüber schweigt sich die Methodenliteratur häufig aus. In der Praxis herrscht jedoch ein hoher Handlungsdruck, sodass sich die Frage stellt, wie nun wissenschaftliche Erkenntnisse in den individuellen Pflegeprozess zu integrieren sind und welche Stellung diese in der Entscheidung über Interventionen einnehmen sollen. Diese Übertragungsprobleme können nun im konkreten, simulierten Fall in der Fachpraxis analysiert werden. Dabei entwickeln die Auszubildenden und Studierenden ein Verständnis für den klinischen Entscheidungsprozess, der in der Realität viel komplexer ist, als dies so manche Leitlinie vermittelt.

Evidence-basierter Empfehlungsgrad und klinische Entscheidungsfindung

Auf der Suche nach Wirksamkeitsnachweisen für eine bestimmte pflegerische Intervention stößt die Forscherin und interessierte Praktikerin meist auf unterschiedliche Studientypen und Ergebnisse. In der Wissenschaft ist es normal, dass es bei der Untersuchung von Interventionen heterogene, nicht übereinstimmende sogar sich widersprechende Ergebnisse gibt. Während die einen Studien die Wirksamkeit belegen, kommen andere Studien zu dem Ergebnis, dass es zwischen Interventionsgruppe, in der die zu untersuchende Intervention angewendet wurde, und Vergleichsgruppe keinen Unterschied gibt. Übersichtsarbeiten (Systematic Review), die zu einer bestimmten Fragestellung alle verfügbaren Studien sammeln und auswerten, liefern häufig verzerrte Ergebnisse, weil Studien, die keinen Effekt belegen konnten, erst gar nicht publiziert werden (publication bias). Im besten Fall wurden die aktuellen Studien zu einer bestimmten Fragestellung oder zur Untersuchung einer bestimmten Intervention in einer Metaanalyse zusammenfassend statistisch ausgewertet und eine Empfehlung für die Anwendung der Intervention mit einem bestimmten Empfehlungsgrad ausgesprochen. Der Empfehlungsgrad richtet sich nach dem Evidence-Grad, für den Evidence-Hierarchien Anwendung finden. Die klassische Evidence-Hierarchie orientiert sich an experimentellen Studien, wobei die Metaanalyse, also die statistische Auswertung und Zusammenfassung mehrerer randomisiert-kontrollierter Studien, als höchste Evidence-Stufe gilt. Qualitative Studien, die u. a. das individuelle Erleben der Akteure bei der Anwendung von Interventionen untersuchen, werden dabei häufig vernachlässigt. So können beispielsweise mehrere randomisiert-kontrollierte Studien eine gute Wirkung einer bestimmten Maßnahme zur Dekubitusprävention (Vorbeugen des Wundliegens) belegen, jedoch wurde die Akzeptanz dieser Maßnahme bei den Pflegenden und pflegebedürftigen Menschen ggf. nicht untersucht. Es ist eine höchst individuelle und selbstbestimmte Entscheidung, ob eine pflegebedürftige Person die Belastungen, die Risiken und Nebenwirkungen einer pflegerischen Intervention auf sich nehmen will, um mit einer gewissen, bestenfalls hohen Wahrscheinlichkeit, eine erwünschte Wirkung, in diesem Beispiel die Reduktion des

Dekubitusrisikos, zu erzielen. Wenn jede Mobilisation mit starken Schmerzen verbunden ist, kann es sein, dass sich die pflegebedürftige Person lieber für ein erhöhtes Dekubitusrisiko entscheidet, auch in dem Bewusstsein, dass ein möglicherweise entstehendes Druckgeschwür schmerzhaft sein kann. Je nach Empfehlungsgrad kann externe Evidence die klinische Entscheidungsfindung mit der pflegebedürftigen Person leiten. Je stärker die wissenschaftlichen Nachweise für die Wirkung einer Intervention sind, desto mehr kann die Maßnahme empfohlen werden und desto weniger Spielraum bleibt für individuelle Maßnahmenanpassungen oder alternative Maßnahmen. Die selbstbestimmte Entscheidung der pflegebedürftigen Person bleibt davon unberührt. So kann sich die pflegebedürftige Person auch unvernünftig entscheiden und eine Pflegeintervention, für die die Wirkung sehr gut wissenschaftlich nachgewiesen ist, ablehnen.

Wenn der Forschungsstand ermittelt wurde, also beispielsweise die relevanten Studien zur Untersuchung einer bestimmten Pflegeintervention identifiziert und ausgewertet wurden, muss im nächsten Schritt überlegt werden, ob eine Pflegeintervention empfohlen werden kann und wie stark diese Empfehlung sein kann. Das ist das Prinzip der Leitlinienentwicklung in Pflege und Medizin. Die Empfehlungen sind mit großer Sorgfalt auszusprechen, da sie unmittelbaren Einfluss auf die Gesundheit und das Leben der von der klinischen Entscheidung betroffenen pflegebedürftigen Person haben. Der Empfehlungsgrad ist umso höher (starke Empfehlung), je stärker der wissenschaftliche Beleg dafür ist, dass die Intervention gegenüber der herkömmlichen Vorgehensweise in der Kontrollgruppe wirkungsvoller ist. Zu beachten sind dabei auch immer die Risiken und Nebenwirkungen, die Pflegeinterventionen haben können. Im klassischen Evidence-System ist der stärkste wissenschaftliche Beweis die sog. Metaanalyse. Bei der Metaanalyse werden die Ergebnisse mehrerer randomisierter kontrollierter Studien (RCT) statistisch zusammengefasst, sodass die Studienpopulationen sehr groß sind. Es ist die Aufgabe von sog. Reviewern bzw. Reviewerinnen, die Studienlage zu ermitteln und entsprechend auszuwerten. Die Qualität der Studienberichte muss hierbei berücksichtigt werden. Oft sind es dann Gremien (häufig sog. Konsensuskonferenzen) aus Wissenschaftlerinnen und Wissenschaftlern, Praktikerinnen und Praktiker sowie aus Mitgliedern angrenzender Disziplinen und Professionen, die über den Empfehlungsgrad entscheiden. Das hier stark verkürzt dargestellte Verfahren wird z. B. bei der Entwicklung der DNQP-Expertenstandards (DNQP, 2022) angewandt.

Je sicherer der Nutzen und die Anwendbarkeit für eine bestimmte Population eingeschätzt wird, desto eher wird eine starke Empfehlung ausgesprochen (Arbeitsgemeinschaft der Wissenschaftlichen Medizinischen Fachgesellschaften e. V. AWMF, 2022). Die Empfehlungen sind vor dem Hintergrund der jeweils individuellen Eigenschaften der pflegebedürftigen Person und ihrer spezifischen Situation im klinischen Entscheidungsprozess abzuwägen.

Die Arbeitsgemeinschaft der Wissenschaftlichen Medizinischen Fachgesellschaften e.V. (AWMF) schlägt ein zwei- oder dreistufiges Schema für die Empfehlung im Rahmen von Leitlinien vor. Hierbei stehen meist Interventionen, also medizinische Behandlungsverfahren im Mittelpunkt der Betrachtung. Bei der dreistufigen Version wird bei hohem Evidence-Grad (viele, qualitativ hochwertige Studien belegen beispielsweise die Wirksamkeit einer Intervention in einer Population mit bestimmten Eigenschaften, z. B. hinsichtlich des Alters) eine starke Empfehlung mit der Formulierung „soll/soll nicht" ausgesprochen. Wird die Intervention nicht entsprechend der Empfehlung angewandt, obwohl eine Indikation vorliegt, kann dies bei unerwünschten Behandlungsergebnissen zu einem Behandlungsfehler führen. Bei mittlerem Evidencegrad (wenige hochwertige Studien belegen eine Wirksamkeit oder die Studien, die eine Wirksamkeit belegen, sind methodisch schwach oder es gibt neben Studien, die eine Wirksamkeit belegen, auch Studien, die keine Wirksamkeit belegen) werden Empfehlungen mit „sollte/sollte nicht" formuliert. Für die klinische Entscheidungsfindung besteht also ein größerer Handlungsspielraum. Wenn sich der Behandler bzw. die Behandlerin gegen die Intervention im Einzelfall entscheidet und es zu unerwünschten Wirkungen beim Patienten kommt, ist es umso schwerer einen Behandlungsfehler nachzuweisen. Wenn keine qualitativ hochwertigen Wirksamkeitsbelege vorliegen, wird keine Empfehlung ausgesprochen, d.h. die in Frage stehende Intervention kann erwogen werden. Es kann aber auch auf die Intervention verzichtet werden. Hier ist der Freiraum für die klinische Entscheidungsfindung im Einzelfall besonders hoch (**Tab. 1-1**). Entsprechend kann den Lehrenden und Lernenden ein Spielraum für die situationsspezifische Gestaltung der pflegerischen Intervention und für die klinische Entscheidungsfindung mit der pflegebedürftigen Person bzw. mit dem Simulationspatienten gegeben werden. Liegen zudem qualitativ hochwertige, wissenschaftliche Belege vor, dass die als nicht wirksam belegte Intervention zudem mit Risiken und Nebenwirkungen verbunden ist, kann nicht nur keine Empfehlung ausgesprochen werden, sondern es muss von der Intervention auch abgeraten werden. Lange glaubte man beispielsweise in der Pflege daran, dass Bauchgurte vor einem Sturz aus dem Rollstuhl schützen, bis Studien belegten, dass Personen mit einer bestimmten Körperform, der sog. „Birnenform", besonders gefährdet sind, durch den Bauchgurt hindurchzurutschen und sich zu strangulieren (Berzlanovich et al., 2012). Es gibt keine oder nur sehr schwache Belege für die Verringerung des Risikos für sturzbedingte Verletzungen durch die Anwendung von Bauchgurten, zudem liegen

Tabelle 1-1: Vierstufiges Schema zur Graduierung von Empfehlungen (Eigendarstellung in Anlehnung an AWMF, 2022)

Studienlage	Empfehlungsgrad	Beschreibung	Formulierung
Viele, qualitativ hochwertige Studien belegen eine Wirksamkeit der untersuchten Intervention	A	starke Empfehlung	soll/soll nicht
Wenige qualitativ hochwertige Studien oder mehrere Studien geringer Qualität belegen eine Wirksamkeit der Intervention oder es liegen widersprüchliche Studienergebnisse vor: Einige Studien belegen die Wirksamkeit, während andere Studien keinen, statistisch nachweisbaren Unterschied zwischen der Interventions- und Kontrollgruppe feststellen	B	(schwache) Empfehlung	sollte/sollte nicht
Es gibt keine qualitativ hochwertigen Studien, die eine Wirksamkeit belegen.	0	Empfehlung offen	kann erwogen werden/kann verzichtet werden
Es gibt keine qualitativ hochwertigen Studien, die eine Wirksamkeit belegen. Zudem liegen Studien vor, die erhöhte Risiken für unerwünschte Wirkungen im Zusammenhang mit der Intervention belegen.	–	keine Empfehlung	soll verzichtet werden

wissenschaftliche Belege vor, dass durch die Immobilisierung das Sturzrisiko durch die Bauchgurtfixierung sogar erhöht sein kann. Des Weiteren belegen Studien, dass das Risiko einer Strangulation mit Todesfolge erhöht ist, sodass die Intervention, Bauchgurtfixierung im Rollstuhl zur Sturzvermeidung, nicht empfohlen werden kann, ja sogar von ihr abgeraten werden muss. Wir ergänzen deshalb die Tabelle der AWMF mit einer weiteren, vierten Kategorie „keine Empfehlung" (**Tab. 1-1**).

Diese Empfehlungsgrade sind also für die fachpraktische Lehre von hoher Bedeutung, weil in der simulierten Situation die Anwendung von Evidence exemplarisch geübt werden kann. Die Moderatorin/der Moderator muss die Studienlage kennen und den Empfehlungsgrad entweder selbst einschätzen oder den von den Reviewern vorgegebenen Empfehlungsgrad in der jeweiligen Simulationssituation umsetzen. Der Simulationspatient übernimmt dabei stellvertretend die Perspektive der pflegebedürftigen Person. Die lernende Person übernimmt die Rolle der Pflegefachperson, welche die Studienlage und den Empfehlungsgrad in der individuellen Situation anwenden muss. Entscheidungsspielräume eröffnen sich je nach Studienlage und Empfehlungsgrad sowohl für die simulierte, klinische Entscheidungsfindung als auch für die Bewertung der Leistung der Lernenden. Die Lehrperson kann bei schwacher oder offener Empfehlung individuellen Lösungen der Lernenden mehr Spielraum geben. Ein „richtig" oder „falsch" ist aber auch umso schwieriger zu entscheiden. Positiv zu bewerten ist jedoch in jedem Fall, wenn Lernende den Evidence- und Empfehlungsgrad kennen und im simulierten Einzelfall kritisch und reflektiert anwenden. Eine gewisse Unsicherheit auf beiden Seiten, sowohl aufseiten der Lehrenden als auch aufseiten der Lernenden bleibt bei schwacher oder sich widersprechender Forschungslage bestehen. Wenn jedoch die externe Evidence unklar ist, wird die interne Evidence umso wichtiger. Die Akteurinnen und Akteure können sich darauf konzentrieren, was in der jeweils individuellen Situation den Prioritäten der pflegebedürftigen Person und der klinischen Expertise entspricht.

Das Besondere evidence-basierter Szenarien ist also nicht nur, dass sich die im Mittelpunkt sehende Intervention am aktuellen Stand des Wissens ausrichtet, sondern auch, dass mit diesem Szenario die Anwendung von Empfehlungsgraden auf Basis der Studienlage im simulierten Einzelfall geübt werden kann und somit wichtige Kompetenzen für das Evidence-based Nursing ausgebildet werden können. Nachfolgend soll nun näher erläutert werden, was unter einem evidence-basierten Szenario zu verstehen ist.

Evidence-basiertes Szenario

Szenarien sind Konstellationen von Fällen, in deren Fokus in der Pflege in der Regel die pflegebedürftige Person steht. Diese Fallkonstellationen werden für den Lernprozess konstruiert. Dabei werden Fälle didaktisch vorbereitet und skizziert und in der Simulation durch die Lernenden bearbeitet und entwickelt. Fallskizzen beschreiben grob die Fallsituation und die Rahmenbedingungen. Sie können, müssen aber nicht auf realen Fällen aus der klinischen Praxis beruhen. Regieanweisungen führen in die jeweiligen Rollen ein, die von den Lernenden und ggf. von Schauspielpatienten kreativ und interaktiv gestaltet werden können. Das klinische Simulationslabor wird dabei zum Experimentierraum, denn anders als bei der Arbeit mit realen, pflegebedürftigen Menschen, können Handlungen ausprobiert werden, ohne dass die Konsequenzen ernsthafte Folgen für pflegebedürftige Menschen haben. Ganz frei ist dieser Raum jedoch auch nicht, denn die Beanspruchungen der Lernenden, der Schauspielpatientinnen und -patienten und auch der Lehrenden sind teilweise hoch und nicht zu unterschätzen. Wenn ein Lernender beispielsweise das erste Mal mit der Versorgung und den Erscheinungsformen von Wunden konfrontiert wird, können starke Emotionen auftreten, insbesondere bei einer High-emotion Simulation, bei der Wunden realitätsnah geschminkt werden und Gefühle wie Ekel auslösen können. Im geschützten Raum des Labors können Lernende sich jedoch langsam an belastend erlebte Situationen herantasten und in der Reflexion ihre Emotionsarbeit und Resilienz stärken.

Kasten 1-5: Definition evidence-basiertes Szenario

Ein evidence-basiertes Szenario ist eine berufspraktische Fallkonstellation im Labor, bei der mindestens eine zentrale Intervention auf Basis wissenschaftlicher Studien durchgeführt wird. Evidence-basierte Szenarien nehmen Bezug zu validierten Pflegediagnosen, Interventionen und Ergebnissen wissenschaftlich fundierter Klassifikationssysteme. Es wird Wissen auf unterschiedlichen Ebenen, u.a. externe Evidence, Intuition, Erfahrungswissen, interne Evidence, einbezogen. Je nach Stärke der externen Evidence und nach Empfehlungsgrad der geübten Intervention können Spielräume für individuelle Interventionsentscheidungen mit dem Simulationspatienten bzw. der Simulationspatientin experimentell genutzt werden, was auch bei der Leistungsbeurteilung der Lernenden zu berücksichtigen ist.

Komplexitätsstufenmodell

Je nach Lernfortschritt sind Szenarien schrittweise aufzubauen (wie in **Tab. 1-1** dargestellt). Anfängerinnen und Anfänger müssen erst einmal mit der Laborumgebung, den Geräten und Materialien vertraut werden. Ihnen sollte zunächst die Möglichkeit gegeben werden, unabhängig von einer konkreten Aufgabe oder einem Szenario das Labor als Experimentierraum zu erkunden. Die Lernkultur muss entwickelt werden, denn lernbiografisch besteht eher die Tendenz der Lernenden zur Fehlervermeidung und zur Eins-zu-eins-Umsetzung des theoretisch Gelernten. Langsam muss das Labor als „Experimentarium" erschlossen werden. Dabei dürfen Dinge ausprobiert und, falls geeignet, in ihre Bestandteile zerlegt werden. Für Handlungen, die zunächst nicht zielführend oder sogar kontraproduktiv erscheinen, ist Raum, um deren Konsequenz am eigenen Leib erfahren zu können. Neue, bisher nicht ausprobierte Handlungsstrategien dürfen angewendet werden. Die Lernenden sollen ihr ganzes Handlungsrepertoire ausschöpfen und es erweitern. Wie fühlt sich eigentlich ein Venenkatheter an, wie elastisch ist dieser und was bedeutet dies für das Legen eines Venenverweilkatheters? Was passiert, wenn ich nicht freundlich auf einen Patienten reagiere?

Selbsterfahrungsübungen spielen hierbei auch eine große Rolle, um sich in die Situation von pflegebedürftigen Menschen hineinversetzen und die Perspektive wechseln zu können. Wie fühlt es sich an, eine Inkontinenzeinlage zu tragen? Wie verändert sich dabei die eigene Körperwahrnehmung und das Körperbild? Was macht das mit der sozialen Interaktion?

Nach der freien Erkundungsphase folgen einfache Aufgaben, bei denen Abläufe instrumentell-technisch geübt werden können. Mit Hilfe eines Kunststoff-Arms kann beispielsweise das Anschließen einer Infusion an einen Venenverweilkatheter geübt werden.

In einfachen Szenarien werden diese instrumentell-technischen Abläufe und Skills dann mit Simulationspatienten in ein Szenario eingebettet, sodass zu dem handwerklichen Tun die Interkation und Kommunikation mit der pflegebedürftigen Person und anderen Personen z.B. im intra-/interprofessionellen Team hinzukommt. Hier muss dann ggf. auch auf unvorhergesehene Reaktionen des Simulationspatienten eingegangen werden, was bereits eine gewisse Sicherheit im technischen Ablauf der Intervention erfordert. Die Komplexität der Szenarien wird schließlich weiter gesteigert bis dahin, dass ein kompletter Schichtablauf mit verschiedenen Szenarien simuliert wird, den die Lernenden selbst organisieren. Durch die Erhöhung der Dynamik der Interaktion und nicht planbarer Reaktionen der Simulationsgeräte oder der Simulationspatienten kann die Komplexität des Lern-Systems gesteigert werden (**Abb. 1-2**).

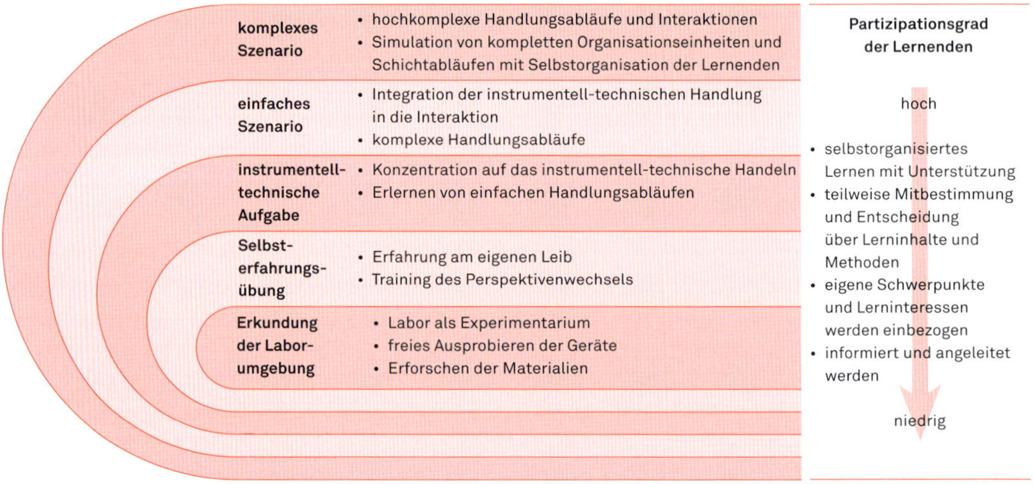

Abbildung 1-2: Komplexitätsstufenmodell Simulationsszenarien (Eigendarstellung)

1.1 Literatur

Arbeitsgemeinschaft der Wissenschaftlichen Medizinischen Fachgesellschaften e.V. AWMF. (Hrsg.). (2022). *AWMF-Regelwerk Leitlinien: Formulierung und Graduierung von Empfehlungen*. Verfügbar unter https://www.awmf.org/regelwerk/formulierung-und-graduierung-von-empfehlungen

Behrens, J. & Langer, G. (2006). Das Wichtigste sind Verantwortungsübernahme und Respekt. *Die Schwester Der Pfleger*, (3), 168–171.

Behrens, J. (2010). EbM ist die aktuelle Selbstreflexion der individualisierten Medizin als Handlungswissenschaft (Zum wissenschaftstheoretischen Verständnis von EbM). *Zeitschrift für Evidenz, Fortbildung und Qualität im Gesundheitswesen, 104*(8–9), 617–624. https://doi.org/10.1016/j.zefq.2010.09.021

Berzlanovich, A., Schöpfer, J. & Keil, W. (2012). Deaths due to physical restraint. *Deutsches Ärzteblatt international, 109*(3), 27–32. https://doi.org/10.3238/arztebl.2012.0027

Breuer, G. (2018). Simulators don't teach – Lernprozesse und Simulation. In M. St. Pierre & G. Breuer (Hrsg.), *Simulation in der Medizin. Grundlegende Konzepte- Klinische Anwendung* (2. Aufl., S. 75–80). Springer. https://doi.org/10.1007/978-3-662-54566-9_5

Bundesinstitut für Arzneimittel und Medizinprodukte. (2022). *Internationale statistische Klassifikation der Krankheiten und verwandter Gesundheitsprobleme, German Modification*. Verfügbar unter https://www.bfarm.de/DE/Kodiersysteme/Klassifikationen/ICD/ICD-10-GM/_node.html

Deutsches Netzwerk für Qualitätsentwicklung in der Pflege (DNQP). (Hrsg.). (2022). *Expertenstandards und Auditinstrumente*. Verfügbar unter https://www.dnqp.de/expertenstandards-und-auditinstrumente/

Donabedian, A. (2003). *An Introduction to Quality Assurance in Health Care*. Oxford University Press.

Herdman, H., Kamitsuru, S. & Takào-Lopes, C. (2022). *NANDA-I-Pflegediagnosen: Definitionen und Klassifikation 2021–2023* (3. Aufl.). Recom. https://doi.org/10.1055/b000000516

Herdmann, H. & Kamitsuru, S. (2019). *NANDA International Pflegediagnosen: Definitionen und Klassifikation. 2018–2020*. Recom. https://doi.org/10.1055/b-007-169888

Müller Staub, M., Schalek, K. & König, P. (2017). *Pflegeklassifikationen: Anwendung in Praxis, Bildung und elektronischer Pflegedokumentation*. Hogrefe.

Truglio-Londrigan, M. & Slyer, J.T. (2018). Shared Decision-Making for Nursing Practice: An Integrative Review. *The open nursing journal, 12*, 1–14. https://doi.org/10.2174/1874434601812010001

2 Das klinische Simulationslabor als Experimentarium

Astrid Herold-Majumdar

Abstract

Didaktisch-pädagogische Grundlagen sowie aktuelle, wissenschaftliche Erkenntnisse des Simulationslernens werden in diesem Kapitel zusammengefasst. Sie dienen als Grundlage für die jeweils spezifischen Ausführungen in den Beispiel-Szenarien in **Kapitel 4.**

Schlüsselbegriffe: experimentelles Lernen, Clinical Simulation Lab (CSL), evidence-basierte Lehre, Lernkultur

Didaktisch-pädagogische Grundlagen des Simulationslernens

Simulation ist eine Methode, bei der Situationen aus der klinischen Praxis in einem Labor nachgestellt werden. Mit „klinischer Praxis" ist hier die Versorgungsrealität in den diversen Settings (akutstationär, ambulant, Langzeitpflege, Rehabilitation, Public Health etc.), in denen Pflege praktiziert wird, gemeint. Das Labor und die Lehrperson geben dabei einen geschützten Rahmen vor, der Person-zentriert (Lernende, Lehrende, pflegebedürftige Person, Personen des Versorgungssystems), kooperativ, experimentell und interaktiv genutzt werden kann (Levett-Jones & Lapkin, 2014; Jeffries et al., 2015). Dafür wird eine Atmosphäre des Vertrauens geschaffen, die ein angstfreies und kreatives Lernen ermöglicht. Kreativ sein wird hier u.a. so verstanden, dass im Labor Handlungsalternativen ausprobiert werden können, die in der realen, klinischen Praxis mit Risiken behaftet wären oder nicht der Norm entsprechen würden. Fehler werden dabei als eine wichtige Quelle des Lernens verstanden. Entsprechend ist eine Fehlerkultur zu entwickeln, die Fehler im Übungsszenario erlaubt, wenn diese im Debriefing reflektiert werden. In der Übung oder in der Prüfung können Fehler, die in der Aktion unterlaufen sind, im Debriefing durch entsprechende Selbstreflexion wieder ausgeglichen werden. Das kann auch den Druck aus der Übungs- bzw. Prüfungssituation nehmen. Das Experimentarium schafft auch Raum für neue Handlungsstrategien, für die noch keine, geringe oder widersprüchliche wissenschaftliche Belege vorliegen, um Innovation zu befördern. Für die Patientensicherheit ist es wichtig, den Evidence- und Empfehlungsgrad der jeweiligen trainierten Intervention transparent darzulegen bzw. zu hinterfragen.

Die anleitende und begleitende Lehrperson, übernimmt dabei eine wichtige Rolle. Wir nennen sie in diesem Buch „Instrukteur", „Facilitator" oder „Moderator". Sie schafft eine sichere und vertrauensvolle Lernumgebung, in der die Teilnehmerinnen und Teilnehmer Neues ausprobieren, Risiken eingehen, Fehler machen und sich über ihre eigene „Komfortzone" hinaus entwickeln können (SimNAT Pflege e.V., 2019, S. 15). Der Facilitator versteht sich als Anleiter und Lernbegleiter. Er moderiert das Szenario und den damit verbundenen Lernprozess und fördert das selbstbestimmte Lernen. Das heißt, er lässt dem konstruktivistischen Paradigma (Gerstenmaier & Mandl, 1999) folgende Handlungs- und Experimentierspielräume offen und ermöglicht individuelle Lernstrategien, die individuellen Dynamiken folgen. Die Teilnehmenden nehmen Informationen unterschiedlich schnell auf, können sich mehr oder weniger auf Situationen und Rollen einlassen und brauchen Rückzugsräume. Situationen und Rollen werden unterschiedlich interpretiert. Das bedeutet für die Planung des Szenarios, dass die Fallskizze und die Regieanweisung Gestaltungsspielräume offenlassen sollen. Die Teilnehmenden wechseln in unterschiedliche Rollen mit diversen Anforderungen und können sich entscheiden, ob sie aktiv agieren oder eher im Hintergrund der Beobachtung stehen. Wichtig dabei ist jedoch, dass nicht immer die gleichen Personen an der Frontlinie agieren während sich andere zurückhalten. Teilnehmende sind hier in ihrer Entwicklung zu fördern, indem sie ermutigt werden, sich aktiv einzubringen oder aufgefordert werden, sich zurückzunehmen, um sich aus einer beobachtenden Rolle in die Reflexion zu vertiefen. Die Instrukteurin bzw. der Instrukteur plant die Simulationseinheit und integriert sie sinnvoll in das Curriculum. Sie/er sorgt mit Unterstützung der Laborleitung und der technischen Assistenz für eine sichere und gut ausgestattete Lernumgebung, sichert das Lernergebnis und arbeitet mit den Teilnehmerinnen und Teilnehmern die Erkenntnisse und den Zugewinn an Kompetenzen heraus. Der positiven Bestärkung, dem Ermutigen zur Übernahme neuer Herausforderungen kommen dabei hohe Bedeutung zu. Der Fokus soll dabei auf gelungene Handlungssituationen gelegt werden. Misslungene Handlungssituationen und Fehler werden als Chance für das Lernen begriffen. In der Lern- und Prüfungssituation können diese vom Teilnehmenden durch die Selbstkritik und Reflexion ausgeglichen werden. Als Coach ist die Instrukteurin bzw. der Instrukteur offen für Lösungsstrategien, welche die Teilnehmenden selbst entwickeln. Die Aufgabe der instruierenden Person ist es lediglich, diese Strategien auf Basis des Wissensstandes und der Praktikabilität zu überprüfen. Dabei können Lernende auch ganz neue Handlungsoptionen entwickeln, die aktuell in der beruflichen Praxis noch nicht umgesetzt werden, jedoch ebenso dem Wissensstand entsprechen. Die Instrukteurin bzw. der Instrukteur sollte das Szenario keinesfalls durch eigene Handlungsroutinen dominieren, sondern muss auf das jeweilige „Lern- und Erfahrungsniveau“ (SimNAT Pflege e.V., 2019, S. 7) der Lernenden eingehen und den Prozess der Entdeckung von Handlungsoptionen zur Erweiterung des individuellen Handlungsrepertoires und der eigenen Kompetenzen durch die Lernenden selbst befördern.

Kasten 2-1:
Prinzipien des Miteinanders im Labor

Als Grundlage für eine vertrauensvolle und experimentelle Lernatmosphäre einigen sich die Teilnehmerinnen und Teilnehmer mit dem Facilitator auf folgende Prinzipien des Miteinanders im Labor:

- Geschehnisse und Leistungen in der Simulationseinheit werden vertraulich behandelt und nicht an Dritte weitergegeben.
- Es wird über das Handeln des Durchführenden in seiner Rolle und nicht seiner selbst gesprochen.
- Das Arbeiten im Labor ist getragen von gegenseitigem Respekt, Ehrlichkeit und Wertschätzung.
- Humor, Spaß haben und Lachen fördert das Lernen und sind an passenden Stellen erwünscht, jedoch wird nicht über andere gelacht, vor allem nicht, wenn sie sich in einer Rolle in Aktion befinden.
- Fehler sind erlaubt, wenn sie im Debriefing reflektiert werden.

Der Facilitator gibt Hinweise (engl. cues, prompts) (SimNAT Pflege e.V., 2019), um die Realitätsnähe des Szenarios zu erhöhen. So können Gerüche und Geräusche im Hintergrund dazu beitragen, dass die Teilnehmenden in die Situation emotional eintauchen. Soll beispielsweise eine häusliche Beratungssituation simuliert werden, könnte Kaffeegeruch und leise Radiomusik im Hintergrund die Atmosphäre des häuslichen Settings unterstützen. Ein akutstationäres Setting auf einer Intensivstation kann durch Monitorgeräusche und Alarmsignale erzeugt werden. Mit der Sprachfunktion der Simulator-Puppe, die über ein Headset gesteuert wird, kann der Instrukteur oder ein Teilnehmer die Interaktion simulieren und stimulieren. Dabei können überraschende Handlungssituationen kreiert werden, welche die Teilnehmenden in der Rolle der Pflegefachperson herausfordern oder es können indirekte Hilfen gegeben werden, wenn Teilnehmende in der Situation nicht weiterwissen oder etwas Wichtiges vergessen.

Ereigniskarten, welche die Wechselfälle des Lebens und der Berufspraxis abbilden, können vom Instrukteur in das Szenario eingespielt werden, um die Dynamik und die Komplexität der Lernsituation zu erhöhen. Ein unerwarteter Zwischenfall, der in der Fallskizze nicht beschrieben ist, stellt die Teilnehmenden vor die Herausforderung, vom Handlungsplan abweichen und das Ereignis in das Szenario einbauen zu müssen. Beispielsweise könnte während einer Beratungssituation der Teilnehmende in der Rolle des Angehörigen plötzlich aggressives Verhalten zeigen. Der inhaltliche Fokus muss dann auf die Bewältigung herausfordernder Verhaltensweisen gelenkt werden. Subjekt des Handelns wird der Angehörige, der zunächst eher in einer Nebenrolle agierte.

Sog. „**Life Saver**" (deutsch: Lebensretter) (SimNAT Pflege e.V., 2019, S. 7) retten aus unerwarteten Situationen, wenn z.B. trotz guter Vorbereitung Ereignisse eintreten, die den Handlungsablauf stören oder gar blockieren. So könnte von Teilnehmenden beispielsweise Material vergessen worden sein. Mit den Teilnehmenden kann vor der Aktion im Briefing vereinbart werden, dass sie in einer solchen Situation die Rufanlage betätigen können, um sich Hilfe zu holen. Die Moderatorin und Lernbegleiterin oder eine Tutorin, z.B. eine Studierende eines höheren Semesters bzw. eine fortgeschrittene Auszubildende, kann dann die Rolle einer erfahrenen Pflegefachperson einnehmen.

Das **Einfrieren** (engl. freezing) ist eine weitere Methode, mit der Störungen (z.B. betritt unerwartet eine nicht beteiligte Person das Labor, der Handlungsablauf kann nicht fortgeführt werden, weil wichtiges Material fehlt, das Simulationsgerät weist eine technische Störung auf) bewältigt oder Lernsituationen vertieft werden können. Dazu sollte ein eindeutiges Signal, das sich deutlich von den Geräuschen des Szenarios und Settings abhebt, vereinbart werden (z.B. ein Glockengeräusch, Regieklappe, Hupe). Sequenzen der szenischen Darstellung, können dann angehalten werden. Nach Behebung der Störung kann die Simulation ab dieser Stelle weitergeführt werden. Auch zur Vertiefung der Lernsituation kann das Einfrieren angewandt werden. Ähnlich wie in einem Film sollen die Teilnehmenden die Aktion stoppen und in der entsprechenden Körperhaltung verharren. Die Methode ist aus der systemischen Aufstellung bekannt. Die Lernenden haben die Gelegenheit, die Sequenz intensiv zu erleben, indem sie sich beispielsweise in eine angespannte Körperhaltung hineinbegeben und gefühlsmäßig vertiefen. Das Einfrieren zur Vertiefung der Lernsituation erfordert von der Instrukteurin oder dem Instrukteur viel Erfahrung, denn sie müssen diejenigen Situationen erkennen, die spannungsgeladen sind oder eine besondere Lernerfahrung für die Teilnehmenden darstellen. Im Debriefing kann diese Situation reflektiert werden. Dazu kann die Sequenz auch erneut dargestellt werden. Die instruierende Person kann die szenische Darstellung zusätzlich unterstützen, indem sie z.B. den Fokus der Teilnehmenden auf die beanspruchten Körperteile und auf belastende Emotionen richtet. In der Reflexion kann weiter an der Sequenz gearbeitet werden, indem die Teilnehmenden Vorschläge zur Entspannung der Situation erarbeiten und diese wiederum szenisch darstellen. Greifen wir hier das Beispiel des Angehörigen, der in der Beratungssituation plötzlich aggressives Verhalten zeigt, auf, so könnte der Moment, in dem das Verhalten erstmals auftritt und von der Teilnehmerin in der Rolle der Pflegefachperson abgewehrt wird, eingefroren werden. Auf Basis der Theorie und aktuellen Forschungslage zu wirksamen Strategien der Deeskalation könnten von den Teilnehmenden Lösungsvorschläge erarbeitet und wiederum szenisch umgesetzt werden. Wird die Sequenz dann nochmals eingefroren, könnten die Teilnehmenden am eigenen Leib erfahren, wie die Spannung nachlässt und belastend erlebte Gefühle wie Angst bewältigt werden können.

Um ihrer tragenden Rolle gerecht zu werden, müssen Instrukteure gemäß der NLN Jeffries Simulation Theory bestimmte Eigenschaften vorweisen (Adamson, 2015). Sie sollten über Selbstsicherheit, Lehrkompetenz, pflegerische Handlungskompetenz, technische Fertigkeiten und Verantwortungsbewusstsein verfügen. Dienlich für die Motivation der Teilnehmenden ist Engagement, Flexibilität und Kreativität (SimNAT Pflege e.V., 2019). Eine offene Haltung sowie Ruhe sind förderlich für Vertrauen und Kommunikation. Zudem sollte der Facilitator eine Ausbildung in Simulationslehre absolviert haben und kontinuierlich supervidiert werden (SimNAT Pflege e.V., 2019).

In der Anleitung und in der Reflexion können vom Instrukteur bzw. der Instrukteurin neben klassischen, didaktischen Methoden auch **kreative Methoden** (Antosch-Bardohn, 2021) eingesetzt werden, die das forschende Lernen fördern. Dies bietet die Gelegenheit, experimentell neue Handlungsstrategien zu entwickeln und eingefahrene Routinen aufzubrechen. Eine kreative Methode ist beispielsweise die Kopfstand-Methode, bei der überlegt wird, was getan werden müsste, um die Situation der pflegebedürftigen Person zu verschlechtern, anstatt sie zu verbessern. Anders als in der realen, klinischen Situation können diese Handlungen auch tatsächlich im Labor umgesetzt werden, um die Folgen zu erleben. Diese umgekehrte Herangehensweise kann die Lernenden und Lehrenden auf Lösungsstrategien kommen lassen, an die zuvor nicht gedacht wurde. Mit der „**Drei-Wünsche Methode**" können Handlungsrestriktionen aufgrund ungünstiger Rahmenbedingungen aufgebrochen werden. Oft werden fehlende Ressourcen und Personalknappheit von Lernenden in der Pflege als Hinderungsgrund für patientenorientierte Lösungen angeführt. Wenn die Instrukteurin/der Instrukteur eine „Fee" erscheinen lässt, bei der die Teilnehmenden drei Wünsche, egal welcher Art, offen haben, können Lösungsstrategien entwickelt werden, an die bisher nicht gedacht wurde. Anschließend kann der Ressourcenbedarf für diese Lösungsstrategie erhoben und Möglichkeiten zur Deckung dieses Bedarfs diskutiert werden. Kreativitätstechniken fördern den Perspektivenwechsel und lassen das klinische Simulationslabor als Experimentarium nutzen. An dieser Stelle kann nur beispielhaft auf kreative Methoden eingegangen werden. Ihr Potential für das experimentelle Lernen und die Lösungsentwicklung ist hoch, sodass sich das Literaturstudium zur Vertiefung lohnt. Zudem bringen diese Methoden Abwechslung und Spaß in die Lehre.

Innovationen

Neben kreativen und experimentellen Ansätzen sollen im Simulationslabor Interventionen erlernt und geübt werden, für deren Wirksamkeit und Wirkung gute bis sehr gute wissenschaftliche Belege vorliegen, die jedoch in der Praxis noch nicht implementiert sind (Innovationen). Gegenüber innovativen Interventionen, die bisher nur in Studien unter Laborbedingungen getestet wurden, kann es bei den Teilnehmenden Vorbehalte geben. Das Skills Lab bietet hierbei einen geschützten Raum, diese Interventionen oder auch Technologien kennenzulernen und auszuprobieren. Studierende können dabei Forschungsfragestellungen entwickeln oder zu weiterführenden Recherchen nach Studien, welche diese Innovationen bereits untersucht haben, angeregt werden. Als Nebeneffekt können Lernende die Prozesse der Innovationsentwicklung und Implementierung kennenlernen.

Evidence-basierte Lehre

Der Anspruch der Evidence-Basierung ist nicht nur an die Inhalte, die im Clinical Simulation Lab (CSL) gelehrt werden, zu stellen, sondern auch an die Art und Weise, wie diese Inhalte methodisch-didaktisch vermittelt werden. Welche Methoden sind bereits als wirksam zur Erreichung der Lern-/Kompetenzziele einzuschätzen und welche Methoden sind noch wenig untersucht bzw. weisen Risiken und Nebenwirkungen auf. Auch pädagogische Methoden können Effekte haben, die bei den Lernenden unerwünschte Wirkungen, wie Angst, Stress oder Druck auslösen. Sie können somit den Lernprozess eher behindern als fördern.

Kasten 2-2: Wissenschaftlich nachgewiesene Wirkungen des Simulationslernens

Simulationslernen erhöht das Selbstvertrauen und die Selbstwirksamkeitsüberzeugung (self-efficacy) bei den Lernenden. Die Zufriedenheit mit der Ausbildung und die Motivation verbessern sich. Mit Simulationslernen verbunden ist ein signifikant höherer Wissenszuwachs und ein Zuwachs an instrumentell-praktischen (engl. skills) und psychomotorischen Kompetenzen als in Vergleichsgruppen ohne Simulationslernen. Das kritische Denken wird gefördert und auf klinisch relevante Fragestellungen hin konkretisiert. Das heißt, die Umsetzung des theoretisch Gelernten in das konkrete berufliche Handeln im Sinne der Performanz wird gefördert und kritisch reflektiert. Auch wenn die wissenschaftlichen Belege unterschiedlicher Qualität sind und in einigen Bereichen noch Forschungsbedarf besteht, sind die erwünschten Wirkungen des simulationsbasierten Lernens mittlerweile gut (mittlere bis große Effektstärke der lernenden-bezogenen Outcomes) belegt (Cant & Cooper 2017). Simulationslernen ist eine wichtige Ergänzung des Methodenpools, v.a. in der beruflichen und hochschulischen Grundausbildung von Pflegefachpersonen.

In der Literatur (Oh et al., 2015; Lewis & Ciak, 2011) sind positive Wirkungen des Simulationslernens gut belegt. Das Simulationslernen ist deshalb seit vielen Jahren integraler Bestandteil der Ausbildung in den Medizin- und Pflegeberufen. An dieser Stelle kann kein differenzierter Überblick über den Forschungsstand gegeben werden, jedoch sollen einige wichtige, wissenschaftlich belegte Lernoutcomes genannt werden.

Kompetenzsteigerung durch Simulationslernen

In einem integrativen Curriculum, das ein evidence-basiertes und praxisorientiertes Pflegeverständnis vermitteln will, ist es nicht damit getan, theoretische Modelle der EBP und Methoden sowie Techniken der wissenschaftlichen Recherche zu vermitteln. Lernende erfahren die Anwendung von wissenschaftlich überprüftem Wissen im berufspraktischen Kontext. Der berufspraktische Kontext kann in den Theoriemodulen durch Problem-based Learning, in der Fachpraxis im Labor und im Praxiseinsatz in der unmittelbaren Arbeit mit realen, pflegebedürftigen Menschen hergestellt werden. Der soziale Konstruktivismus ist auf die Vermittlung der Kompetenzen im Zusammenhang mit EBP gut anwendbar (Fuhrman, 1994, zitiert in Aliki et al., 2011). Dabei übernimmt der oder die Lernende eine aktive, co-kreative Rolle im Lernprozess und gestaltet die Lernsituation mit. Das Lernen ist das Ergebnis der Interaktion mit der Umwelt und im sozialen Gefüge. Das Peer-Learning, also das Lernen in der Gruppe mit Personen mit gleichem Lernfortschritt (Mitschülerinnen, Kommilitoninnen), hat hier große Bedeutung für die Anregung der Reflexion auf der metakognitiven Ebene, also der Ebene, auf der über den eigenen Lernprozess reflektiert wird. Der Austausch darüber, welche gedanklichen Prozesse und Erkenntnisprozesse beim Lernen ablaufen, d.h., der Blick aus der Vogelperspektive auf das eigene Lernen (Metakognition) und der Austausch darüber mit den Gruppenmitgliedern ist gerade bei der Anwendung von Studienergebnissen in der individuellen Fallsituation relevant. Sich widersprechende Wissensinhalte oder Lösungsmöglichkeiten berufspraktischer Probleme regen den Erkenntnisprozess an. Das Lernprogramm muss an die biografisch gewachsenen Bedeutungszuschreibungen zu Lernsituationen der Lernenden anknüpfen, um effektiv zu sein, d.h. Kompetenzen auf der fachlichen, methodischen, persönlichen und sozialen Ebene zu entwickeln. Für die evidence-basierte Praxis bedarf es Kompetenzen auf allen Ebenen, denn wissenschaftlich überprüftes Wissen muss methodisch sowie instrumentell-technisch auf entsprechenden Datenbanken erst einmal erschlossen und ausgewertet werden. Dann gilt es, dieses Wissen im Forschungs- und Behandlungsteam auszutauschen und mit dem Erfahrungswissen zu verknüpfen, was soziale und persönliche Kompetenzen voraussetzt. Die Anwendung von Forschungserkenntnissen im jeweils individuellen Einzelfall erfordert eine empathische, verstehende Annäherung an die pflegebedürftige Person, was hohe persönliche und soziale Kompetenzen voraussetzt. Die Integration des individuellen Situationsverstehens und des Wissensstandes in den klinischen Entscheidungsprozess erfordert wiederum fachliche, soziale und methodische Kompetenz. Im Simulationsszenario können diese Kompetenzen im geschützten Rahmen schrittweise aufgebaut werden.

Durch Simulationslernen sollen Kompetenzen u.a. des instrumentell-technischen, des kommunikativen, des ethischen, des wissenschaftlichen (EBP), analytischen, methodischen und kritisch-reflexiven Handelns entwickelt werden. Die genannten Kompetenzen sind keine abschließende Aufzählung und sind sowohl für das berufspraktische Handeln als auch für die Wissenschafts- und Forschungspraxis relevant.

Um diese Kompetenzen zu entwickeln, werden Szenarien eingesetzt, die einen definierten und in sich geschlossenen Übungsraum darstellen. Dabei wird der Fokus auf einzelne Kompetenzen gelegt, die mittels spezifischer Übungssequenzen gezielt ausgebildet werden sollen. Bei evidence-basierten Szenarien ist der Evidence-Grad der Handlungsempfehlungen transparent und nachvollziehbar darzulegen. Die Instrukteurin oder der Instrukteur muss dabei den Empfehlungsgrad an der Stärke der Evidence ausrichten. Das bedeutet: Wenn für eine in der Berufspraxis, routiniert ausgeführte Handlung nur schwache oder widersprüchliche Evidence vorliegt, kann die lehrende Person nur eine schwache Empfehlung aussprechen und muss den Teilnehmenden Spielraum für alternative Handlungsmöglichkeiten lassen. Wohingegen bei starken wissenschaftlichen Belegen eine deutliche Empfehlung ausgesprochen werden kann bzw. ein Zuwiderhandeln sogar als Pflegefehler eingestuft werden muss, sofern das Zuwiderhandeln nicht dem ausdrücklichen Willen nach informierter Entscheidung der pflegebedürftigen Person entspricht. Für viele in Simulationslaboren vermittelte Handlungsempfehlungen ist die Evidence-Lage den Anleitenden unbekannt. Wahrscheinlich ist es sogar schier unmöglich, für alle Handlungen den Forschungsstand zu ermitteln. Wird jedoch eine spezifische Handlung bzw. Intervention im Rahmen des Simulationstrainings ausdrücklich empfohlen und gelehrt, so muss ihre Wirkung wissenschaftlich belegt sein. Ein evidence-basiertes Szenario beinhaltet demnach eine zentrale Intervention, für die der Stand der Forschung ermittelt und der Empfehlungsgrad hoch ist. Es beinhaltet aber auch noch zahlreiche, weitere Handlungsschritte, für welche die Evidence noch nicht erhoben oder belegt werden konnte. Die Arbeit mit evidence-basierten Szenarien kann also nicht nur Kompetenzen im inhaltlichen Zusammenhang mit dem Fall, sondern auch solche im Zusammenhang mit dem evidence-basierten Arbeiten in der klinischen Praxis entwickeln. Voraussetzung dafür ist, dass im Briefing und Debriefing die Metaebene des evidence-basierten Arbeitens beleuchtet wird. So kann der Instrukteur je nach Ausbildungsart (schulisch oder hochschulisch) und Ausbildungsfortschritt der Lernenden entscheiden, inwiefern er oder sie mit den Lernenden die Anwendung der externen Evidence im Fall reflektiert.

Erweiterte Ausbildungsziele der hochschulischen Pflegeausbildung

Diese vielschichtigen Kompetenzen, die für eine evidence-basierte Praxis erforderlich sind, fallen in den Bereich der erweiterten Ausbildungsziele der hochschulischen Pflegeausbildung (§ 37 PflBG) und werden nachfolgend exemplarisch (nicht abschließend) erläutert:

Die „Steuerung hochkomplexer Pflegeprozesse auf der Grundlage wissensbasierter oder wissenschaftsorientierter Entscheidungen" (§ 37 Abs. 3 Nr. 1 PflBG) stellt nach dem neuen PflBG ein erweitertes Ausbildungsziel der hochschulischen Pflegeausbildung dar. Was sich recht einfach liest, stellt in der Praxis einen anspruchsvollen Forschungs- und Dialogprozess mit der pflegebedürftigen Person und mit dem intra- sowie interprofessionellen Team dar. Als Pflegefachperson muss ich im Pflegeprozess Fragestellungen erkennen, die für eine wissenschaftliche Recherche, also für die systematische Suche nach wissenschaftlichen Studien, relevant ist. Arbeite ich beispielsweise in einer Langzeitpflegeeinrichtung mit einer älteren Heimbewohnerin zusammen, die ein erhöhtes Kontrakturrisiko hat, stellt sich mir die Frage: Welche Interventionen sind in diesem speziellen Einzelfall effektiv, also zielführend und wirksam, um eine „Gelenkversteifung" möglichst zu vermeiden. Die Forschungslage ist daraufhin zu untersuchen, welche pflegerischen Interventionen für eine wirksame Kontrakturprävention wissenschaftlich nachgewiesen wirksam sind. Um überhaupt eine Fragestellung zu identifizieren, aus der eine Suchstrategie für wissenschaftliche Datenbanken entwickelt werden kann, braucht die Pflegefachperson zahlreiche Kompetenzen: Sie muss wissen, wie Interventionsstudien aufgebaut sind, die die Wirksamkeit von pflegerischen Präventionsmaßnahmen untersuchen. Sie braucht Kenntnisse über die Methode der systematischen, wissenschaftlichen Recherche und schließlich weiterführende Methodenkenntnisse, um die identifizierten Studien zu bewerten, sowohl hinsichtlich ihrer Qualität und Zuverlässigkeit als auch hinsichtlich ihrer Relevanz für den Einzelfall. In wissenschaftlichen Studien werden ja Stichproben aus Populationen mit bestimmten Eigenschaften untersucht. Nun weist die pflegebedürftige Person, mit der ich eine Interventionsentscheidung treffen muss, jedoch nur zum Teil die gleichen Eigenschaften wie die Studienpopulation auf. Zudem hat sie ganz individuelle zusätzliche Eigenschaften und Co-Morbiditäten sowie individuelle Vorlieben und ihre ganz eigene Interpretation der Situation. Die Pflegefachperson muss also die Ergebnisse auf den Einzelfall übertragen. Dazu muss sie die Sichtweise der pflegebedürftigen Person einbeziehen und dazu braucht sie Kompetenzen zum Aufbau interner Evidence, wie Empathie, zuhören und validieren können.

Besonders herausfordernd ist die Bewertung der Studienlage, wenn zur gleichen Intervention unterschiedliche Wirksamkeitsnachweise vorliegen, was häufig der Fall ist. Während die eine Studie einen statistisch nachweisbaren Unterschied zwischen der Studiengruppe, bei der die zu untersuchende Intervention angewandt wurde (Interventionsgruppe) gegenüber der Kontrollgruppe, bei der das herkömmliche Verfahren angewendet wurde, aufzeigt, stellt eine andere Studie vielleicht keinen nachweisbaren Unterschied fest. Schließlich ist in der Gesamtschau von der Pflegefachperson die Evidence-Lage zu beurteilen, um daraus den Empfehlungsgrad einer Intervention abzuleiten.

Im besten Fall kann die Pflegefachperson auf bereits durchgeführte systematische Übersichtsarbeiten zurückgreifen und muss nicht selbst die Studienlage untersuchen. In dem genannten Beispiel liegen solche Reviews vor (Offenbächer et al., 2014), was die Pflegefachperson jedoch nicht davon entbindet, die Ergebnisse auf den Einzelfall anzuwenden. Außerdem ist auf die Aktualität zu achten, die in diesem Beispiel nicht mehr gegeben ist. Wenn nun die pflegebedürftige Person mit erhöhtem Kontrakturrisiko eine Abneigung gegen Bewegungsübungen hat oder Zusatzerkrankungen gegen exzessive Bewegungsübungen sprechen, müssen individuelle Lösungen für die Kontrakturprävention gefunden werden. Empathie ist eine wichtige Kompetenz, um ggf. herauszufinden, warum sich eine Person ungern sportlich betätigt. Dabei ist auch biografisches Arbeiten erforderlich. Kenntnisse über die Pathophysiologie von Erkrankungen sind die Voraussetzung, um mit behandelnden Ärzten und Physiotherapeuten zu entscheiden, welche Übungen in welcher Intensität umgesetzt werden können. Es braucht auch eine gewisse Kreativität, um mit der pflegebedürftigen Person Interventionen zu erarbeiten, die sie trotz Erkrankung und Abneigung gegen Sport umsetzen kann. So kann es schon helfen, wenn Bewegungsübungen in alltagspraktische Tätigkeiten wie Garten-/Küchenarbeit oder andere gestalterische Tätigkeiten integriert und gar nicht als „Sport" oder „Krankengymnastik" deklariert werden. Auch das Gemeinschaftserleben kann helfen, „Bewegungsträgheit" zu überwinden, indem z. B. gemeinsam getanzt wird oder Bewegungsspiele in der Gruppe durchgeführt werden.

Beim Simulationslernen kann auf der Metaebene der Umgang mit der aktuellen Evidence-Lage reflektiert werden, sodass der theoretische Prozess des EbN in dem simulierten Einzelfall greifbar wird. Folgende Fragen können diese Reflexion auf der Metaebene unterstützen:

- Ist für die Intervention, die in dem Fall angewendet werden soll, die Studienlage bekannt bzw. gibt es dazu eine Leitlinie oder einen Expertenstandard?
- Wie aktuell ist die Übersichtsarbeit oder die Leitlinie?
- Muss ggf. erst die Studienlage erhoben werden und wie würden Sie dies durchführen?
- Wie hoch ist der Empfehlungsgrad der Intervention auf Basis der aktuellen Studienlage? Was bedeutet dies für den simulierten Fall? Inwiefern kann die Intervention dem Simulationspatienten SP empfohlen werden?
- Wie kann das Situationsverstehen des SP eingeschätzt werden?
- Welche Konsequenz hat das Situationsverstehen des SP auf die Interventionsentscheidung bzw. auf die Information und Beratung des SP?

Das Pflegelabor ist also nicht nur ein „pflegehandwerklicher" Übungsraum, sondern bietet Spielraum für die Simulation komplexer klinischer Entscheidungen im Rahmen des EbN.

2.1 Literatur

Adamson, K. (2015). A Systematic Review of the Literature Related to the NLN/Jeffries Simulation Framework. *Nursing Education Perspectives, 36*(5), 281–291. https://doi.org/10.5480/15-1655

Aliki, T., Alenoush, S. & Dale, D. W. (2011). Evidence-based practice: a review of theoretical assumptions and effectiveness of teaching and assessment interventions in health professions. *Advances in Health Sciences Education, 16*, 253–276. https://doi.org/10.1007/s10459-010-9251-6

Antosch-Bardohn, J. (2021). *Kreativität für die Wissenschaft: Wie Sie kreative Methoden in Forschung und Lehre einsetzen*. Brill Schöningh. https://doi.org/10.36198/9783838557120

Cant, R. P. & Cooper, S. J. (2017). Use of simulation-based learning in undergraduate nurse education: An umbrella systematic review. *Nurse Education Today*, (49), 63–71. Verfügbar unter https://www.sciencedirect.com/science/article/abs/pii/S0260691716302751?via%3Dihub https://doi.org/10.1016/j.nedt.2016.11.015

Gerstenmaier, J. & Mandl, H. (1999). *Konstruktivistische Ansätze in der Erwachsenenbildung und Weiterbildung* (Forschungsbericht Nr. 109). LMU München: Lehrstuhl für Empirische Pädagogik und Pädagogische Psychologie. Verfügbar unter https://doi.org/10.1007/978-3-322-99420-2_10

Jeffries, P. R., Rodgers, B. & Adamson, K. (2015). NLN Jeffries Simulation Theory: Brief Narrative Description. *Nursing Education Perspectives, 36*(5), 292–293. Verfügbar unter https://doi.org/10.1097/00024776-201509000-00004

Levett-Jones, T. & Lapkin, S. (2014). A systematic review of the effectiveness of simulation debriefing in health professional education. *Nurse Education Today, 34*(6), e58–63. https://doi.org/10.1016/j.nedt.2013.09.020

Lewis, D.Y. & Ciak, A.D. (2011). The Impact of a Simulation Lab Experience for Nursing Students. *Nursing Education Perspectives, 32*(4), 256–258. https://doi.org/10.5480/1536-5026-32.4.256

Offenbächer, M., Sauer, S., Rieß, J., Müller, M., Grill, E., Daubner, A., Randzio, O., Kohls, N. & Herold-Majumdar, A. (2014). Contractures with special reference in elderly: definition and risk factors – a systematic review with practical implications. *Disability and rehabilitation, 36*(7), 529–538. https://doi.org/10.3109/09638288.2013.800596

Oh, P.-J., Jeon, K.D. & Koh, M.S. (2015). The effects of simulation-based learning using standardized patients in nursing students: A meta-analysis. *Nursing Education Today, 35*(5), 6–15. https://doi.org/10.1016/j.nedt.2015.01.019

SimNAT Pflege e.V. (2019). *Leitlinie Simulation als Lehr-Lernmethode*. Abgerufen am 15.11.2019 unter https://docplayer.org/173995770-Leitlinie-simulation-als-lehr-lernmethode.html

3 Entwicklung evidence-basierter Szenarien (Methodik)

Astrid Herold-Majumdar

Abstract

Für die im nachfolgenden **Kapitel 4** ausgeführten Beispiel-Szenarien wird die Methodik der Entwicklung dieser Szenarien in diesem Kapitel beschrieben.
Auf Basis eines systematischen Reviews wurde die Intervention, die im Zentrum des Szenarios steht, auf ihre Wirkung hin überprüft. Der Szenario-Aufbau orientiert sich an der Simulationstheorie nach Jeffries et al. (2015).

Schlüsselwörter: Evidence-basiertes Szenario, systematische Übersichtsarbeit (systematic review), Simulationstheorie

Im nachfolgenden Kapitel 4 werden erstmals Szenarien auf Basis einer Intervention, deren Wirksamkeit mit Hilfe einer systematischen Literaturanalyse überprüft wurde, entwickelt und für die Lehr-Lernpraxis anwendungsorientiert ausgearbeitet. Einerseits besteht ein hoher wissenschaftlicher Anspruch (Einbezug internationaler Forschungsergebnisse) und andererseits werden die Inhalte konkret auf die Handlungsebene in Praxis und Lehre heruntergebrochen. Die für das Szenario spezifischen Forschungsfragestellungen und Recherchestrategien einschließlich der Suchstrings werden jeweils zur Verfügung gestellt, sodass der aktuelle Forschungsstand jederzeit von der Leserin oder dem Leser selbst ermittelt werden kann. Die Beschreibungen und Anleitungen sind theoriegestützt und bis zum Materialbedarf konkretisiert, und somit sofort für die fachpraktische Lehre einsatzbereit. In **Kapitel 6** findet die Didaktikerin bzw. der Didaktiker Kurzbeschreibungen und Materiallisten für das CSL. Es werden Anregungen und Ansatzpunkte für eine hohe Realitätsnähe und emotionale Involviertheit der Lernenden (high fidelity) gegeben. Die Szenarien werden bezüglich ihrer Komplexität und Anforderungen in das Rahmencurriculum der Pflegefachkommission nach § 53 PflBG eingeordnet. Die evidence-basierten Interventionen können in andere Kontexte eingefügt und zu neuen Szenarien entwickelt werden.

Zunächst wird nun die Methode des systematischen Reviews allgemein für alle Beispielszenarien erläutert. Dabei orientieren wir uns am internationalen Standard des Cochrane Handbuchs, das online abrufbar ist (Higgins et al., 2021).

Eine systematische Übersichtsarbeit (engl. Systematic Review) versucht, alle empirischen Belege zu einer vorab definierten Fragestellung zu sammeln. Dafür werden explizite – also nachvollziehbare und reproduzierbare – systematische Methoden verwendet, um systematische Fehler und Verzerrungen möglichst zu vermeiden. Die Qualität der Studien und die Validität der Ergebnisse werden vom Reviewer bzw. von der Reviewerin, also von den Untersuchenden bewertet. Die systematische Übersichtsarbeit liefert einen Überblick und eine Zusammenfassung über die Forschungslage und die Stärke der wissenschaftlichen Nachweise für eine Fragestellung oder eine Intervention. Die identifizierten, relevanten Studien können entweder narrativ oder statistisch (Metaanalysen) zusammengefasst werden. Eine Metaanalyse ist die Verwendung statistischer Methoden, um die Ergebnisse unabhängiger Studien zusammenzufassen (Glass, 1976, zitiert in Higgins et al., 2021). Durch die Kombination von Informationen aus allen relevanten Studien in Metaanalysen können genauere Abschätzungen der Auswirkungen der Gesundheitsversorgung getroffen werden als diejenigen, die sich aus den einzelnen Studien ergeben, die in einem Review eingeschlossen wurden (Higgins et al., 2021).

Jede systematische Übersichtsarbeit hat auch Limitationen (Beschränkungen). So wurden die Reviews der Beispielszenarien im Rahmen von Qualifizierungsarbeiten (Bachelorarbeiten des dualen Studiengangs Pflege) durchgeführt, die nicht Drittmittel-finanziert waren. Dementsprechend konnten kostenpflichtige Studienberichte in der Regel nicht beschafft werden. Ein systematisches Peer-Review, also eine Kontrolle durch mindestens einen zweiten Reviewer bzw. eine zweite Reviewerin, war nicht möglich. Dies wurde durch die Diskussion von zweifelhaften Entscheidungen, ob eine Studie in die Ergebniszusammenfassung eingeschlossen werden soll, im Kolloquium (Seminar, in dem in der Gruppe der Absolventinnen und Absolventen die Abschlussprojekte wissenschaftlich-diskursiv reflektiert wurden) oder mit der Gutachterin ersetzt.

Das Szenario bettet die mit Hilfe des systematischen Reviews überprüfte Intervention in ein komplexes, realitätsnahes Setting ein.

Theoriebasierter Aufbau der Szenarien

Bei der Beschreibung der Szenarien in **Kapitel 4** wurde darauf geachtet, dass sowohl die Vielschichtigkeit der Inhalte und der aufzubauenden Kompetenzen als auch der pädagogischen Strategien und der Simulationsumgebung übersichtlich und handlungsleitend dargelegt werden. Zudem orientiert sich die Beschreibung an international anerkannten und empirisch fundierten Theorien. Für Orientierung sorgt der einheitliche Aufbau der Kapitel.

Die Autorinnen haben sich in einem Diskurs darauf verständigt, die Beschreibung und Kurzanleitung des Szenarios in Anlehnung an das „Content Validity Form-Format der Cleveland Clinic" (Rutherford-Hemming, 2015, S. 390) und an die Jeffries Simulation Theory der National League for Nursing (Jeffries et al., 2015) anzulehnen.

Nachfolgend werden nun beide, theoretischen Grundlagen allgemein beschrieben. Dies dient der grundsätzlichen Erläuterung der Strukturmerkmale der Szenarios, die dann im Kapitel 4 auf das jeweilige Thema hin spezifisch erläutert werden.

NLN Jeffries Simulation Theory

Jeffries und Kolleginnen (2015) entwickelten auf Basis eines Literaturreviews und einer Konsensuskonferenz mit erfahrenen Pflegepädagoginnen und Pädagogen für die National League for Nursing (NLN) einen theoretischen Bezugsrahmen für die Beschreibung von Szenarien im Rahmen des Simulationslernens in der Pflege (NLN Jeffries Simulation Theory). Demzufolge ist die Simulationserfahrung in den **Kontext** (engl. context), u. a. Gesundheitssystem, Setting, und in den **Hintergrund** (engl. background), u. a. Kompetenzziele entsprechend curricularer Einbindung, einzubetten. Das **Simulationsdesign** (engl. design) umfasst u. a. die Inhalte, die Rollen, Briefing- und Debriefing-Strategien und die Anleitung zur Schaffung einer möglichst realitätsnahen Simulationsumgebung. Besonderer Wert wird auf die **Simulationserfahrung** (engl. simulation experience) gelegt, die experimentell, interaktiv, kooperativ und lernendenzentriert gestaltet werden soll. Vertrauen bildet dabei die Grundlage. **Pädagogische Strategien des Lernbegleiters** (engl. facilitator and educational strategies) werden den Teilnehmenden angeboten und an die Bedürfnisse und Bedarfe der Teilnehmenden angepasst. Eine wichtige Rolle spielt dabei das Feedback durch den Lernbegleiter, das an die jeweilige Situation und an den Lernenden adaptiert werden muss. Nach der NLN Jeffries Simulation Theory sind die **Teilnehmenden** (engl. participants) eines Szenarios mit ihren Charakteristika genau zu beschreiben. Hierbei spielen nicht nur das Alter, das Geschlecht und der Lernfortschritt eine Rolle, sondern auch das Angstlevel, die Bereitschaft, sich auf die Simulationserfahrung einzulassen, und das Selbstvertrauen. Diese Charakteristika sind sehr individuell bei den Lernenden ausgeprägt und verändern sich im Ausbildungsverlauf dynamisch. Lernenden-zentrierte Pädagogik bedeutet, diese Unterschiede zu erkennen und in den Lernprozess einzubeziehen. So können beispielsweise Teilnehmer und Teilnehmerinnen mit wenig Selbstvertrauen und geringer Bereitschaft, sich auf das Szenario einzulassen, zunächst als Beobachter im Hintergrund agieren, um nach und nach in aktive Rollen zu schlüpfen. Der Lernbegleiter sorgt dafür, dass diese Teilnehmer mit wenig Selbstvertrauen Schritt für Schritt ermutigt werden und Vertrauen zu sich selbst und in die Lernumgebung gewinnen. Niemanden zu über- oder unterfordern, Kompetenzentwicklungen v. a. auch auf der persönlichen Ebene empathisch und dynamisch in der Simulationsmoderation aufzunehmen, ist die Kunst des Coachings durch die Lernbegleitung. Diese Kriterien können auch für eine Binnendifferenzierung der Lerngruppe verwendet werden.

Das **Ergebnis** (engl. outcome) der Simulationserfahrung ist möglichst konkret auf drei Ebenen zu beschreiben:

1. Auf der Ebene der Teilnehmenden (u.a. Lernzielerreichung, Ergebnisse in Bezug auf die Motivation, die Zufriedenheit, das berufliche Handeln und das Selbstvertrauen)
2. auf Patientenebene (u.a. Patientensicherheit, Verbesserung des Gesundheitszustandes, verbessertes Management der eigenen Gesundheit, Selbstpflegekompetenz) und
3. auf der Systemebene (u.a. Kosteneffektivität, Änderungen der Berufspraxis).

Content Validity Form

Das Content Validity Form der Cleveland Clinic (Rutherford-Hemming, 2015) liefert eine weitere Struktur für die Beschreibung von Szenarien. Es ist sehr gut geeignet, um für ein Szenario eine Kurzanleitung zu schreiben und einen schnellen Überblick zu geben. Es ist wie folgt aufgebaut:

- **Ziele** (engl. objectives): Am Ende der Simulation ist der Teilnehmer in der Lage z. B. das Problem XY zu identifizieren, zwei zentrale Symptome/Anzeichen zu benennen und drei Interventionen vorzuschlagen.
- **Teilnehmer** (engl. participants/participant level): genaue Beschreibung der Zielgruppe
- **Simulationssetting** (engl. simulation setting): Beschreibung des Patienten bzw. der pflegebedürftigen Person; Simulationsunterstützung (engl. simulation prop): Maßnahmen und Material, um die Simulation durchführen zu können und eine realitätsnahe Simulationserfahrung zu generieren, bei Bedarf abrufbares Material
- **Pre-Briefing Anleitung** (engl. pre-briefing instructions): Ziele, Klärung der Regeln und Prinzipien, Schaffung einer vertrauensvollen Atmosphäre, Diskussion mit den Teilnehmenden
- **Debriefing Anleitung nach der Methode „PEARLS“** (Promoting Excellence And Reflective Learning in Simulation) (engl. debriefing instructions/Method: PEARLS) (Eppich & Cheng, 2015):
  - Einleitung des Debriefings (engl. setting the scene): Die Lernbegleiterin bzw. der Lernbegleiter setzt den Impuls für das Debriefing, indem die Teilnehmenden aufgefordert werden in eine reflexive Haltung zu gehen und die Ziele des Debriefings genannt werden. Die Teilnehmenden sollen in sich gehen und beschreiben, wie sie sich in der Rolle gefühlt haben und wie sie den simulierten Fall erlebt haben. Sie sollen darüber nachdenken, wie sie Situationen gelöst haben und warum es unterschiedliche Lösungsansätze gab.
  - Reaktion (engl. reaction): Der Lernbegleiter fragt zunächst bei den Teilnehmenden nach, wie sie sich nach der Simulation fühlen.
  - Beschreibung (engl. description): Die Teilnehmenden werden aufgefordert, den

Fall kurz zusammenzufassen, um alle auf ein gemeinsames Fallverständnis als Basis der Analyse zu schaffen. Dabei kann der Lernbegleiter mit entsprechenden Nachfragen unterstützen, den Fall in seiner Komplexität wiederzugeben und unterschiedliche Sichtweisen der Teilnehmenden zusammenzuführen.

- Analyse (engl. analysis): Der Lernbegleiter setzt ein deutliches Signal, um die Analyse zu beginnen, indem er beispielsweise sagt: „Nun, nachdem wir uns klargemacht haben, was passiert ist, lasst uns über den Fall reden. Es gab Dinge, die sehr gut gelöst wurden und andere, die sehr herausfordernd waren. Gerne würde ich mit Ihnen hier nun über den Fall reden und die Dinge analysieren."
  - Unterstützung der Selbstreflexion der Lernenden: Der Lernbegleiter unterstützt mit Fragen die Selbstreflexion der Teilnehmenden: Welche Aspekte des Falls haben Sie gut gelöst und was denken Sie warum? Welche Aspekte würden Sie nun nach dem Szenario anders machen und warum?
  - Direktives Feedback: Hier gibt der Lernbegleiter inhaltliche Rückmeldung zum Fall und zu den umgesetzten Lösungen der Lernenden, macht Lösungsvorschläge und vermittelt relevantes Wissen (ich habe beobachtet, dass Sie ..., nach der Leitlinie sollte aber ..., beim nächsten Mal können Sie die Situation so ... lösen)
  - Fokussierte Unterstützung des Erkenntnisprozesses: Der Lernbegleiter kann beispielsweise das Peer-Feedback in der Gruppe der Lernenden zu einem bestimmten Thema oder zu einer bestimmten Handlungsweise unterstützen. Der Lernbegleiter vertieft das Wissen zu einem Thema, das während des Falls oder des Debriefings aufgekommen ist.
- Offenes Feedback: Die Teilnehmenden erhalten vom Lernbegleiter mit einer offenen Frage die Gelegenheit, noch nicht angesprochene Punkte frei zu äußern: „Bevor wir die Simulation beenden, gibt es noch irgendwelche Punkte, die offen sind, die Sie anmerken möchten?"
- Zusammenfassung und Ergebnissicherung: Die Lernenden werden aufgefordert, die wichtigsten Erkenntnisse, die sie aus dem Fall gewonnen haben, selbst zusammenzufassen. Der Lernbegleiter fasst wichtige Punkte, vor allem im Hinblick auf das berufliche Handeln, zusammen.

Nachfolgend wird nun aus den theoretischen Grundlagen die Struktur für die Beschreibung der Szenarien im **Kapitel 4** entwickelt und beschrieben.

Bezugsrahmen und der theoretische Hintergrund

Zunächst wird der Bezugsrahmen und der theoretische Hintergrund des Szenarios beschrieben. Der Ort, die Umstände, das Setting und das übergeordnete Ziel des Szenarios werden hier ausgeführt. Aus der Metaperspektive wird das Szenario in die klinische Praxis sowie in das sozio-politische und in das Gesundheitssystem eingebettet. Dieser Teil liefert wichtige Inhalte für das Briefing bei der Szenario-Umsetzung im Labor.

Anforderungen und Zielsetzung des Szenarios

Es folgt die Einbettung des Szenarios in das Rahmencurriculum der Pflegefachkommission nach § 53 PflBG. Hier wird erläutert, welche Vorkenntnisse und Erfahrungen die Lernenden mitbringen müssen. Die Teilnehmerinnen an dem Szenario müssen hinsichtlich des Studienfortschritts, ggf. des Alters, des Geschlechts, der Belastungssituation und des Angstlevels, des Selbstvertrauens und der Bereitschaft, sich auf eine Simulation und Aktion einzulassen, näher charakterisiert werden. Dabei sollte grundsätzlich auf die Selbsteinschätzung der Teilnehmenden vertraut werden. Hier können Möglichkeiten aufgezeigt werden, wie die/der Anleitende für Teilnehmer mit unterschiedlichen Voraussetzungen Lernräume schaffen kann, um sich mehr oder weniger auf die Simulation einlassen zu können. Die Ziele des Szenarios (Lern-Outcome, Patienten-Outcome, Outcome und Impact für das Gesundheitssystem und die Gesellschaft) werden festgelegt, um die Basis für die Lehr-Lernevaluation zu schaffen. Kompetenzorientierte und messbare Lernergebnisse mit einer Anleitung zur Zielvereinbarung mit den Studierenden werden hier vorgeschlagen. Besonderes Augenmerk wird auf das selbstbestimmte, co-kreative, kultursensible und entwicklungsfördernde Lernen gelegt. Die Diversität der Lernenden u.a. in Bezug auf den kulturellen und lernbiografischen Hintergrund soll integriert und genutzt werden, um das Labor als Experimentarium optimal zu nutzen. Für das Szenario spezifische Sicherheits- und Hygienehinweise sowie Gefährdungspotenziale beispielsweise für schwangere Lernende werden gegeben.

Design und Simulationserfahrung

Eine grobe Skizze des Settings und des Falls wird entworfen und kann für die fachpraktische Lehre als Einführung genutzt werden. Es folgt eine kurze Beschreibung der Methodik und Didaktik zur Schaffung einer experimentellen, interaktiven, kooperativen, lernenden-zentrierten Atmosphäre. Die benötigten Ressourcen (z.B. Simulationsgeräte, Verbrauchmaterialien, Pflegehilfsmittel, Requisiten) und die räumliche Ausstattung werden hier beschrieben. Es werden Vorschläge zur Steigerung der Simulationserfahrung, auch auf der emotionalen Ebene (engl. high emotion) und der Realitätsnähe (engl. high fidelity) entwickelt. Dabei ist auch darauf einzugehen, wie die Teilnehmenden bei der Emotionsarbeit unterstützt und vor psychischer wie physischer Überlastung geschützt werden können. Denn es ist nicht zu unterschätzen, dass die Simulation von realen, klinischen Situationen auch belastende Gefühle bei allen Beteiligten hervorrufen kann bzw. auch traumatisch erlebte, reale Situationen wieder gegenwärtig werden können (Flashback). Die Anleiterin bzw. der Anleiter hat die Verantwortung, schon im Vorfeld der Aktion für entsprechende Rahmenbedingungen und Entlastungsmöglichkeiten zu sorgen. Es soll bei Bedarf an eine weiterführende Stelle der psychologischen Betreuung vermittelt werden können. Gerade Anfängerinnen und Anfänger mit wenig klinischer Erfahrung sind hier achtsam zu beobachten und behutsam zu begleiten, genauso wie schwangere Studentinnen/Schülerinnen und Teilnehmende mit Vorerkrankungen oder signifikanten Vorerfahrungen mit Krankheit. In der praktischen Ausbildung werden sie häufig mit stark belastenden und zum Teil auch traumatisierenden Pflegesituationen konfrontiert. Das Potenzial des klinischen Simulationstrainings, solche Situationen wieder aufzugreifen und supervisorisch zu bearbeiten bzw. zu verarbeiten, kann vorsichtig genutzt werden, ohne aus dem Labor einen Therapieraum zu machen. Die Instrukteurinnen und Instrukteure sind hier pädagogisch stark gefordert, können jedoch nicht psychologisch tätig werden, wenn sich Belastungen zeigen. Das Design bestimmt auch die Rollen und wie mit den Rollen im Briefing (Vorbereitung der Simulation bzw. Aktion) und Debriefing (Reflexion und Auswertung der Simulation) umgegangen werden soll. Insbesondere ist hier auch die Rolle des Beobachters stets mitzudenken (s. Kasten 3-1).

Kasten 3-1: Zur Rolle des Beobachters

Die Rolle des Beobachters bzw. der Beobachterin ist beim Design des Szenarios von hoher Bedeutung. Die Aufgabe der Beobachtung umfasst die möglichst unauffällige Begleitung der szenischen Darstellung bzw. Aktion im Hintergrund. Der Beobachter bzw. die Beobachterin erhält dazu einen vom Instrukteur oder von der Instrukteurin vorbereiteten Leitfaden, der von den Teilnehmenden und insbesondere von der lernenden Person in der Rolle des Beobachters noch weiter ausgeführt werden kann oder die lernende Person entwickelt selbst eine Struktur für ihre Beobachtung. Auf der Metaebene werden u. a. die Gestaltung der Umgebung und der Bedingungen der Interaktion, die pflegefachlichen, theoretischen und wissenschaftlichen Inhalte, die Kommunikation und der Ablauf sowie die Reaktion auf Störungen und Ereignisse von der beobachtenden Person verfolgt, teilweise dokumentiert und eingeschätzt. Im Debriefing wirkt der Beobachter auf der Peer-Ebene als Feedback-Geber und Spiegel. Die Peer-Ebene ermöglicht eine höhere Nachvollziehbarkeit und Akzeptanz der Rückmeldungen bei den Lernenden als ein Feedback durch die lehrende Person. Das Feedback soll v. a. reflektierende Fragen und auch Forschungsfragestellungen enthalten, um den Lernprozess der Gruppe anzuregen. Auf das Briefing des Beobachters oder der Beobachterin ist deshalb großer Wert zu legen, um seine **„Katalysatorwirkung“ im Reflexions- und Lernprozess** zu fördern.

Zum Einsatz von Videografie

Inwiefern es förderlich ist, Videografie in der Aktion und die Videoanalyse im Debriefing einzusetzen, ist vor dem Hintergrund der Studienlage kritisch zu hinterfragen. Der nahezu flächendeckende Einsatz von festinstallierten Videoanlagen in Simulationslaboren kann nicht darüber hinwegtäuschen, dass die Wirkung des Video-assistierten Debriefings in der Literatur wenig wissenschaftlich belegt scheint und zudem unerwünschte Nebeneffekte bei den Teilnehmenden aufweisen kann. Die Einschränkung von Persönlichkeitsrechten und informationeller Selbstbestimmung ist nicht zu vernachlässigen. Studierende und Auszubildende geben ihr Einverständnis zur Filmaufnahme in einer Situation, in der sie als Lernende über wenig Macht verfügen und vom Instrukteur oder von der Instrukteurin, der/die zugleich die Leistung mit einer Note bewertet, abhängig sind. Sich selbst im Video zu sehen, sein eigenes Handeln vorgeführt zu bekommen und der Kritik der anderen Teilnehmenden ausgesetzt zu sein, kann eine belastende Erfahrung darstellen. Da die Methode hinsichtlich ihrer Wirksamkeit für den Lernerfolg eher schwach belegt ist (Levett-Jones & Lapkin, 2014), sollte sie wohl dosiert und gut begleitet sein und niemals „flächendeckend“ eingesetzt werden. Von fest installierten Videoanlagen ist deshalb nach dem aktuellen Stand des Wissens eher abzuraten.

Simulationserfahrung

Unter dem Punkt „Simulationserfahrung“ wird ausgeführt, wie eine experimentelle, interaktive, kooperative, Person-zentrierte und lernzentrierte Atmosphäre geschaffen werden kann. Nicht zu vernachlässigen ist die Bildung einer Vertrauensbasis, die häufig schon weit vor der eigentlichen Lernsituation im Labor beginnt. Dennoch sollte die Szenario-Beschreibung Hinweise geben, wie beim Briefing und in allen Phasen des Szenarios Vertrauen bei den Teilnehmenden geschaffen werden kann. Dazu zählt beispielsweise, dass es klare Regeln gibt, wie mit Rollenfunktionen umgegangen werden soll. Eine wichtige Regel dabei ist, dass im Debriefing, bei der Reflexion der Aktion, über das Handeln der Person in ihrer Rolle und nicht über die Teilnehmenden selbst gesprochen wird. Die Anleiterin bzw. der Anleiter und alle Teilnehmer und Teilnehmerinnen müssen sich für die Atmosphäre des Lernraums verantwortlich fühlen. Je nachdem, wie das Szenario inhaltlich ausgestaltet ist, können hier unterschiedliche Beanspruchungen und Herausforderungen entstehen. Stellt man beispielsweise eine eskalierte, klinische Situation mit Gewaltanwendung nach, so sind ggf. wesentlich höhere Anforderungen an die Pflege der Atmosphäre und des Vertrauens zu stellen, als wenn man eine einfache pflegerische Fertigkeit einübt, z. B. das Erheben der Vitalwerte.

Das Design des Szenarios umfasst in den jeweiligen Kapiteln auch die Beschreibung der

Phasen des Briefings und Debriefings. Diese vor- und nachbereitenden Phasen der eigentlichen Aktion sollen nun im Folgenden näher erläutert werden.

Briefing

Für den Lernerfolg und für eine sichere und vertrauensvolle Lernumgebung ist es wichtig, die Simulation als Aktion sorgfältig mit den Lernenden vorzubereiten. Für eine hohe Realitätsnähe (high fidelity) (Jeffries, 2016) und emotionale Involviertheit müssen die Lernenden sich auf die Aktion und die Rollen einstimmen und einlassen. Damit während der Aktion nicht auf die Metaebene gewechselt und der Ablauf unterbrochen wird, braucht es eine fundierte „Regieanweisung" ggf. mit kurzen Einheiten zur Einübung der Rolle. So könnte beispielsweise das typische Gehverhalten einer an Parkinson erkrankten Person zunächst im Briefing besprochen und von dem Lernenden, der die Patientenrolle übernehmen wird, eingeübt werden. Kurze Filmsequenzen, die Menschen mit Parkinsonsymptomen zeigen, können hier unterstützen. Die Instrukteure und Teilnehmenden können sich hierbei aus der Schauspielkunst bedienen. Das Method Acting (Cohen, 2016) kann den Akteuren helfen, sich in die Rolle einzuleben (s. Kasten 3-2). Dieses Einleben in die Rolle ist wiederum die Voraussetzung dafür, dass die Aktion vollständig in ihrer ganzen Komplexität annähernd zur Vielschichtigkeit der realen, beruflichen Situation dargestellt werden kann.

Im Briefing kann das theoretische Wissen aufgefrischt und vertieft werden. Es bildet somit die Brücke zu den theoretischen Modulen. Schriftliche Unterlagen, die möglichst kurz und übersichtlich beispielsweise als One-Pager (einseitiges Handout) die wichtigsten theoretischen Hintergründe zusammenfassen, unterstützen den Lernprozess und das Briefing. Anschauungsmaterial kann zusätzlich herangezogen werden.

Wie sich die Lernenden in den Bezugsrahmen, den theoretischen Hintergrund und in die Fallkonstellation am besten einarbeiten können, wird aus der didaktischen Perspektive in den Beschreibungen der Szenarien in **Kapitel 4** erläutert.

> **Kasten 3-2: Method Acting**
>
> Method Acting ist eine Methode der Schauspielkunst, die von Lee Strasberg entwickelt wurde, um Gefühle authentisch in der Aktion zu kreieren und nicht nur zu imitieren. Durch physische und emotionale Übungen und Stärkung der Konzentration auf die emotionale Befindlichkeit können im Schauspiel Gefühle realitätsnah dargestellt werden.

Aktion

Dem Szenario wird ein gut handhabbarer und aussagekräftiger Arbeitstitel, z.B. „Opa hat genug vom Zucker", gegeben. Unter diesem Punkt erfolgt eine detaillierte Beschreibung des Ablaufs des Szenarios und der zeitlichen Planung. Für die Rollen werden Regieanweisungen gegeben. Es werden spezifische Regeln für die Simulation entwickelt, die mit den Lernenden im Briefing vereinbart werden können. Grundsätzlich sollte keine Reflexion auf der Metaebene während der Aktion erfolgen. Die Phasen der Simulation (Briefing, Aktion und Debriefing) sollen deutlich voneinander und für alle Akteurinnen und Akteure erkennbar abgesetzt sein, z.B. unter Verwendung einer Regie-Klappe wie im Film oder einem akustischen Signal. Das Verhalten im Falle eines Widerspruchs oder wenn der Handlungsablauf stockt, sowie das Verhalten bei Störungen sollte mit den Lernenden vorab besprochen werden. Beispielsweise können „Ereigniskarten" zur Simulation der Zwischenfälle des praktischen Lebens (z.B. eine unerwartete Störung), die auch bei der Planspielmethode (Büchter & Tramm, 2007) verwendet werden, die Aktion am Laufen halten sowie für Dynamik und Herausforderungen sorgen.

Debriefing

Die Nachbesprechung und Reflexion des Szenarios werden als Schlüsselelemente der Simulationserfahrung bezeichnet und beruhen auf hoher Evidence (Jeffries, 2016). Das bedeutet: Das Debriefing ist eine wissenschaftlich nachgewiesene wirksame Methode zur Erreichung der Lernziele und zum Aufbau der Kompetenzen. Aus dem Debriefing heraus können die Lerninhalte der Simulation mit der realen Berufswelt verknüpft sowie die erlebten Gefühle, Gedanken und Handlungen verstanden, analysiert und reproduziert werden (Jeffries, 2016). Das Peer-Learning, also das Lernen voneinander, ist hier nicht zu unterschätzen.

Schließlich ist die Simulation kein Selbstzweck, wenn auch zweckfreie, spielerische Elemente für den Lernerfolg und die Motivation wichtig sind. Im Debriefing besteht die Aufgabe, die Konsequenzen für das berufliche Handeln zur Gewährleistung einer sicheren und qualitativ hochwertigen Patientenversorgung sowie zur Entwicklung des beruflichen Selbstverständnisses festzuhalten.

Der Instrukteur nimmt die Rolle als Moderator oder Moderatorin (Herold-Majumdar, 2017) und Lernbegleitung ein und regt zum Erkenntnisprozess und zum gemeinsamen Lernen an. Er ist bei der Erreichung der Lernergebnisse und Kompetenzziele, die sich die Lernenden selbstbestimmt setzen, behilflich. Er regt den Lernprozess auf Augenhöhe zwischen den Lernenden (Peer-learning) an. Zugleich bietet er auf Basis seiner pädagogischen Kompetenzen Methoden zur Unterstützung des Erkenntnisprozesses an, wobei sich die Teilnehmenden frei aus dem „Methodenkoffer" des Instrukteurs bedienen dürfen. Dazu gehört, dass die Lernbegleiterin die verschiedenen Methoden sowie deren Möglichkeiten und Grenzen gut kennt und an die Lernenden vermitteln kann, um ihnen eine gut informierte Entscheidung über die Methode zu ermöglichen. Dazu gehört auch, dass sie akzeptiert, wenn sich Lernende gegen eine von ihr favorisierte Methode entscheiden.

In der Literatur sind bestimmte Grundprinzipien des Debriefings beschrieben, die eingehalten werden sollten (Sawyer et al., 2016):

- Psychologisches Gefühl der Sicherheit und des Vertrauens für alle Teilnehmenden entwickeln
- Haltung und Regeln für das Debriefing vorab festlegen
- Verständigung über den Fall und die damit verbundenen Inhalte und theoretischen Modelle
- Vereinbarung von Lernzielen bzw. Kompetenzzielen
- Schweigen und Innehalten als Ressourcen für die Reflexion und den Erkenntnisprozess nutzen
- Offene Fragen einsetzen.

Die Simulationserfahrung ist ein emotionales Erlebnis, eingebettet in eine **vertrauensvolle, gemeinschaftliche Atmosphäre.** Sie ermöglicht Erkenntnisse, die sich durch die Verknüpfung mit der Emotion in das Langzeitgedächtnis einprägen. Sie schafft im besten Fall eine Lernumgebung, die experimentell und forschend von den Teilnehmenden für ihre selbstgesteckten Kompetenzziele genutzt werden kann. Nicht zuletzt sind die Lernenden selbst dafür verantwortlich, dass sie untereinander vertrauen können, dass von der Simulation nichts nach außen zu unbeteiligten Personen dringt. Die Kleingruppe ist eine wichtige, strukturelle Voraussetzung, dass sich Vertrauen aufbauen kann. Die Grundregeln und Prinzipien für die Simulation sollten von allen Lehrenden gleichermaßen gelehrt und eingehalten werden. Auch der gezielte und behutsame Einsatz der Videografie ist zur Schaffung einer vertrauensvollen Atmosphäre wichtig. Die Unterscheidung zwischen Rolle und Akteur ist essenziell, um die Bereitschaft von Teilnehmenden, auch in unvorteilhafte Rollen zu schlüpfen, zu erhöhen. Selbst den Aktivitätsgrad zu bestimmen und sich behutsam an die Rolle des Akteurs herantasten zu können, sind ebenfalls wichtige Voraussetzungen für Vertrauen.

Ein wichtiges Grundprinzip des Debriefings ist die Einhaltung der **Feedback-Regeln** (Oppermann, 2015). Diese können als Plakat an der

Wand des Simulationslabors angebracht werden, um für jeden in jeder Situation ersichtlich zu sein. Auch wenn die Feedback-Regeln häufig als selbstverständlich angenommen werden, sollte zumindest zu Beginn eines Kursabschnitts oder eines Semesters immer wieder darauf verwiesen werden. Zur Verständigung über diese Regeln gehört auch, dass die Moderatorin oder der Moderator sie erläutert und an Beispielen verdeutlicht. Feedback-Runden werden von den Teilnehmenden selbst oder vom Moderator auf die Metaebene gehoben, wenn Feedback-Regeln verletzt werden oder wenn ein Teilnehmer bzw. eine Teilnehmerin das Bedürfnis hat, über die Art und Weise der Rückmeldung zu diskutieren. Eine grundsätzliche Wertschätzung der Person und ihrer Leistung im Rahmen der Simulation ist die Haltung hinter einem konstruktiven Feedback. Jeder auch noch so kleine oder augenscheinlich unpassende Beitrag zur Simulationserfahrung soll als Chance des Lernens gesehen werden. Die Einstellung zu und der Umgang mit Fehlern ist für den Lernerfolg und die Bereitschaft des Experimentierens ganz entscheidend. Das schließt Fehler in der Moderation mit ein. Auch dem Instrukteur oder der Instrukteurin muss zugestanden werden, Fehler machen zu dürfen, sofern deren kritische Reflexion im Lehrenden-Team und in der Gruppe der Lernenden zugelassen werden. Der Moderator muss in einer Atmosphäre des Vertrauens auch neue und kreative Methoden ausprobieren können, um die Didaktik weiterzuentwickeln. Gruppendynamische und Erkenntnis-Prozesse sind häufig nicht einfach zu moderieren. Auch hier können Fehler passieren, indem sich Teilnehmende in ihrem jeweils individuellen Lernprozess nicht ausreichend begleitet fühlen. Die Feedback-Regeln gelten auch für die Lehrevaluation, die eine große Chance der Verbesserung des didaktischen Konzeptes darstellt.

Dem bewussten Ablegen der Rolle (engl. **deroleing**) zur Vorbereitung auf die Reflexion und das Debriefing muss viel Aufmerksamkeit geschenkt werden. Für die Psychohygiene und für die Bereitschaft der Teilnehmenden, auch in unangenehmen Rollen zu agieren, ist es wichtig, dass sie sich von ihrer Rolle vor dem Debriefing deutlich wahrnehmbar distanzieren können. Sie selbst sprechen dann im Reflexionsgespräch über das Verhalten in ihrer Rolle und nicht über sich selbst. In der Beschreibung der Szenarien in **Kapitel 4** werden Anleitungen gegeben, wie das bewusste Ablegen der Rolle zur Einstimmung auf die Reflexion erfolgen kann. Beispielsweise kann ein für die Rolle symbolisches Kleidungsstück (z. B. Bademantel) oder Accessoire (z. B. Namensschild, Stethoskop) abgelegt werden oder die Rolle wird abgestreift, indem sich der Teilnehmende mit beiden Handflächen von der Brust bis zu den Knien fährt.

Die **Verständigung über den Fall** und der damit verbundenen fachlichen Inhalte, Theorien und Forschungsfragen bzw. Evidence ist eine wichtige Basis für die Simulation. Nachgestellt berufliche Situationen entfalten auch in der Simulation ihre Komplexität, die durch den Fokus des Falls, der um einen inhaltlichen Aspekt herum gruppiert wird, reduziert werden kann. Dabei dürfen Nebenaspekte vernachlässigt werden, auch wenn diese in der Berufspraxis für das Patientenoutcome wichtig sind. Soll beispielsweise das korrekte, hygienische Arbeiten während einer Blutzuckermessung geübt werden, so tritt die Kommunikation in den Hintergrund. Der Simulationspatient muss zwar informiert werden, aber weitere Aspekte der Interaktion, z. B. das Eingehen auf Ängste im Zusammenhang mit der Messung oder dem Messergebnis, spielen nicht die entscheidende Rolle.

Lern- und Kompetenzziele sind mit den Lernenden zu vereinbaren. Es reicht nicht aus, im Curriculum diese Ziele zu formulieren. Für die Motivation der Lernenden ist es wichtig, dass sie selbstbestimmt ihre eigenen Lernziele setzen können. Hierbei kann die Instrukteurin oder der Instrukteur die Lernziele des Curriculums erläutern. Die Gruppe kann sich Ziele setzen. Es muss aber auch Raum für individuelle Lernziele sein. Beispiel: Ein Teilnehmer, der sich bisher nicht getraut hat, in die Rolle der Pflegefachperson zu gehen, kann sich das Ziel setzen, zumindest für eine kurze Zeit in dieser Rolle zu agieren und sich dem Feedback im Debriefing auszusetzen.

Unsicherheit aufseiten der Moderation und aufseiten der Lernenden kann dazu führen, dass ständige Aktion läuft. Dabei bergen **Schweigen und Innehalten** enorme Ressourcen für die Reflexion und den Erkenntnisprozess. Nichts tun erhöht die innere Aktivität der Reflexion und des Forschens. Nachdem die Gruppe eine wichtige Erkenntnis gewonnen hat, kann Schweigen und Innehalten vom Moderator bewusst eingesetzt werden, um die Bedeutung der Erkenntnis zu betonen und die Verankerung im Gedächtnis zu fördern. So folgt die Moderation genauso wie der simulierte Fall einer Dramaturgie, die teilweise vom Moderator geplant werden kann, häufig aber auch improvisiert werden muss. Nicht selten kann es zu Situationen kommen, indem die Teilnehmenden emotional berührt werden. Dem ist Raum zu geben, indem innegehalten wird. Für die Entwicklung der in der Pflege so wichtigen emotionalen Intelligenz und Empathie ist dies sehr förderlich.

Im Debriefing können **offene Fragen** die Reflexion und das Lernen häufig mehr anregen als geschlossene Fragen oder gar Lösungsvorgaben durch die Instrukteurin. Sie können auch Forschungsfragen aufdecken, an die der Moderator gar nicht gedacht hat. Sie regen die Entwicklung eigener Lösungen und die Recherche in der Literatur oder in digital gestützten Datenbanken durch die Lernenden selbst an. Neben der „offenen Frage" gibt es zahlreiche weitere Debriefing-Methoden, auf die nun nachfolgend näher eingegangen wird.

Debriefing-Methoden

Die Studienlage zu den unterschiedlichen Debriefing-Methoden ist heterogen. Die Methodenvielfalt ist hoch und es kann sich aus den sozialwissenschaftlichen Methoden, aus den kreativen Methoden und aus den Methoden des Psychodramas sowie der Soziometrie bedient werden. Bei der Methodenwahl sollte den Moderator bzw. die Moderatorin und die Lernenden sowohl die wissenschaftlich nachgewiesene Wirksamkeit als auch die selbstbestimmte Entscheidung der Lernenden leiten. Dazu muss der Moderator verschiedene Methoden vorschlagen, beschreiben und ihre potenziellen Wirkungen benennen können. Je nach Lernfortschritt, Vertrauen, Selbstwirksamkeitsüberzeugung und individuellem Lerntyp können von der Moderation Methoden angeboten werden. Letztlich sollen aber die Lernenden im Sinne eines selbstbestimmten Lernens entscheiden, mit welcher Methode sie arbeiten wollen. Eine Stärke der Moderation ist hier aber auch, dass Entscheidungen über die Methodenwahl getroffen werden, die von den Lernenden bzgl. Lernerfolg mangels didaktischer Kompetenz und Erfahrung nicht abgeschätzt werden können.

Spezifische Methoden zur Unterstützung der Reflexion werden in den Szenarien in **Kapitel 4** beschrieben.

Grundsätzlich wird unterschieden zwischen Methoden, die vom Lernbegleiter bzw. Moderator (engl. **facilitator-guided debriefing**) oder von den Lernenden selbst (engl. **self-guided debriefing**) angewandt werden. Im zeitlichen Verlauf kann das Debriefing in die Aktion eingeflochten werden, indem das Szenario für eine Reflexion unterbrochen wird (engl. **within-event debriefing**), oder am Ende der Aktion (engl. **post-event debriefing**) durchgeführt wird (Sawyer et al., 2016).

Eine Methode soll an dieser Stelle exemplarisch herausgegriffen werden, die als sehr potent für den Erkenntnisprozess und die Entwicklung der Empathie eingeschätzt werden kann.

Die Aufstellung

Die Aufstellung, eine Methode aus dem Psychodrama und der Soziometrie (Pischetsrieder, 2005), kann als effektive Methode im Debriefing eingesetzt werden. Dabei werden Schlüsselsequenzen der Simulation nachgestellt. Die Teilnehmenden schlüpfen für kurze Zeit wieder in ihre Rollen, um in der Simulationsumgebung eine bestimmte, meist spannungs- und gefühlsgeladene Situation erneut darzustellen. Die Moderatorin braucht viel Erfahrung, um solche Sequenzen zu identifizieren. Sie kann sich auch vom Erleben der Teilnehmenden leiten lassen, indem sie die Lernenden selbst entscheiden lässt, welche Situationen für sie spannungs- bzw. gefühlsgeladen waren. In der Regieanweisung leitet die Instrukteurin an, die Situation in dem Moment einzufrieren (engl. freezing), der am spannungsreichsten von den Teilnehmenden empfunden wurde. Die Akteurinnen sollen dabei wie in einem angehaltenen Film in ihrer Position verharren und verstummen. Diese Position soll, wenn möglich, etwa eine Minute gehalten werden. Natürlich nur, wenn es dadurch nicht zu erhöhten physischen oder psychischen Belastungen kommt. Das in der Stille Hineinfühlen in die Körperhaltung und in das innere Erleben sowohl der Akteurinnen als auch der Beobachtenden ermöglicht eine vertiefte Reflexion der Situation und der eigenen Gefühlswelt mit hohem Erkenntnisgewinn. Es kann zur Entwicklung der emotionalen Kompetenz (Arens, 2007) beitragen.

Anschließend berichten die Akteurinnen und Akteure der Aufstellung von ihrer Erfahrung und ihrem inneren Erleben. Danach schildern die Beobachterinnen und Beobachter, was sie während der Aufstellung wahrgenommen haben. Dabei können die Beobachtenden mögliche Interpretationen und Hypothesen aufstellen, die anschließend von den Akteuren validiert werden. Eine Hypothese des Beobachters B kann sein: „Ich habe beobachtet, dass die Körperhaltung von A. in der Rolle des Herrn M. sehr angespannt wirkte. Dabei nahm ich wahr, dass der Atem gepresst war. Daraus schloss ich, dass die Situation A. in der Rolle des Herrn M. sehr gestresst hat.“ Der Akteur A. könnte wie folgt validieren: „Ja, in der Rolle als Herr M. fühlte ich mich in der Situation unter Druck und die Körperhaltung war sehr anstrengend. Wirklich gestresst fühlte ich mich jedoch nicht. Vielmehr strengte mich die Gesprächssituation und ungünstige Körperhaltung an.“ Zur Lösungsentwicklung wird die ganze Gruppe der Lernenden einbezogen, wobei stets der Akteur als Gradmesser gilt, ob eine Lösung wirklich hilfreich ist. Ein Lösungsvorschlag könnte sein: „Wir könnten die Gesprächssituation rein räumlich ändern, indem sich die Gesprächspartner einen ruhigen Raum suchen und sich hinsetzen. Auf eine entspannte und dem jeweiligen Gegenüber zugewandte Körperhaltung sollte dabei geachtet werden.“ Die Aufstellung kann nun mit dem Lösungsansatz wiederholt werden, um die Wirkung des Lösungsvorschlags auszuprobieren.

Je nach Situation und Dynamik kann die Moderatorin mit den Lernenden entscheiden, weitere Situationen in die Aufstellung zu bringen oder eine Situation in mehreren Aufstellungen zu vertiefen, um eine möglichst vielschichtige Lösung zu entwickeln.

Lern-/Lehrzielerreichung

Die zuvor im Briefing vereinbarten Zielsetzungen werden bei der Lernzielüberprüfung wieder aufgegriffen. Die Ergebnisse sind auf den drei Ebenen, Teilnehmerin/Teilnehmer (Kompetenzen), pflegebedürftige Person (Patientenoutcome) und System (Impact für das Gesundheitssystem oder die Gesellschaft als Ganzes) zu überprüfen. Dazu müssen die Ziele so formuliert sein, dass sie auch überprüfbar sind. Hier kann nach dem SMART-Prinzip (spezifisch, messbar, attraktiv, realistisch, terminiert) vorgegangen werden.

Lernzielerreichung auf der Ebene der Teilnehmenden bzw. Lernenden

Mit Hilfe valider Messinstrumente kann die Kompetenz beurteilt werden, entweder durch Fremd- oder Selbsteinschätzung.

Außerdem wird aus den Ergebnissen eine Handlungsbewertungsliste (Muijsers, 1997) erstellt, die dem/der Praxisanleiter/in oder dem/der Instruktor/in zur Überprüfung der Lernzielerreichung beispielsweise in einer OSCE (Objective Structured Clinical Examination)-Prüfung dienen kann.

In **Kapitel 6** schlagen die Autorinnen unterschiedliche Formate für Handlungsbewertungslisten vor. Als Vorlage diente die von Muijsers (1997) entwickelte Handlungsbewertung (**Tab. 3-1**). Bei der Handlungsbewertung sollten innovative und kreative Lösungen der Lernenden, die sich je nach Evidence-Stärke im Rahmen des aktuellen Stands des Wissens bewegen, in besonderer Weise honoriert werden. Für diejenigen Bereiche, in denen es kaum wissenschaftlich überprüftes Wissen gibt, muss die Prüferin bzw. der Prüfer mehr Spielraum für individuelle und innovative Lösungen der Lernenden lassen. Die dadurch entwickelten neuen Herangehensweisen bieten ein besonderes Potential, die Berufspraxis zu entwickeln, indem sie eingeschliffene Handlungsroutinen, die nicht mehr hinterfragt werden und auf keiner empirischen Grundlage stehen, durchbrechen. Moderatorinnen und Moderatoren des Lernprozesses sollten sich selbst gut reflektieren, inwiefern sie bei der Bewertung ihre eigenen, berufsbiografisch gewachsenen Handlungsüberzeugungen auf die Prüfsituation übertragen. Immer dann, wenn die Forschungslage gering ist, muss die Offenheit für neue Lösungen der Lernenden größer sein.

Aus diesen, von den Lernenden entwickelten Innovationen können auch Forschungsfragen entstehen, welche die Chance in sich bergen, dass neue Ansätze für Pflegemaßnahmen wissenschaftlich auf ihre Wirksamkeit hin überprüft werden. Individuelle Situationen, die in der Aktion bei der Umsetzung des Szenarios mit den Schauspielpatienten entstehen, verlangen eine angepasste Anwendung von Standards und externer Evidence. Hierbei können Lernende unter Berücksichtigung des wissenschaftlich überprüften Wissens kreative Lösungen mit den Schauspielpatienten entwickeln. Die Abweichung vom Standard kann in diesem Fall eine besondere Qualität der Pflege darstellen (Donabedian, 2003), die in der Handlungsbewertung Berücksichtigung finden muss.

Die Herausgeberin schlägt folgende Struktur für die Handlungsbewertung vor:

Handlungsbewertungslisten sind für klar begrenzte berufliche Handlungssequenzen, z.B. im Rahmen der fachpraktischen Lehre oder der Praxisbegleitung/-anleitung, geeignet. Sie beurteilen die Performanz, also die sich in konkreten, von außen beobachtbaren Handlungen konkretisierenden Kompetenzen.

Handlungen, bei denen die Würde oder die Menschenrechte verletzt wurden, werden mit „**NE-W**" (nicht erfüllt – Verletzung von Würde und Menschenrechten) kategorisiert, auch wenn die Handlung instrumentell-technisch korrekt durchgeführt wurde. Diese Bewertung führt zum Nichtbestehen der Prüfung, auch wenn die Handlung abgebrochen werden musste, weil bei Fortsetzung die Handlung zur Schädigung der (Simulations-)Patienten geführt hätte. Sie können nicht durch besonders sorgfältig durchgeführte oder innovative Handlungen kompensiert werden, weil auch in der beruflichen Praxis, eine Schädigung (Verletzung der Würde oder der Menschenrechte) der pflegebedürftigen Person nicht mehr kompensiert werden kann. Beispiel: Die pflegebedürftige Person wird gegen ihren Willen und ohne Gefahr im Verzug mechanisch fixiert. Die Fixierung wird zwar fachlich und sachlich korrekt durchgeführt, verletzt aber dennoch die Würde und Grundrechte der pflegebedürftigen Person.

Handlungen, welche die Patientensicherheit gefährden bzw. potentiell schädigend wirken können, werden mit der Kategorie „**NE-G**" (nicht erfüllt – Patientengefährdung) bewertet und führen ebenfalls zum Nichtbestehen der Prüfung, auch wenn die Handlung abgebrochen werden musste, weil bei Fortsetzung die Handlung zur Schädigung des (Simulations-)Patienten geführt hätte. Sie können nicht durch besonders sorgfältig durchgeführte oder innovative Handlungen kompensiert werden, weil auch in der beruflichen Praxis, eine Schädigung der pflegebedürftigen Person nicht mehr kompensiert werden kann.

Zeigt die zu prüfende Person eine Handlung, die über das aktuell verfügbare Wissen und die aktuell gebräuchliche Technologie hinaus, in-

Tabelle 3-1: Handlungsbewertungsliste (Eigendarstellung in Anlehnung an Muijsers, 1997, S. 46)

<table>
<tr><th colspan="8">Handlungsbewertungsliste</th></tr>
<tr><td>Name:</td><td colspan="4">Semester:</td><td colspan="3">Datum:</td></tr>
<tr><td colspan="8">Prüfungsort:</td></tr>
<tr><th>Handlung</th><th colspan="6">Bewertung</th><th>Punkte</th></tr>
<tr><td rowspan="2"></td><td>I</td><td>E</td><td>NE</td><td>NE-G</td><td>NE-W</td><td>NB</td><td rowspan="2"></td></tr>
<tr><td>2</td><td>1</td><td>–1</td><td>–</td><td>–</td><td>0</td></tr>
<tr><td rowspan="2"></td><td>I</td><td>E</td><td>NE</td><td>NE-G</td><td>NE-W</td><td>NB</td><td rowspan="2"></td></tr>
<tr><td>2</td><td>1</td><td>–1</td><td>–</td><td>–</td><td>0</td></tr>
<tr><td rowspan="2"></td><td>I</td><td>E</td><td>NE</td><td>NE-G</td><td>NE-W</td><td>NB</td><td rowspan="2"></td></tr>
<tr><td>2</td><td>1</td><td>–1</td><td>–</td><td>–</td><td>0</td></tr>
<tr><td rowspan="2"></td><td>I</td><td>E</td><td>NE</td><td>NE-G</td><td>NE-W</td><td>NB</td><td rowspan="2"></td></tr>
<tr><td>2</td><td>1</td><td>–1</td><td>–</td><td>–</td><td>0</td></tr>
<tr><td rowspan="2"></td><td>I</td><td>E</td><td>NE</td><td>NE-G</td><td>NE-W</td><td>NB</td><td rowspan="2"></td></tr>
<tr><td>2</td><td>1</td><td>–1</td><td>–</td><td>–</td><td>0</td></tr>
<tr><td rowspan="2"></td><td>I</td><td>E</td><td>NE</td><td>NE-G</td><td>NE-W</td><td>NB</td><td rowspan="2"></td></tr>
<tr><td>2</td><td>1</td><td>–1</td><td>–</td><td>–</td><td>0</td></tr>
<tr><td rowspan="2"></td><td>I</td><td>E</td><td>NE</td><td>NE-G</td><td>NE-W</td><td>NB</td><td rowspan="2"></td></tr>
<tr><td>2</td><td>1</td><td>–1</td><td>–</td><td>–</td><td>0</td></tr>
<tr><td rowspan="2"></td><td>I</td><td>E</td><td>NE</td><td>NE-G</td><td>NE-W</td><td>NB</td><td rowspan="2"></td></tr>
<tr><td>2</td><td>1</td><td>–1</td><td>–</td><td>–</td><td>0</td></tr>
<tr><td rowspan="2"></td><td>I</td><td>E</td><td>NE</td><td>NE-G</td><td>NE-W</td><td>NB</td><td rowspan="2"></td></tr>
<tr><td>2</td><td>1</td><td>–1</td><td>–</td><td>–</td><td>0</td></tr>
<tr><td rowspan="2"></td><td>I</td><td>E</td><td>NE</td><td>NE-G</td><td>NE-W</td><td>NB</td><td rowspan="2"></td></tr>
<tr><td>2</td><td>1</td><td>–1</td><td>–</td><td>–</td><td>0</td></tr>
<tr><td rowspan="2"></td><td>I</td><td>E</td><td>NE</td><td>NE-G</td><td>NE-W</td><td>NB</td><td rowspan="2"></td></tr>
<tr><td>2</td><td>1</td><td>–1</td><td>–</td><td>–</td><td>0</td></tr>
<tr><td colspan="7">Gesamtpunktzahl</td><td></td></tr>
<tr><th>Feedback (Studierende/r und Lehrende/r)</th><th colspan="7">Lernzielvereinbarung</th></tr>
<tr><td></td><td colspan="7"></td></tr>
</table>

Handlungsbewertungsliste	
Schlussfolgerungen für das weitere berufliche Handeln	
Besondere Vorkommnisse in der Prüfung	
Datum, Name Klarschrift (Lehrende/r)	**Datum, Name Klarschrift (Teilnehmer)**
Unterschrift	Unterschrift

	Legende Bewertung	
Abk.	**Bewertungskategorie**	**Punkte**
I	innovative, kreative Lösung	2
E	erfüllt: Handlung entsprechend (best-)verfügbaren Wissens und beruflicher Sorgfaltspflicht korrekt durchgeführt	1
NE	nicht erfüllt: Handlung nicht korrekt durchgeführt (Missachtung interner und externer Evidence) oder notwendige Handlung (z.B. Händedesinfektion) vergessen	–1
NE-G	nicht erfüllt: Handlung nicht korrekt durchgeführt mit Gefährdung der pflegebedürftigen Person	Abzug Gesamtpunktzahl
NE-W	nicht erfüllt: Handlung (instrumentell-technisch) korrekt oder nicht korrekt durchgeführt und Verletzung von Würde und Menschenrechten	Abzug Gesamtpunktzahl
NB	nicht beurteilbar: Handlung nicht durchgeführt, weil in der Situation nicht erforderlich bzw. adäquat	0

Bewertungsschema		
Punkte	**Bewertung**	**Ergebnis**
ab 1x NE-G	nicht bestanden, weil Gefährdung der pflegebedürftigen Person	
ab 1x NE-W	nicht bestanden, weil Verletzung von Würde und Menschenrechten	
> _ P. (50 Prozent der Gesamtpunktzahl)	bestanden	
<= _ P. (50 Prozent der Gesamtpunktzahl)	nicht bestanden	

novativ ist und zugleich nach dem bestverfügbaren Wissen wirksam oder zumindest nicht mit Risiken und Nebenwirkungen verbunden ist (**Bewertungskategorie „I“**), wird dies mit einem zusätzlichen Punkt honoriert. Damit sollen die Praxisentwicklung und der Mut der Studierenden, neue, individuelle Lösungen zu entwickeln, gefördert werden. Hervorzuheben sind insbesondere Handlungen, die im Arbeitsbündnis mit der pflegebedürftigen Person bzw. mit dem Simulationspatienten, auf Basis der internen Evidence in der Aktion entwickelt wurden und bei denen die externe Evidence berücksichtigt wurde.

Beispiel Schmerzmanagement: Der DNQP Expertenstandard Schmerzmanagement in der Pflege gibt als evidence-basiertes Ergebniskriterium vor, dass eine „aktuelle, systematische Schmerzeinschätzung“ vorliegen muss. Dazu werden im Standard verschiedene, als valide belegte Skalen z.B. die NAS genannt. In der konkreten (simulierten) Pflegesituation berichtet die pflegebedürftige Person jedoch, dass sie das ständige Fragen nach der Schmerzintensität stresst und ihr Fokus dabei erst recht auf den Schmerz gerichtet wird, was sie belastet. Es muss also eine Alternative für die Schmerzeinschätzung in der Situation entwickelt werden. Der/die Studierende greift in der Pflegeprozessplanung einen Vorschlag der pflegebedürftigen Person auf, dass sie sich nur meldet, wenn der Schmerz über einen gewissen, für sie kritischen Punkt geht. Dies wird dokumentiert und entsprechend kommuniziert.

Beispielsweise kann es auch vorkommen, dass Studierende in einer Praxiseinrichtung innovative Pflegeinterventionen kennengelernt haben, die bereits im Rahmen von Studien untersucht wurden, jedoch den Lehrenden an der Bildungseinrichtung noch nicht bekannt sind. Auch Lehrende können unmöglich alle neuen, als wirksam wissenschaftlich belegten Interventionen kennen. Studierende, die solche Handlungen in der Lehr-/Lernsituation umsetzen, tragen damit auch zur Weiterentwicklung der Lehre bei.

Bei der zusammenfassenden Bewertung sind einige Dinge zu beachten. Ist z.B. eine Handlung nicht beurteilbar, Bewertungskategorie „**NB**“ („0“ Punkte), dann darf dieser Handlungsschritt bei der Anzahl der Handlungen zur Errechnung des Prozentsatzes erfüllter Handlungsschritte nicht dazugezählt werden. Die Tendenz zum Bestehen steigt je kleiner eine Handlungseinheit ist, weil die Wahrscheinlichkeit steigt, dass die Handlung korrekt durchgeführt wird und die geprüfte Person mindestens einen Punkt bekommt. Dies ist bei dem Entwurf der Prüfungsszenarien zu beachten. Es obliegt jedem Prüfer bzw. jeder Prüferin zu entscheiden, in welchem Umfang „innovative Lösungen“, Bewertungskategorie „I“, mit zusätzlichen Punkten bewertet werden und Minuspunkte dadurch ausgeglichen werden können.

Lernzielerreichung auf der Ebene der pflegebedürftigen Person

Simulationspatienten und -patientinnen geben im Debriefing wichtige Rückmeldung an die Teilnehmenden, wie sie deren Interventionen erlebten. Sie unterstützen damit die Lernzielerreichung hinsichtlich der Entwicklung von Kompetenzen im Bereich der Empathie und der verstehenden Diagnostik. Ob nun z.B. Risiken durch die simulierte Intervention tatsächlich, messbar aufseiten der pflegebedürftigen Person reduziert werden konnten, kann in der Simulation nicht beurteilt werden. Vom Instrukteur bzw. von der Instrukteurin können aber Vorschläge unterbreitet werden, wie dies in der klinischen Praxis im Rahmen der Evaluation erfolgen kann. Das hat den Effekt, dass Lernende die Anwendungsmöglichkeiten und -grenzen von standardisierten Assessment- und Evaluationsinstrumenten am konkreten Simulationsfall kennenlernen.

Lernzielerreichung auf der Ebene des Gesundheitssystems oder der Gesellschaft

Pflegerische Interventionen erfüllen im besonderen Maße Nachhaltigkeitsziele. Auf der Meso- und Metaebene können diese Ziele auf das Szenario mit den Lernenden heruntergebrochen werden. Der Beitrag der Pflege zu den Sustainable Development Goals (SDG) ist unumstritten, muss jedoch auch im Simulationslernen am konkreten Fall erläutert werden. So kann in einer simulierten Beratungssituation sehr gut verdeutlicht werden, wie durch Information und Beratung der Zugang zu Gesundheitsressourcen verbessert werden kann. Gesundheitsspezifische Ziele werden im SDG 3 „Health and Wellbeing" (WHO int., 2021) definiert, wobei jedoch auch die sechszehn anderen Nachhaltigkeitsziele mit dem SDG 3 interagieren. Nachhaltigkeitsziele können in der konkreten, klinischen Situation umgesetzt werden (Rosa et al., 2021). Über Indikatoren kann die Zielerreichung gemessen werden: Reduktion der Neugeborenen- und Kindersterblichkeit, Reduktion von Epidemien (u. a. AIDS, TBC, Malaria), Reduktion und Prävention von Substanzmittelmissbrauch (Alkohol, Tabak, u. a.), gleichberechtigter Zugang zu Gesundheitsleistungen der Familienplanung, gleichberechtigter Zugang zu Gesundheitsressourcen u. a. Impfstoffen guter Qualität (auch in Schwellenländern, Inselstaaten) (WHO int., 2021). So kann in dem Szenario danach gefragt werden, wie nun die in der Simulationseinheit geübte pflegerische Intervention national und global gesehen zur nachhaltigen Entwicklung beitragen kann, indem beispielsweise die Säuglingssterblichkeit gesenkt wird.

Zur nachhaltigen Entwicklung des Gesundheitssystems legt das Bundesministerium für Gesundheit einen Ressortbericht vor, der die nachhaltige Sicherung der Finanzierungsbasis der gesetzlichen Krankenversicherung, die Sicherstellung einer wohnortnahen und bedarfsgerechten Versorgung, die nachhaltigere Finanzierung und die Neuausrichtung der Sozialen Pflegeversicherung, die nachhaltige Sicherung der Fachkräftebasis in Gesundheit und Pflege und die Prävention und Gesundheitsförderung darlegt. Auch die Agenda für mehr Nachhaltigkeit in Gesundheit und Pflege im Ressortbericht des Bundesministeriums für Gesundheit zur Umsetzung der Deutschen Nachhaltigkeitsstrategie 2019 (BMG, 2013, 2019) liefert Inhalte für die Evaluation und Reflexion des Szenarios auf der Metaebene. Studierende erfahren dadurch eine besondere Sinnerfüllung ihrer Tätigkeit und Selbstwirksamkeit in einer Zeit, in der die Weltbevölkerung manchmal auch ohnmächtig vor immer größeren Herausforderungen knapper Ressourcen, der Folgen der Umweltbelastung und der Klimaerwärmung steht.

Evaluation

Die Evaluation von Simulationseinheiten kann in diesem Zusammenhang nur kurz angerissen werden. Um eine fundierte und zuverlässige Evaluation durchführen zu können, müssen Evaluationsinstrumente sehr sorgfältig ausgewählt werden. Hierbei können wissenschaftlich ausgebildete Pflegepädagoginnen und Pädagogen sehr gut unterstützen.

Zu unterscheiden ist zwischen der Lehrevaluation, bei der u. a. die Lehrleistung und Lernbegleitung durch die Lehrperson evaluiert werden und der Lernzielkontrolle, bei der u. a. die Kompetenzentwicklung der Studierenden bzw. Schülerinnen und Schüler überprüft wird.

Lehrevaluation

Die Lehrevaluation ist für die Qualitätsentwicklung der Lehre von hoher Bedeutung. Wissenschaftlich nachgewiesene, relevante Anforderungen vonseiten der Lernenden sind im Instrumentarium valide zu erheben. Aktuell werden in der Literatur die Zufriedenheit, die Selbstwirksamkeit, das Selbstvertrauen, die Angstreduktion, die Realitätsnähe, die Möglichkeit pflegerische Handlungen bis zur sicheren Beherrschung zu üben und weitere Anforderungen diskutiert. Darüber hinaus sollten standardisierte Instrumente wie Feedbackbögen stets auch Raum für freiformulierte Rückmeldungen oder Erläuterungen von Einschätzungen lassen. Sind Erhebungsbögen zu sehr strukturiert, bleibt den Lernenden kein Raum für Rückmeldungen zu ihren individuellen Einschätzungen. Auch können numerische Einschätzungen auf Skalen, wie beispielsweise einer Notenskala (Welche Note würden Sie der Veranstaltung oder dem Unterricht geben?), mit Begründungen hinterlegt werden, die für die Verbesserung des didaktischen Konzeptes sehr wertvoll sein können, weil sie inhaltliche Rückmeldungen zum Unterricht zulassen. Standardisierte Erhebungsinstrumente müssen bestimmte Qualitätskriterien erfüllen, damit sie auch wirklich das messen, was sie vorgeben zu messen, damit sie unabhängig von der Lehrperson, welche die Instrumente einsetzt, die Lehrqualität objektiv erhebt und damit sie im Unterrichtsalltag praktikabel sind. Evaluation bewegt sich hier stets im Spannungsfeld zwischen Qualitätsanspruch und Ressourcenknappheit, die in den Lehr-Lerneinrichtungen herrscht. Um geeignete und zuverlässige Instrumente auszuwählen, orientieren sich die Lehrpersonen nicht nur an den wissenschaftlich belegten Anforderungen der Lernenden an das klinische Simulationslernen, sondern auch an den individuellen Anforderungen der Zielgruppe je nach Ausbildungsfortschritt und gemeinsam vereinbarten Lernzielen. Häufig liegen standardisierte Fragebögen zur Evaluation der Lehre im Simulationslabor nur auf englischer Sprache vor. An die deutsche Übersetzung sind hohe Anforderungen zu stellen und die übersetzte Version ist wiederum hinsichtlich der wissenschaftlichen Qualitätskriterien, wie Validität, Objektivität und Reliabilität, zu testen. Adamson und Kolleginnen (2013) haben beispielsweise eine systematische Übersichtsarbeit durchgeführt, um Evaluationsinstrumente in der Literatur zu identifizieren, deren Zuverlässigkeit belegt ist. Eines dieser Instrumente ist die „Simulation Design Scale (Student Version)" © Copyright, National League for Nursing, 2005 (National League for Nursing, 2022). In den Dimensionen, Lernziele und Information, Unterstützung durch die Lehrperson, Problemlösungsstrategien, Begleitung der Reflexion und Realitätsnähe der Simulationseinheit werden 20 Bewertungskriterien (Items) erhoben. Die Lernenden können auf einer fünf-stufigen Skala ihre Zustimmungswerte angeben und auch die Bedeutung der einzelnen Items einschätzen. Für den Lehr-Lernprozess ist es wichtig, dass die Teilnehmerinnen und Teilnehmer einer Simulationseinheit nicht nur am Ende des Semesters oder Schuljahres im Sinne der summativen Evaluation eine Rückmeldung an die Lehrperson geben können. Die Lehrperson muss sich fortlaufend ein Feedback zu ihrem Lehrangebot geben lassen, um zeitnah nachjustieren zu können.

An dieser Stelle kann kein vollständiger Überblick über sämtliche Instrumente zur Evaluation der Lehre im klinischen Simulationslabor und den Forschungsstand gegeben werden, jedoch soll die Bedeutung und Komplexität der Thematik angerissen werden. Lehreinrichtungen ist zu empfehlen, sich für diese Thematik möglichst zusammenzuschließen, um Synergieeffekte für eine wissenschaftlich fundierte Lehrevaluation zu nutzen. Dabei können beispielsweise in Kooperation mit Hochschulen drittmittelgeförderte Projekte zur Entwicklung eines Evaluationsinstrumentariums angestoßen werden.

Lernevaluation oder Lernzielkontrolle

Lernoutcomes im Zusammenhang mit dem klinischen Simulationslernen sind auf mehreren Ebenen zu betrachten und zu evaluieren. Wie klinisch relevante Kompetenzen vom Labor bis ans „Bett" kommen, ist die Fragestellung der translationalen Forschung (engl. translational science research) (Pearson et al., 2012). Schließlich wird der hohe zeitliche und finanzielle Aufwand des Simulationslernens betrieben, um die Patientensicherheit zu gewährleisten und das Gesundheitspersonal optimal auf die Arbeit mit realen Patientinnen und Patienten vorzubereiten.

Adamson und Kolleginnen (2013) beschreiben in Anlehnung an die Literatur ein 3-Phasen-Modell:

1. Vorklinische Aktivität im Labor
2. Übertragung des in der Simulation Gelernten auf die direkte Arbeit mit dem Patienten bzw. mit der Patientin

3. Auswirkungen auf das Patienten-Outcome (Adamson et al., 2013).

Eine vierte Phase sollte hier ergänzt werden, nämlich die weiterführenden Auswirkungen auf das Gesundheitssystem und die nachhaltige Entwicklung der nationalen und globalen Gesellschaft (Metaebene). Nicht nur für die Legitimation der hohen Investitions- und Unterhaltskosten eines klinischen Simulationslabors, sondern auch für die Motivation der Lernenden ist diese vierte Phase von hoher Bedeutung in der Evaluation.

Lernoutcomes können von den Teilnehmenden an Simulationseinheiten selbst oder von Dritten eingeschätzt werden. Wenn Lehrende, die für die Simulationseinheit verantwortlich waren und diese begleitet haben, die Evaluation durchführen, ist immer eine gewisse Verzerrung des Ergebnisses zu erwarten, weil Lehrende natürlich lieber den Lernerfolg bestätigt wissen als die Nutzlosigkeit ihrer Lehrangebote vorgeführt zu bekommen. Insofern ist aus wissenschaftsmethodischer Perspektive eine Trennung der Rollen zwischen Lehrende, Verantwortliche für die Simulationseinheit und Evaluator/Evaluatorin ratsam, um zu möglichst zuverlässigen Ergebnissen zu kommen.

Wir schlagen für die Evaluation der Lernoutcomes Handlungsbewertungslisten vor, die für die jeweiligen Szenarien inhaltlich individuell ausgearbeitet wurden. Es können aber auch andere, in der Literatur als zuverlässig belegte und praktikable Instrumente, wie sie beispielsweise von Adamson und Kolleginnen (2013) identifiziert wurden, verwendet werden. Dazu gehören folgende vier Instrumente:

1. Sweeny-Clark Simulation Performance Evaluation Tool (Clark, 2006, zit. in Adamson et al., 2013)
2. Clinical Simulation Evaluation Tool (Rhadhakrishnan et al., 2007, zit. in Adamson et al., 2013)
3. Creighton Competency Evaluation Instrument (Hayden et al., 2012, zit. in Adamson et al., 2013).

OSCE (objective structured clinical examination)-Prüfungen, eine Art Zirkeltraining im klinischen Simulationslabor, sind in Kombination mit Handlungsbewertungslisten oder anderen Evaluationsinstrumenten eine gute Möglichkeit, klinisch relevante Kompetenzen im Labor zu prüfen. Die Teilnehmerinnen und Teilnehmer rotieren dabei zwischen unterschiedlichen Stationen mit diversen Aufgabenstellungen. Die in diesem Buch beschriebenen Szenarien sind in der Kombination für einen solchen „Zirkel" zur Vorbereitung auf die praktische Abschlussprüfung gut geeignet, weil sie eine große Bandbreite an Themen und Kompetenzen der generalistischen Pflege abbilden. Mittlerweile gibt es auch computer-basierte und KI (künstliche Intelligenz)-gestützte Systeme zur Simulation von verschiedenen, klinischen Situationen (virtual reality oder augmented reality-basierte Patientensimulation), die häufig eine automatische Auswertung der Performanz der Teilnehmerinnen und Teilnehmer erlauben (Body Interact™) (Take the Wind TTW, 2022).

Wissenschaftlich ist es recht gut belegt, dass virtuelle Simulationspatienten die klinische Einschätzung und Entscheidungsfindung, Kompetenzen zur Steuerung klinischer Prozesse und die Teamfähigkeit steigern können (Kononowicz et al., 2019). Da von praktischen Prüfungen der erfolgreiche Abschluss einer Ausbildung oder eines Studiums abhängt und Prüfungssituationen stets mit erhöhtem Stresslevel verbunden sind, sollten deren Wirkungen im Zusammenhang mit Lernzielkontrollen kritisch und wissenschaftlich fundiert überprüft werden, bevor sie zum Einsatz kommen.

Literaturnachweis und hilfreiche Links

Literaturangaben finden die Leser und Leserinnen unter jedem Kapitel, insbesondere zur Vertiefung der Szenario-Thematik in **Kapitel 4**. Unter wissenschaftlicher Begleitung der Herausgeberin haben die Co-Autorinnen die Literaturrecherchen systematisch und nach international anerkannten Methoden der wissenschaftlichen Recherche im Rahmen ihres wissenschaftlichen Abschlussprojektes durchgeführt. Die Limitationen der systematischen Reviews werden von den Autorinnen eingeschätzt, sodass die Leser und Leserinnen selbst entscheiden können, wie weitreichend die Ergebnisse des jeweiligen Reviews zu interpretieren bzw. zu übertragen sind. Die Leserschaft erhält Einblick in die aktuelle Forschung zu den jeweiligen Themengebieten und kann sich im Schneeballverfahren über die Literaturlisten der Referenzen weiter in die Materie einarbeiten.

Die Gender-Thematik

Leider ist es nicht immer einfach, jeden Satz im Hinblick auf das Gendern zu formulieren. Wir haben vielfach Verallgemeinerungen gewählt, um den Lesefluss nicht mit Gendersternchen oder anderen Schreibweisen zu unterbrechen. Die Kapitelautorinnen haben selbst entschieden, in welchem Textabschnitt sie die weibliche und männliche Formulierung wählen. Wir möchten aber betonen, dass die Autorinnen Personen jeden Geschlechts gleichwertig als Leserinnen und Leser ansprechen.

3.1 Literatur

Adamson, K.A., Kardong-Edgren, S. & Willhaus, J. (2013). An Updated Review of Published Simulation Evaluation Instruments. *Clinical Simulation in Nursing, 9*(9), e393–e400. https://doi.org/10.1016/j.ecns.2012.09.004

Arens, F. (2007). Entwicklung emotionaler Kompetenz in der Pflegeausbildung: Konzepte und Methoden. *PrinterNet, 5*, 293–303.

BMG. (2013). *Nachhaltige Entwicklung in Gesundheit und Pflege. Ressortbericht des Bundesministeriums für Gesundheit zur Sitzung des Staatssekretärsausschusses für nachhaltige Entwicklung am 21. Januar 2013.* Verfügbar unter https://www.bundesregierung.de/resource/blob/974430/429976/995f3550fcbc8b122ec2db2dcde1cbcb/2013-02-22-bmg-bericht-nachhaltigkeit-in-gesundheit-und-pflege-data.pdf?download=1

BMG. (2019). *Agenda für mehr Nachhaltigkeit in Gesundheit und Pflege. Ressortbericht des Bundesministeriums für Gesundheit zur Umsetzung der Deutschen Nachhaltigkeitsstrategie.* Verfügbar unter https://www.bundesgesundheitsministerium.de/service/publikationen/details/agenda-fuer-mehr-nachhaltigkeit-in-gesundheit-und-pflege.html

Büchter, K. & Tramm, T. (2007). Selbstorganisiertes Lernen in der beruflichen Bildung. *Berufs- und Wirtschaftspädagogik-online*, (*13*). Verfügbar unter https://www.bwpat.de/ausgabe13/sembill_etal_bwpat13.shtml

Cohen, L. (2016). *The Method Acting Exercises Handbook* (1. Aufl.). Routledge. https://doi.org/10.4324/9781315471495

Donabedian, A. (2003). *An Introduction to Quality Assurance in Health Care*. Oxford University Press.

Eppich, W. & Cheng, A. (2015). *Promoting Excellence and Reflective Learning in Simulation (PEARLS).* Verfügbar unter https://case.edu/nursing/sites/case.edu.nursing/files/2018-05/Article-Eppich-PEARLS.pdf

Herold-Majumdar, A. (2017). Ein Kompetenzmodell für die ko-kreative Lehre: Vom Zuchtmeister zum Design Thinker – Wandel des Selbstverständnisses der Lehrenden. In J. Kemser & A. Kerres (Hrsg.), *Lehrkompetenz lehren* (S. 129–149). Oldenbourg: De Gruyter. https://doi.org/10.1515/9783110500707-007

Higgins, J., James, T., Chandler, J., Cumpston, M., Li, T., Page, M. & Welch, V. (2021). *Cochrane Handbook for Systematic Reviews of Interventions version 6.2* (updated February 2021). Cochrane. Verfügbar unter https://onlinelibrary.wiley.com/doi/book/10.1002/9781119536604

Jeffries, P.R., Rodgers, B. & Adamson, K. (2015). NLN Jeffries Simulation Theory: Brief Narrative Description. *Nursing Education Perspectives, 36*(5), 292–293. https://doi.org/10.1097/00024776-201509000-00004

Jeffries, P.R. (Ed.). (2016). *The NLN Jeffries Simulation Theory*. Wolters Kluwer.

Levett-Jones, T. & Lapkin, S. (2014). A systematic review of the effectiveness of simulation debriefing in health professional education. *Nurse Education Today, 34*(6), e58–63.

Muijsers, P. (1997). *Fertigkeitenunterricht für Pflege- und Gesundheitsberufe: Das „Skillslab-Modell“*. Ullstein Mosby.

Kononowicz, A.A., Woodham, L.A., Edelbring, S., Stathakarou, N., Davies, D., Saxena, N., Tudor Car, L., Carlstedt-Duke, J., Car, J. & Zary, N.

(2019). Virtual Patient Simulations in Health Professions Education: Systematic Review and Meta-Analysis by the Digital Health Education Collaboration. *Journal of medical Internet research, 21*(7), e14676. https://doi.org/10.1002/14651858.CD012194.pub2

National League for Nursing. (2022). *Description of Available Instruments.* Verfügbar unter https://www.nln.org/education/teaching-resources/tools-and-instruments

Oppermann, A. (2015). *Selbstevaluation – Der Informationsfluss beim Lehren und Lernen: oder: Wie ich nützliches Feedback gezielt in meiner Lehre einsetze. Netzwerk Studienqualität Brandenburg. Hochschuldidaktischer Weiterbildungskonzept* (BrandiKon, Band 6). Verfügbar unter https://www.faszination-lehre.de/file/data/Projekte/BrandiKon/sqb06.pdf

Pearson, A., Jordan, Z. & Munn, Z. (2012). Translational science and evidence-based healthcare: a clarification and reconceptualization of how knowledge is generated and used in healthcare. *Nursing research and practice, 2012,* 792519. https://doi.org/10.1155/2012/792519

Pischetsrieder, G. (2005). Psychodrama und Soziometrie als diagnostische Methoden in der Teamentwicklung. *Zeitschrift für Psychodrama und Soziometrie, 4*(1), 41–57. https://doi.org/10.1007/s11620-005-0071-2

Rosa, W. E., Burnett, C., Butler, C., Rolle, P., Salvage, J., Wignall, A. & Mason, D. J. (2021). The ICN Global Nursing Leadership Institute: Integrating the SDGs into Leadership and Policy Development. *The American Journal of Nursing, 121*(12), 54–58. https://doi.org/10.1097/01.NAJ.0000803204.19511.8a

Rutherford-Hemming, R. (2015). Determining Content Validity and Reporting a Content Validity Index for Simulation Scenarios. *Nursing Education Perspectives, 36*(6), 390. https://doi.org/10.5480/15-1640

Sawyer, T., Eppich, W., Brett-Fleegler, M., Grant, V. & Cheng, A. (2016). More Than One Way to Debrief: A Critical Review of Healthcare Simulation Debriefing Methods. Simulation in healthcare. *Journal of the Society for Simulation in Healthcare, 11*(3), 209–217. https://doi.org/10.1097/SIH.0000000000000148

Take the Wind (TTW). (2022). *Learn with virtual patients, save real lives.* Verfügbar unter https://bodyinteract.com/

WHO int. (2021). *Good health and well-being. Ensure healthy lives and promote well-being for all at all ages.* Verfügbar unter https://www.globalgoals.org/3-good-health-and-well-being

4 Szenarien mit Kurzanleitung

Astrid Herold-Majumdar

An den folgenden, exemplarisch ausgeführten Szenarien kann die Leserin und der Leser nachvollziehen, wie Simulationseinheiten evidence-basiert aufgebaut werden können. Zu einem Thema wird eine Forschungsfragestellung entwickelt, z.B. zur Deeskalationsstrategie: Welche Strategien sind im Setting Notaufnahme bei Patienten und Patientinnen mit Alkoholabusus effektiv? Die Forschungsfrage wird in eine Recherchestrategie transferiert, um gezielt und systematisch auf wissenschaftlichen Datenbanken nach Studien suchen zu können, die Interventionen zur Bewältigung aggressiver Verhaltensweisen und zur Deeskalation untersucht haben. Die Studienberichte werden analysiert, bewertet und zusammengefasst, um daraus Empfehlungen für die Lehre zu entwickeln. Diese Empfehlungen werden anschließend in einem komplexen Szenario eingebaut.

Ausgehend von einem ganzheitlichen Verständnis von Evidence (**Kap. 3**) erhalten die Lehrenden und die Lernenden Empfehlungen für Deeskalationsstrategien, die im Skills Training geübt werden können. Darüber hinaus ist das Handeln in der beruflichen Praxis jedoch viel komplexer und beinhaltet beispielsweise auch kommunikative Strategien und Handlungsweisen, die rein auf dem Erfahrungswissen beruhen. Bei der Umsetzung des Szenarios im Labor mit den Teilnehmenden muss genauso wie in der beruflichen Praxis individuell auf die Situation der Akteure eingegangen werden. Durch verstehende, empathische Annäherung an die Lebenswelt der dargestellten Rollen entwickeln die Teilnehmenden spontan aus der Situation heraus Handlungsweisen, die dann auf interner Evidence beruhen. Nicht für jede Handlungsweise kann also der Anspruch der wissenschaftlichen Fundierung auf der Basis von wissenschaftlichen Studien erhoben werden. Auf Basis der Studienlage empfohlene Handlungsweisen müssen auch in der Simulation an die jeweils individuelle Situation angepasst werden. Letztlich ist der Simulationspatient dann der Maßstab für die Evidence-Basierung im Sinne der internen Evidence: Er gibt Feedback, ob er sich in seiner Rolle verstanden gefühlt hat und die pflegerischen Interventionen entsprechend an sein Situationsverstehen nahtlos angeschlossen wurden.

Die nachfolgend beispielhaft ausgeführten Szenarien zeigen das Vorgehen zur Entwicklung evidence-basierter Szenarien auf, sodass die Leserin in die Lage versetzt wird, für ihre, jeweils individuellen Themen solche Szenarien zu erstellen. Voraussetzung ist, dass die Methoden des systematischen Reviews beherrscht und ein Grundverständnis für den Prozess des EbN vorliegt.

Aufbau der Szenarien

Zunächst werden der **Bezugsrahmen und der theoretische Hintergrund** beschrieben. Ort, Umstände, das Setting des Szenarios und das übergeordnete Ziel werden dargelegt. Dabei wird aus der Metaperspektive die Einbettung in die klinische Praxis erläutert. Hier werden auch systemrelevante Bedingungen (z.B. Gesundheitssystem, Bildungssystem) genannt. Es folgen die Anforderungen und die **Zielsetzung des Szenarios**. Dabei wird die Simulationseinheit in das Curriculum in Anlehnung an das

Rahmencurriculum der Pflegefachkommission § 53 PflBG eingebettet sowie die Vorkenntnisse und Erfahrungen genannt, welche die Studierenden bzw. Auszubildenden mitbringen müssen. Bei der Definition der Ziele des Szenarios spielt nicht nur das Lern-Outcome im Sinne des Kompetenzgewinns eine Rolle, sondern auch das Patienten-Outcome, das Outcome und der Impact für das Gesundheitssystem. Es gibt auch Hinweise für die Definition messbarer Lernergebnisse und eine Anleitung zur Zielvereinbarung mit den Studierenden. Die **Zielgruppe** der Teilnehmenden bzw. Lernenden wird hinsichtlich Gender und Diversity im Sinne des kultursensiblen Lernens beschrieben und dabei u. a. diskutiert, wie unterschiedliche Bildungssozialisationen ausgeglichen werden können, um gemeinsam den Experimentierraum des Skills Labs optimal nutzen zu können.

Für das Szenario spezifische Sicherheits- und Hygienehinweise sowie spezifische Gefährdungspotentiale, z. B. für Studierende bzw. Auszubildende, die schwanger sind oder eine Krankheitsvorgeschichte (wie psychiatrische Erkrankung bei Selbsterfahrungsübungen, muskuloskelettale Erkrankungen bei Lagerungsübungen) haben, werden ausgeführt.

Unter dem Punkt **Design und Simulationserfahrung** wird das Setting und der Fall grob skizziert. Die Methodik und die Didaktik werden ausgeführt und Tipps gegeben, wie eine realitätsnahe, experimentelle, interaktive, kooperative, lernenden-zentrierte Atmosphäre geschaffen werden kann.

Unter **Briefing** folgen Empfehlungen für die Einarbeitung der Studierenden in den Bezugsrahmen und in den theoretischen Hintergrund. Für die Hinführung der Teilnehmerinnen und Teilnehmer zur Simulations-Sequenz oder zum Fall werden methodische und pädagogische Tipps gegeben sowie für die Rollenverteilung und den Umgang mit den Rollenfunktionen. Dazu gehören Regieanweisung zu den Rollen und Methoden zur Förderung der Perspektivübernahme unter Zuhilfenahme schauspielerischer Methoden. Genauso wichtig wie die Rollenübernahme ist das bewusste Ablegen der Rolle zur Vorbereitung auf die Reflexion im Debriefing. Dies dient der Psychohygiene und des Schutzes der Person, die unangenehme Rollen im Szenario übernimmt.

Das Kapitel **Aktion** erhält einen bildhaften Arbeitstitel, z. B. „Opa hat genug vom Zucker“, dem eine detaillierte Beschreibung des Ablaufs und Regieanweisungen für die Handlungssequenz folgen. Wie der Fokus auf der Simulationssituation gehalten werden kann oder wie mit Widersprüchen oder stockendem Handlungsablauf sowie mit Störungen umgegangen werden kann, wird hier beschrieben.

Unter dem Punkt **Debriefing** erfolgen Hinweise für die Einstimmung auf die Reflexion. Es werden spezifische Methoden zur Unterstützung der Analyse vorgeschlagen und an die Feedback-Regeln erinnert.

Der **Lernzielerreichung** und der Lehrevaluation wird ein eigenes Kapitel gewidmet. Für jedes Szenario gibt es in **Kapitel 6** eine Handlungsbewertungsliste, die für kompetenzgeleitete Prüfungen verwendet werden können.

Für die Lehrevaluation zur Weiterentwicklung des Szenarios werden Vorschläge unterbreitet.

Die Kapitel 1 bis 4 schließen mit **Literaturangaben der Szenario-Themen ab.**

In **Kapitel 6** werden für jedes im Buch beschriebene Beispiel-Szenario Kurzanleitungen, Material, Requisiten, Ereigniskarten sowie Handlungsbewertungslisten übersichtlich dargestellt.

4.1 Pflegeberatung für ältere Menschen mit Diabetes mellitus

Julia Kämmer

Abstract

Die Erkrankung Diabetes mellitus Typ 2 stellt besonders ältere Menschen vor viele Herausforderungen, die sie nur schwer selbstständig bewältigen können. Im Rahmen dieser Anforderungen haben sich professionelle Pflegeberatungen als wirksame Hilfestellung erwiesen. Simulationsbasiertes Lernen bietet dabei einen neuartigen Lernansatz, der bei der Entwicklung kommunikativer Kompetenzen während der Pflegeausbildung unterstützen kann. Aus diesem Interesse heraus wurde ein evidence-basiertes Szenario für eine Pflegeberatung mit dem Fokus auf ältere Menschen mit der Erkrankung Diabetes mellitus Typ 2 und der Verbesserung des Selbstmanagements entwickelt. Anhand einer systematischen Literaturanalyse wurde das Forschungsinteresse bearbeitet. Durch die Literaturanalyse konnten die Studien „The effect of motivational interview persons with diabetes on self-management and metabolic variables" (Dogru et al., 2019) und „Effect of a Nurse-Led Diabetes Self-Management Education Program on Glycosylated Hemoglobin among Adults with Type 2 Diabetes" (Azami et al., 2018) eingeschlossen werden. Beide Studien untersuchten die Methode der motivierenden Gesprächsführung (engl. motivational interviewing). Der theoretische Beratungsansatz wurde aufgrund einer guten Anwendbarkeit in die Entwicklung des Szenarios aufgenommen. Das Szenario „Opa hat genug vom Zucker" erfüllt einen hohen Evidence-Standard und eignet sich für die Umsetzung in ein Clinical Simulation Lab innerhalb der primärqualifizierenden Pflegeausbildung.

Schlüsselbegriffe: ältere Menschen, Diabetes mellitus Typ 2, Pflegeberatung, Selbstmanagement

4.1.1 Bezugsrahmen und theoretischer Hintergrund

„Statistiken und Studien zum Gesundheitszustand älterer Menschen in Deutschland weisen aus, dass ca. 20 % der über 65-jährigen Menschen an einer chronischen Erkrankung oder Behinderung leiden" (Hüper & Hellige, 2015, S. 13).

In Deutschland leben derzeit 6,9 Millionen Menschen mit der chronischen Erkrankung Diabetes mellitus Typ 2. Die *Inzidenz* liegt bei 1500 Neuerkrankungen pro Tag und 500 000 Neuerkrankungen pro Jahr (DDG & diabetesDE, 2018).

Aufgrund der stetig steigenden Zahlen gewinnt Diabetes mellitus Typ 2 immer mehr an Bedeutung für das Gesundheitssystem und den Bereich der pflegerischen Versorgungsforschung. Besonders Menschen im häuslichen Umfeld benötigen Unterstützungsangebote, um die Erkrankung selbstständig zu managen. Die Realität sieht häufig anders aus – die Diagnose wird gestellt und der ambulante Dienst unterstützt häufig lediglich bei der Blutzuckerkontrolle oder der Insulingabe. Ab dem Zeitpunkt der Diagnose sind die erkrankten Menschen plötzlich auf sich allein gestellt. Aus diesem Grund sollten die ambulanten Versorgungsstrukturen in der primärqualifizierenden Pflegeausbildung eine höhere Relevanz einnehmen, v.a. im Hinblick auf den Grundsatz „ambulant vor stationär". Der Leitsatz wurde durch die Gesundheitspolitik begründet und bedeutet, dass die ambulante Versorgung einer stationären Versorgung vorzuziehen ist. Durch innovative Konzepte könnten sich viele ältere Menschen wieder im heimischen Umfeld wohlfühlen, um so ein möglichst langes und selbstbestimmtes Leben zu führen. Dies stellt eine überaus wichtige Grundlage dar, um körperlich und geistig gesund zu bleiben und aktiv am sozialen Leben teilzunehmen. Angesichts der hohen Kosten einer stationären Versorgung ist auch der Fokus auf die kostengünstigere ambulante Versorgung als sinnvoll zu erachten. Überdies bietet das ambulante Setting auch gesundheitliche Vorteile, da z.B. die Gefahr einer Infektionskrankheit im heimischen Umfeld minimiert ist.

Kasten 4-1: Inzidenz und Prävalenz

„Die *Inzidenz* beschreibt das Neuauftreten von Krankheiten oder Gesundheitsproblemen und somit die Zugänge (Inzidenzfälle) in einen Bestand von Kranken bzw. Betroffenen. Dieser Bestand von Kranken oder Betroffenen wird als *Prävalenz* bezeichnet" (Klemperer, 2020, S. 142).

Diabetes mellitus

Zu Beginn soll die Erkrankung Diabetes mellitus definiert und erläutert werden, damit ein einheitliches Verständnis gegeben ist. „Die Versorgung des menschlichen Körpers [...] mit Glukose ist lebenswichtig [...]. Die Arbeit des Gehirns hängt im Wesentlichen von der Versorgung mit Glukose und Sauerstoff ab" (Fehm-Wolfsdorf, 2009, S. 3). In der Bauchspeicheldrüse, dem Pankreas, wird Zucker zu Glucose umgewandelt und gelangt über die Darmwand in das Blutsystem. Damit Glucose in das Zellinnere aufgenommen werden kann, wird ausreichend Insulin benötigt. Das Hormon Insulin wird ebenfalls im Pankreasin gebildet. Dieses Hormon bringt Glucose durch das Schlüssel-Schloss-Prinzip vom Blut in die Zellen. Bei einem gesunden Menschen wird das Insulin direkt nach der Nahrungsaufnahme ausgeschüttet. Der Glucosespiegel im Blut kann dadurch bei einem erwachsenen, gesunden Menschen in einem Normbereich von 80 bis 100 mg/dl gehalten werden (Fehm-Wolfsdorf, 2009).

Der Glucosespiegel wird häufig auch als Blutzucker bezeichnet. Diesen lebenswichtigen Stoffwechselprozess der Blutzuckersenkung durch Insulinausschüttung können Erkrankungen beeinflussen. Die häufigste Erkrankung in diesem Zusammenhang ist Diabetes mellitus. Sie ist in der internationalen Klassifikation für Krankheiten und verwandter Gesundheitsprobleme (ICD-10-GM, E11) verankert. Diabetes mellitus ist eine chronische Erkrankung, gekennzeichnet durch einen dauerhaft erhöhten Blutzuckerspiegel in Blut und Gewebe. Unterschieden werden zwei Hauptformen. „Die Ursache liegt in einem absoluten Mangel an Insulin (sog. Typ-1-Diabetes) oder einer gestörten Insulinwirkung mit relativem Insulinmangel durch Resistenz (sog. Typ-2-Diabetes)" (Heiligmann et al., 2019, S. 413). Für dieses Kapitel sowie das entwickelte Szenario liegt der Fokus auf Diabetes mellitus Typ 2, einem dauerhaft erhöhten Blutzuckerwert.

Die standardmäßige Diagnostik der Krankheit stellt die Blutzuckermessung dar. Ein Blutzucker von über 200 mg/dl beziehungsweise ein Nüchternblutzucker von über 126 mg/dl gelten als diagnostisches Kriterium für Diabetes mellitus. Eine weitere wichtige Diagnosemöglichkeit ist die Bestimmung des Langzeitglucosespiegels, dem HbA1c-Wert im Blut. Ein pathologischer HbA1c-Wert ist bei Diabetikern bei über 6,5 Prozent im Blut erreicht (Petersmann et al., 2019). Die Therapiemöglichkeiten bei einem Diabetes mellitus Typ 2 im Gegensatz zu Typ 1 sind vorrangig mehr Bewegung im Alltag, Reduzierung von Übergewicht und eine Ernäh-

Kasten 4-2: Diabetes mellitus Typ 2

Diabetes mellitus Typ 2 ist eine chronische Erkrankung nach ICD-10. In Deutschland leben derzeit 6,9 Millionen Menschen und es werden täglich mehr Erkrankte. Diabetiker haben einen dauerhaft erhöhten Glucosespiegel im Blut und im Gewebe. Die Krankheit wird meist durch den Langzeitglucosespiegel manifestiert, dem sogenannten HbA1c-Wert. Für Menschen mit einem Diabetes mellitus Typ 2 ist es wichtig, sich mit der Erkrankung zu arrangieren und ihren Lebensstil dementsprechend anzupassen. Dazu gehören vorrangig ausreichend Bewegung und eine gesunde Ernährung.

rungsumstellung. Je nach HbA1c-Wert wird zusätzlich ein orales Antidiabetikum oder auch Insulin als subkutane Injektion verordnet. Eine adäquate Blutzuckermessung und der weitere Umgang damit ist für einen Therapieerfolg unerlässlich. Pflegefachpersonen nehmen im Zusammenhang mit dem Management der chronischen Erkrankung eine wichtige Rolle ein. Sie verfügen über die notwendigen Kompetenzen, Schulungen oder Beratungen durchzuführen. Ziel ist u.a., die Patienten und Patientinnen dazu zu befähigen, den Blutzucker selbstständig zu messen, sich selbst Insulin zu verabreichen oder Anzeichen von Komplikationen oder Folgeerkrankungen rechtzeitig zu erkennen.

Pflegeberatung

Vor dem Hintergrund des Paradigmenwechsels der letzten Jahre, von paternalistischen Handlungen hin zu mehr Autonomie, möchten die Betroffenen mehr Selbstbestimmung über ihre eigene Erkrankung erwerben und eine aktivere Rolle einnehmen. Erkenntnisse aus der Pflegeforschung zeigen, dass v.a. das Beraten, Schulen und Informieren als relevante Pflegeinterventionen angesehen werden können. Ziel dieser Interventionen ist es, das Selbstmanagement langfristig zu stärken. Im Rahmen dieser Anforderungen haben sich primär professionelle Pflegeberatungen als wirksame Hilfestellung erwiesen. Durch die Intervention der Pflegeberatung können die Betroffenen dazu befähigt werden, relevante gesundheitliche Entscheidungen eigenständig zu treffen. Eine Pflegeberatung beschreibt grundsätzlich eine edukative Maßnahme, die durch eine Pflegefachperson auf Grundlage von wissenschaftlichen Standards geleitet wird. Die Pflegeprofession muss zudem in der Lage sein, Beratungsinhalte an die individuellen Bedürfnisse der Patienten und Patientinnen anzupassen und gemeinsam eine Lösungsstrategie zu entwickeln. Die Inhalte sollten grundlegend auf die Förderung der selbstbestimmten und selbstgesteuerten Problembewältigung abzielen. Während der Pflegeberatung sollte sich die Pflegefachperson v.a. auf die nicht lösbaren und akuten Probleme des Betroffenen konzentrieren, um diesen für das weitere Selbstmanagement *empowern* zu können (Schaeffer & Petermann, 2020; DBfK, 2011; DGfB, 2020).

Der Begriff der Pflegeberatung sollte von synonym verwendeten Beratungsbegriffen abgegrenzt werden (Allwicher, 2009). Für das Szenario liegt der Fokus auf der professionellen Pflegeberatung und ist beispielsweise nicht mit der Beratung nach SGB XI oder einem Beratungsgespräch, welches zwischen „Tür und Angel“ stattfindet, zu verwechseln (Allwicher, 2009).

Kasten 4-3: Empowerment-Begriff

Empowerment im Gesundheitswesen beschreibt das Erlangen der Selbstbestimmung in Bezug auf eine Erkrankung. Im Kontext der Pflegeberatung soll der Betroffene demnach dazu ermächtigt werden, gemeinsam mit der Pflegefachperson Lösungen zu entwickeln und ihre Belange selbstverantwortlich zu vertreten (Klemperer, 2020; Reibnitz & Sonntag, 2018). Das Selbstmanagement schließt sich an das Empowerment an und meint die Aufgaben, die durch das Empowerment bewältigt werden müssen. Dazu zählen z.B. das regelmäßige Vereinbaren von Arztterminen oder die Umsetzung einer gesunden Ernährung.

Bei einer professionellen Pflegeberatung stehen die Ziele der Selbststeuerungsfähigkeit, die Entwicklung einer gemeinsamen Lösungsstrategie und die Patientenautonomie im Fokus (**Abb. 4-1**). Der Beratungsprozess basiert auf dem Pflegeprozess, wodurch ein systematischer Problemlösungsprozess stattfindet. Mithilfe von definierten Pflegeproblemen, aufgelistet in pflegerischen Klassifikationssystemen, können Pflegefachpersonen den betroffenen Menschen dabei helfen, die eigenverantwortliche Versorgung der Gesundheit (wieder) zu erlangen. Infolgedessen können sich professionell Pflegende durch ein patientenorientiertes, klar

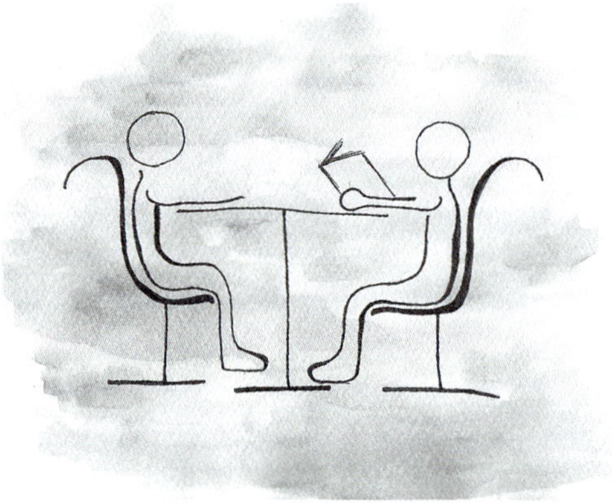

Abbildung 4-1: Pflegeberatung (Quelle: Eigendarstellung)

strukturiertes und nachweisbares Vorgehen auszeichnen. Die Beratung wird bisher jedoch oft nicht nach evidence-basierten Konzepten, Standards oder Modellen durchgeführt (Peters & Thrien, 2018). Dabei zählt es zu den Kernkompetenzen der Pflegenden, theorie- und konzeptgeleitete Beratungsgespräche mit einem methodischen Vorgehen nach etablierten und akzeptierten Standards durchzuführen.

„Pflegende begegnen dieser Aufgabe oft mit Hilf- und Konzeptlosigkeit, fühlen sich nicht entsprechend ausgebildet oder haben gar Angst, [...]" (Allwicher, 2009, S. 184).

Die theoretischen Erkenntnisse zeigen einen Handlungsbedarf in Bezug auf die Entwicklung der primären Pflegeausbildung und der Pflegeberatung durch Pflegefachpersonen auf.

Ältere Menschen

„Rund 3 Mio. Menschen in Deutschland sind im Alter über 65 Lebensjahre und haben Diabetes mellitus" (Zeyfang et al., 2019, S. 207). Mit Beginn des 65. Lebensjahres kann von einem älteren Menschen gesprochen werden, wenn eine hohe Vulnerabilität oder eine geriatrietypische Multimorbidität vorliegt. Besonders in diesem Lebensabschnitt sollten Menschen durch gesundheitsfördernde Maßnahmen unterstützt werden. Denn wie bereits erwähnt, leiden v.a. ältere Menschen an chronischen Erkrankungen wie dem Diabetes mellitus, die mit vielen Selbstmanagementaufgaben einhergehen.

Gesundheitsfördernde Maßnahmen sind in der Ottawa Charta der Weltgesundheitsorganisation (WHO) verankert. Die Maßnahmen zielen darauf ab, allen Menschen Selbstbestimmung über ihre Gesundheit zu ermöglichen. Durch die Jakarta-Erklärung von 1997 ist diese weiterentwickelt worden. Gesundheitsförderung kann demnach als ein Prozess angesehen werden, der Menschen dabei helfen soll, die eigene Gesundheit selbstständig zu steuern. Fähigkeiten, die der beschriebenen Altersgruppe schwerfallen können. Sie haben Schwierigkeiten, sich allein zurechtzufinden und relevante Entscheidungen in Bezug auf ihre Erkrankung zu treffen (BZgA, 2017). Ziel der erläuterten Pflegeberatung ist es, anlehnend an die Ottawa Charta und der Jakarta-Erklärung, die Selbstbestimmtheit und eigene Entscheidungsfindung zu fördern sowie eine gesundheitsfördernde Hilfestellung zur Akzeptanz der Krankheit zu vermitteln. Diese Verpflichtung für die Gesellschaft soll hauptsächlich durch Pflegefachpersonen durch die Vermittlung relevanter Beratungsinhalte gestärkt und unterstützt werden.

Kasten 4-4: Definition Pflegeberatung

Eine *Pflegeberatung* beschreibt eine edukative Maßnahme, die durch eine Pflegefachperson auf Grundlage von wissenschaftlichen Standards geleitet wird. Beratungsinhalte müssen an die individuellen Bedürfnisse der Patienten und Patientinnen angepasst werden. Dabei steht die gemeinsame Entwicklung von Lösungsstrategien im Fokus. Die Inhalte sollten grundsätzlich auf die Förderung der Problembewältigung und die Erhöhung der Selbststeuerungsfähigkeit abzielen. Während der Pflegeberatung sollte sich die Pflegefachperson v.a. auf die nicht lösbaren und akuten Probleme des Betroffenen konzentrieren, um diese für das weitere Selbstmanagement empowern zu können (Schaeffer & Petermann, 2020; DBfK, 2011; DGfB, 2020).

Eine Datenerhebung der Jahre 2009 und 2010 der DIMDI hat die Prävalenz und Inzidenz von Diabetes in Deutschland untersucht. Tamayo et al. (2016) beschreiben, dass die Prävalenz von Diabetes mellitus Typ 2 signifikant zugenommen hat, beginnend mit dem 50. Lebensjahr. Laut dem Deutschen Diabetesbericht ist ebenfalls ein Anstieg der Prävalenz in den älteren Bevölkerungsgruppen ab dem 65. Lebensjahr zu beobachten (DDG & diabetesDE, 2019). Dadurch wird das Interesse bestärkt, einen geeigneten theoretischen Pflegeberatungsansatz für ältere Menschen mit Diabetes mellitus Typ 2 zu evaluieren. Zusammenfassend hat die berufliche Pflege ein hohes Potenzial, die Versorgungsqualität der älteren Menschen mit Diabetes mellitus Typ 2 stetig mit zu verbessern.

Relevanz der Pflegefachpersonen

Derzeit gibt es 3,41 Millionen Menschen in Deutschland, die im Sinne des Pflegeversicherungsgesetzes nach SGB XI auf Pflege angewiesen sind (Destatis, 2020). Das Durchschnittsalter der Bevölkerung in Deutschland wird in den kommenden Jahren weiter zunehmen; mit zunehmendem Alter steigt jedoch auch das Risiko der Pflegebedürftigkeit (Destatis, 2020). Meist wird die Pflegebedürftigkeit durch eine chronische Erkrankung oder Multimorbidität verursacht. Die berufliche Pflege wird – gesamtgesellschaftlich betrachtet – aufgrund der wachsenden Anzahl an hochaltrigen und multimorbiden Menschen relevanter als bisher. Die pflegerischen Patientenanforderungen werden zunehmend komplexer, denn Patienten und Patientinnen verlangen nach Pflegefachpersonen, die ihre Routinen hinterfragen und angepasste Lösungsstrategien entwickeln können. Dafür ist eine qualitativ hochwertige Pflege zwingend nötig, die auch in Zukunft die wachsenden Herausforderungen bewältigen kann.

Die chronische Volkskrankheit Diabetes mellitus Typ 2 spielt dabei aufgrund vieler Komplikationen und Folgeerkrankungen eine entscheidende Rolle und benötigt zunehmend Gesundheitsressourcen, die das deutsche Gesundheitssystem vor soziale, ökonomische und gesundheitspolitische Herausforderungen stellen. Die KoDiM- Studie der AOK Hessen veröffentlichte Kostenschätzungen, die durchschnittlich durch eine Diabeteserkrankung entstehen (Köster et al., 2012). Für das Jahr 2009 wurden 21 Milliarden Euro an diabetesbezogenen Kosten berechnet, was circa elf Prozent der gesamten Krankenversicherungsausgaben entspricht. Damit verursachen Diabetiker 1,8-fach höhere Kosten als vergleichbare, gesunde Versicherte (DDG & diabetesDE, 2019). Die Betroffenen leiden im Verlauf der Erkrankung an verschiedenen Folgeerkrankungen und vielzähligen Spätkomplikationen, die die hohen Kosten verursachen.

„Ein Ansatzpunkt für eine effektivere Versorgung und Kostendämpfung ist die Verbesserung der Versorgungsqualität in den Frühstadien unter intensiver Einbindung der Patienten“ (Kähm et al., 2018, S. 14).

Der Expertenrat „Runder Tisch Pflege“ formulierte Empfehlungen zur Qualitätsverbesserung der Versorgungsstrukturen. Die angestrebten Ziele des Expertenrates fordern eine adäquate Umsetzung einer Beratungstätigkeit in der pflegerischen Versorgung. Damit eine hochwertige Versorgung auch in Zukunft sichergestellt ist, müssen nach Forderungen des Deutschen Diabetesberichts (DDG, 2019) Grundlagen-, klinische und Versorgungsforschung bestärkt werden.

Systematische Literaturanalyse

Nach den dargestellten Rahmenbedingungen stellt sich nun die Frage, wie eine professionelle Pflegeberatung für ältere Menschen mit Diabetes mellitus Typ 2 gestaltet werden sollte.

Anhand einer systematischen Literaturanalyse wurde das Interesse für die Entwicklung eines Szenarios für ältere Menschen mit Diabetes mellitus Typ 2 untersucht. Die leitende Forschungsfrage für die systematische Literaturanalyse lautete: „Welcher theoretische Ansatz einer Pflegeberatung führt bei älteren Menschen mit Diabetes mellitus Typ 2 zur Verbesserung des Selbstmanagements?".

Zu Beginn der Recherche wurde in der internationalen „Cochrane Library" überprüft, ob eine Übersichtsarbeit zur definierten Fragestellung bereits bearbeitet wurde. Die Überprüfung erfolgte am 05. Januar 2021 und bezieht sich ausschließlich auf Cochrane Reviews. Es konnten anhand der Suchbegriffe „Nursing/consultation/diabetes" acht Ergebnisse gefunden werden. Sieben Reviews konnten bereits anhand ihres Titels ausgeschlossen werden. Die Artikel befassten sich nicht ausschließlich mit der Erkrankung Diabetes mellitus Typ 2. Ein Review wurde aufgrund des Titels näher betrachtet und nach dem Screening des Abstracts ebenfalls ausgeschlossen. Das Review untersuchte die Einnahme eines oralen Medikaments für Typ 2 Diabetiker und dessen Auswirkungen auf das Selbstmanagement und nicht die Intervention der Pflegeberatung. Nachdem die Reviews der explorativen Recherche in der Cochrane Library die Fragestellung nicht beantworten konnten, wurde die Erstellung einer systematischen Übersichtsarbeit als nützlich erachtet.

Die Literaturanalyse wurde im Januar 2021 in den Literaturdatenbanken PubMed und CINAHL durchgeführt. Dabei wurden die Schlüsselbegriffe: „Ältere Menschen", „Pflegeberatung", „Diabetes mellitus Typ 2", „theoretischer Ansatz" und „Selbstmanagement" festgelegt und berücksichtigt. Der detaillierte Suchstring ist in **Tabelle 4-1** einzusehen.

Insgesamt konnten 216 Studien identifiziert werden. Nach einem systematischen Screening der Titel und Abstracts verblieben 14 Volltexte. Diese wurden anhand einer Volltextanalyse auf ihre Eignung hin überprüft, analysiert und bewertet. Zwei Studien konnten schlussendlich zur Beantwortung der Forschungsfrage eingeschlossen werden. Zum einen wurde die Studie „The effect of motivational interview persons with diabetes on self-management and metabolic variables" von Dogru et al. (2019) eingeschlossen. Zum anderen wurde die Studie von Azami et al. (2018) „Effect of a Nurse-Led Diabetes Self-Management Education Program on Glycosylated Hemoglobin among Adults with Type 2 Diabetes" als geeignet bewertet. Die Studie von Azami et al. (2018) sowie von Dogru et al. (2019) beziehen sich ausschließlich auf eine Pflegeberatung, die durch eine Pflegefachperson geleitet wird. Beide randomisiert-kontrollierten Studien (RCT) untersuchten zudem die Methode der motivierenden Gesprächsführung (engl. motivational interviewing) für eine Pflegeberatung. Der theoretische Beratungsansatz konnte aufgrund einer guten Anwendbarkeit sowie einer ausreichenden Qualitäts- und Wirkstärke in die Entwicklung des Szenarios aufgenommen werden. Zudem konnten positive Ergebnisse in Bezug auf einen theoretischen Ansatz einer Pflegeberatung aufgezeigt werden, bei der ältere Menschen ab 65 Jahren eingeschlossen wurden. Überdies haben die genannten Studien das gewünschte Outcome der Verbesserung des Selbstmanagements erfüllt und somit das Erkenntnisinteresse gänzlich beantworten können.

4.1.2 Anforderungen und Zielsetzung des Szenarios

Zielsetzung nach dem Rahmencurriculum § 53 PflBG

Gemäß den Empfehlungen des Rahmencurriculums der Pflegefachkommission nach § 53 PflBG (Fachkommission nach § 53 Pflegeberufegesetz, 2020) und entsprechend dem Situated-cognition-Ansatzes wird für das entwickelte Szenario das mittlere bis letzte Ausbildungsdrittel empfohlen (Breuer, 2018).

Der Patient im Fallbeispiel (**Kap. 6.1.1**) weist einen mittleren Grad an Pflegebedürftigkeit auf sowie eine gesundheitliche Problemlage mit mittlerer Gefahr an Komplikationen. Für das Szenario sollte folgende curriculare Einheit in Betracht gezogen werden:

CE 04 Gesundheit fördern und präventiv handeln (3. Ausbildungsdrittel) (Fachkommission nach § 53 Pflegeberufegesetz, 2020).

Tabelle 4-1: Suchstring der systematischen Literaturanalyse (Quelle: Eigendarstellung)

Schlüsselbegriff	PubMed	CINHAL	Erläuterungen
Ältere Menschen	„Aged" [Mesh], „Aged, 80 and over" [Mesh]	MH „Aged" [Mesh], MH „Aged, 80 and over" [Mesh]	• 65–79 Jahre, ab 80 Jahren
Pflegeberatung	„Consultants"[Mesh], „Directive Counseling" [Mesh], „Patient Education as Topic" [Mesh], „education" [Subheading]	MH „Nurse Consultants", MH „Counseling", MH „Consultants", MH „Diabetes Educators", MH „Diabetes Education", MH „Patient Education"	• Pflegeberatung wird im englischen Sprachgebrauch mit Gesprächen aller Gesundheitsdisziplinen gleichgesetzt • Annähernde MeSH-Terms wurden verwendet
Diabetes mellitus Typ 2	„Diabetes Mellitus, Type 2"[Mesh]	MH „Diabetes Mellitus, Type 2"	
theoretischer Ansatz	„Practice Guideline" [Publication Type], „Guideline" [Publication Type], „Practice Guidelines as Topic" [Mesh], „methods" [Subheading], „Standard of Care" [Mesh], „Models, Nursing" [Mesh], „Models, Theoretical" [Mesh], „Models, Structural" [Mesh], „Models, Educational" [Mesh], „Nursing Theory" [Mesh],	MH „Practice Guidelines", MH „Nursing Models, Theoretical", MH „Models, Theoretical", MH „Models, Educational", MH „Education, Nursing, Theory-Based",	• Begriff „Ansatz" beschreibt sowohl Modelle, Theorien, Konzepte wie auch Leitfäden
Selbstmanagement („self-care")	„Self-Management" [Mesh], „Self Care" [Mesh]	MH „Self-Management", MH „Self-Care"	• Im englischen Sprachgebrauch wird Selbstmanagement mit „self-care" gleichgesetzt und bedeutet: Ergreifen von Maßnahmen zur Erhaltung der eigenen Gesundheit durch den Betroffenen

(Mesh bzw. MH werden in den Datenbanken als Abkürzung für Medical Subject Headings verwendet)

Die Einheit CE 04 scheint für das Szenario geeignet, weil das Informieren, Schulen und Beraten von Menschen mit Diabetes mellitus Typ 2 im Fokus steht. Bei der Durchführung des Szenarios im 2. Ausbildungsdrittel sollte zusätzlich beachtet werden, dass im Rahmencurriculum eine Beratungssituation unter Einbezug von gesundheitsförderlichen und präventiven Aspekten vorgesehen ist. Erst im 3. Ausbildungsdrittel sieht das Curriculum eine komplexere Beratungssituation vor. Die konkreten Unterschiede sind in **Tabelle 4-2** dargestellt. Hierbei werden die Kompetenzen für das 2. und 3. Ausbildungsdrittel gemäß dem Rahmencurriculum der Pflegefachkommission nach § 53 PflBG unterschieden. Bei der Anwendung des Szenarios im 2. Ausbildungsdrittel sollten demnach Anpassungen an den Ausbildungsstand stattfinden. Im Folgenden werden grundlegende Kompetenzen und theoretische Inhalte beschrieben, die für das Szenario gefestigt sein sollten. Hierbei wird aufgezeigt, dass es sich um ein komplexes Szenario mit vielen Interaktionen und Verknüpfungen handelt. Aus diesem Grund erscheint das konzipierte Szenario für das 3. Ausbildungsdrittel am praktikabelsten.

Die in **Tabelle 4-2** aufgeführten Kernkompetenzen sind erforderlich, um dem pflegebedürftigen Menschen mit einer hohen Fachkompetenz entgegentreten zu können. Es ist essenziell, dass die Beratungsinhalte fachlich und methodisch korrekt vermittelt werden. Dementsprechend sind verschiedene Anforderungen notwendig, um dies erreichen zu können. Die spezifischen Anforderungen für das Szenario „Opa hat genug vom Zucker" werden nachfolgend erläutert.

Tabelle 4-2: Ausgewählte Kompetenzen für das Szenario aus dem Rahmencurriculum (Quelle: Eigendarstellung in Anlehnung an Fachkommission nach § 53 Pflegeberufegesetz, 2020, S. 49–50)

2. Ausbildungsdrittel	
Grundlegende Kompetenzen	• Pflege von Menschen aller Altersstufen verantwortlich planen, organisieren, gestalten, durchführen, steuern und evaluieren. • Pflegeprozesse und Pflegediagnostik bei Menschen aller Altersstufen mit gesundheitlichen Problemlagen unter dem Fokus von Gesundheitsförderung und Prävention planen, organisieren, gestalten, durchführen, steuern und evaluieren.
Die Auszubildenden …	… wahren das Selbstbestimmungsrecht des zu pflegenden Menschen, insbesondere wenn dieser in seiner Selbstbestimmungsfähigkeit eingeschränkt ist. … entwickeln ein grundlegendes Verständnis von den Prinzipien und Zielen einer ergebnisoffenen, partizipativen Beratung in Erweiterung zu Information, Instruktion und Schulung. … fordern kollegiale Beratung ein und nehmen sie an. … verfügen über grundlegendes Wissen zu gesamtgesellschaftlichen Veränderungen, ökonomischen, technologischen sowie epidemiologischen und demografischen Entwicklungen im Gesundheits- und Sozialsystem. … erschließen sich wissenschaftlich fundiertes Wissen zu ausgewählten Themen und wenden geeignete Kriterien zur Bewertung an. … begründen und reflektieren das Pflegehandeln kontinuierlich auf der Basis von ausgewählten zentralen pflege- und bezugswissenschaftlichen Theorien, Konzepten, Modellen und evidenzbasierten Studien. … reflektieren ihre persönliche Entwicklung als professionell Pflegende.

Weitere Inhalte/ Wissensgrundlagen	• berufliches Selbstverständnis entwickeln, das Gesundheitsförderung und Prävention umfasst • Modelle zu Gesundheit, Salutogenese, Krankheit, Lebensqualität, Gesundheitskompetenz, Empowerment • Aspekte der Motivations- und Gesundheitspsychologie • Systematik/Unterscheidung von Information, Schulung und Beratung, Reflexion von Grenzen, Schulungs- und Beratungskonzepten
3. Ausbildungsdrittel	
Grundlegende Kompetenzen	Die Pflege von Menschen aller Altersstufen verantwortlich planen, organisieren, gestalten, durchführen, steuern und evaluieren. Pflegeprozesse und Pflegediagnostik bei Menschen aller Altersstufen mit gesundheitlichen Problemlagen unter dem Fokus von Gesundheitsförderung und Prävention planen, organisieren, gestalten, durchführen, steuern und evaluieren.
Die Auszubildenden …	… gestalten pflegeberufliche Kommunikationssituationen mit zu pflegenden Menschen aller Altersstufen und deren Bezugspersonen auch bei divergierenden Zielsetzungen oder Sichtweisen verständigungsorientiert und fördern eine beteiligungsorientierte Entscheidungsfindung. … informieren Menschen aller Altersstufen zu komplexen gesundheits- und pflegebezogenen Fragestellungen und weitergehenden Fragen der pflegerischen Versorgung. … setzen Schulungen mit Einzelpersonen und kleineren Gruppen zu pflegender Menschen aller Altersstufen um. … beraten zu pflegende Menschen aller Altersstufen und ihre Bezugspersonen im Umgang mit krankheits- sowie therapie- und pflegebedingten Anforderungen und befähigen sie, ihre Gesundheitsziele in größtmöglicher Selbstständigkeit und Selbstbestimmung zu erreichen. … reflektieren ihre Möglichkeiten und Begrenzungen zur Gestaltung von professionellen Informations-, Instruktions-, Schulungs- und Beratungsangeboten bei Menschen aller Altersstufen.
Weitere Inhalte/ Wissensgrundlagen	• Gesundheitsberichterstattung (gesundheitliche Risikofaktoren und Risikoverhalten, Gesundheitskosten, Inanspruchnahme des Gesundheitssystems), Ergebnisberichte Gesundheitskompetenz in Deutschland • Reflexion der Schwellenproblematik, der Nutzung von Angeboten der Gesundheitsförderung und Prävention • Fort- und Weiterbildungsmöglichkeiten im Bereich Gesundheitsförderung und Prävention, Weiterbildungsordnungen

Anforderungen

Motivierende Gesprächsführung

Die systematische Literaturanalyse hat aufgezeigt, dass sich der Beratungsansatz der motivierenden Gesprächsführung für die definierte Zielgruppe der älteren Menschen am besten eignet. Die evidence-basierten Ergebnisse sollten deshalb einen hohen Stellenwert bei der Gestaltung des Szenarios einnehmen. Mithilfe der motivierenden Gesprächsführung **(Kasten 4.5)** können die theoretischen Inhalte und Handlungsanweisungen einer Pflegeberatung erlernt und durch die Simulation vertieft werden. Die Studie „The effect of motivational interview

Kasten 4-5: Theoretischer Ansatz der motivierenden Gesprächsführung

Die motivierende Gesprächsführung (engl. motivational interviewing) basiert auf einem theoretischen Ansatz, der in der Studie von Dogru et al. (2019) angewendet und beschrieben wurde. Die Pflegefachpersonen wurden für dieses Vorgehen vor Durchführung der „Motivationsgespräche" entsprechend geschult. Basierend auf den Ansätzen von Miller und Rollnick (2002) sowie von DiClemente und Prochaska (1998) wurden die Gespräche aufgebaut und gelehrt. Beide Ansätze für eine motivierende Gesprächsführung wurden aus einer früheren RCT entnommen, die ebenfalls positive Ergebnisse für das Selbstmanagement von Diabetikern aufweisen konnte (Chen et al., 2012). Die Motivationsgespräche werden in fünf Einzelgespräche unterteilt:

1. Selbstvorstellung
2. Proaktives Sammeln von Informationen
3. Interventionsstrategien entwickeln
4. Bewertung der Bereitschaft zur Veränderung
5. Personenzentrierte Beratung (Chen et al., 2012; Dogru et al., 2019).

persons with diabetes on self-management and metabolic variables" von Dogru et al. (2019) konnte mithilfe des Ansatzes signifikante Ergebnisse in Bezug auf das Selbstmanagement der Diabetes-Erkrankten feststellen. Innerhalb der RCT führte eine Pflegefachperson „Motivationsgespräche" durch. Diese dauerten jeweils 15 bis 20 Minuten. Die Ergebnisse zeigten positive Auswirkungen auf metabolische Variablen (z. B. Cholesterin, BMI, Blutzuckerspiegel, Blutdruck) und die Wahrnehmung der Patienten gegenüber der Selbstmanagementfähigkeit (Dogru et al., 2019).

Pflegeprozess nach Fiechter und Meier (1981)

Zudem soll der etablierte Pflegeprozess nach Fiechter und Meier (1981) für die Umsetzung innerhalb einer Pflegeberatung einen hohen Stellenwert einnehmen. Basierend auf dem Prozess soll die Beratung durch die Auszubildenden geplant und vorbereitet werden. Der Pflegeprozess wird in sechs Phasen unterteilt:

1. „Informationssammlung
2. Erkennen von Problemen und Ressourcen
3. Festlegen der Pflegeziele
4. Planung der Pflegemaßnahmen
5. Durchführung der Pflegemaßnahmen
6. Evaluation: Beurteilung der Wirksamkeit" (Fiechter & Meier, 1981; Heiligmann et al., 2019, S. 79).

Das entwickelte Szenario fokussiert sich auf den fünften und sechsten Schritt des Pflegeprozesses – der Patientenedukation. Die dazugehörigen Vorbereitungen und Handlungen sollten bereits im theoretischen Unterricht vermittelt worden sein, z. B. unter Verwendung von Pflegediagnoseklassifikationen wie der NANDA-I oder der Pflegeergebnisklassifikation (NOC). Dadurch soll der geforderte Anspruch eines fortgeschrittenen Lernlevels erreicht werden. Der Pflegeprozess ist gesetzlich im neuen Pflegeberufegesetz verankert (§ 4 Abs. 2 Nr. 2 PflBG) und wird mit zunehmendem Ausbildungsniveau weiter vertieft. Das neue Pflegeberufegesetz beschreibt den Pflegeprozess somit erstmals als eine vorbehaltliche Aufgabe der Pflege. Durch die Übertragung des Pflegeprozesses auf den Beratungsprozess kann die Pflegeberatung als ebenfalls vorbehaltliche Aufgabe der Pflege angesehen werden. In den nächsten Jahren wird diese Kernkompetenz insbesondere bei chronisch erkrankten Menschen eine hohe Relevanz einnehmen (Hüper & Hellige, 2015).

In dem Praxisbuch zur Patienten- und Familienedukation in der Pflege von Schieron et al. (2021) veranschaulicht Georg (2021, S. 293) mit der folgenden **Abbildung 4-2**, wie sich der Pflegeprozess mit dem Beratungsprozess verknüpfen lässt und neueste pflegeklassifikatorische Entwicklungen bzgl. Pflegediagnosen (NANDA-I), Pflegeinterventionen (NIC) und Pflegeergebnissen (NOC) integriert werden können und der in die Jahre gekommene Pflegeprozess

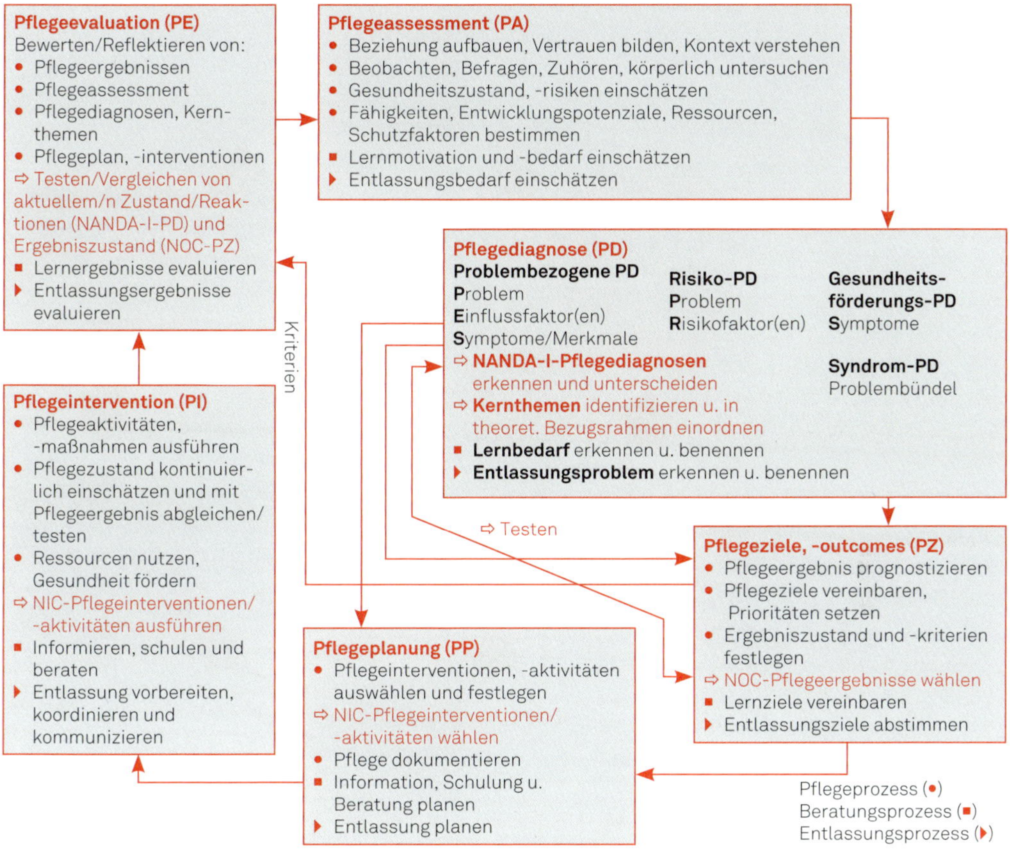

Abbildung 4-2: Pflege-, Entlassungs- und Beratungsprozess Advanced Care Planning (Quelle: Georg, 2019, S. 116)

von Fiechter und Meier (1981) runderneuert werden kann. Dieser Prozess schliesst auch einen fortgeschrittenen Entscheidungsfindungsprozess mit ein, den Kuiper et al. (2023) mit ihrem Outcome-Present State-Testing-Model beschrieben haben [Anm. d. Lek.].

Beratungsprozess

Der etablierte Pflegeprozess nach Fiechter und Meier (1981) soll im Folgenden an die Pflegeberatung adaptiert werden. Hierdurch entsteht ein professioneller und systematischer Beratungsprozess. Dies ist ein essenzieller *theoretischer* Baustein für die Auszubildenden und Studierenden, um das Szenario „Opa hat genug vom Zucker" erfolgreich zu absolvieren. Der Beratungsprozess wurde anlehnend an das interaktive Beratungskonzept von Herold-Majumdar und Jobst (2020) sowie den Beratungsprozess von London (2010) konzipiert. Dabei steht der chronisch erkrankte Mensch im Mittelpunkt der Beratung. In **Abbildung 4-3** ist der adaptierte Pflegeprozess systematisch dargestellt.

1. *Beratungsbedarf einschätzen und Beziehungsaufbau:*
   Der Beratungsprozess beginnt grundlegend wie auch der Pflegeprozess mit der Einschätzung des Bedarfs und der Bedürfnisse mithilfe von geeigneten Assessmentinstrumenten. Die Beratung wird hierdurch auf den Betroffenen angepasst und ausgerichtet.

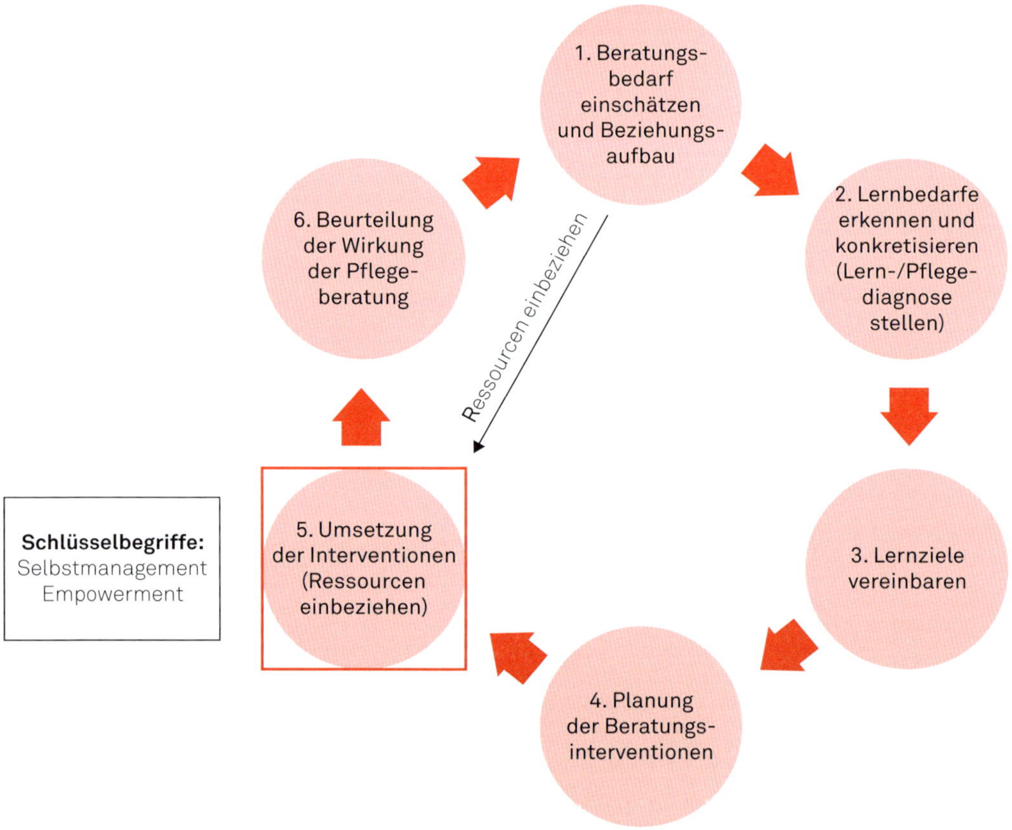

Abbildung 4-3: Pflegeprozess adaptiert an den Beratungsprozess (Quelle: Eigendarstellung in Anlehnung an Heiligmann et al., 2019, S. 79; London, 2010, S. 29).

Fehlende Wissenslücken können effizient gefüllt und bereits vorhandenes Wissen sinnvoll ergänzt werden. Dies führt dazu, dass der Betroffene ein positives Compliance-Gefühl entwickelt, indem er nur fehlendes Wissen vermittelt bekommt und seine aktuellen Probleme verstanden werden (Herold-Majumdar & Jobst, 2020).
Grundsätzlich beruht eine erfolgreiche Pflegeberatung auf einer guten Beziehung, in der sich der erkrankte Mensch und die Pflegeperson gleichermaßen verstanden fühlen. Daraus entsteht ein Arbeitsbündnis, wodurch die pflegebedürftige Person bereit ist, die Inhalte der Beratung anzunehmen und umzusetzen. Diese Rahmenbedingungen sollten im ersten Prozessschritt als Basis für die weitere Beratung aufgebaut werden. Der Berater nimmt hierzu eine passive Rolle des nachfragenden Zuhörers ein (Herold-Majumdar & Jobst, 2020).

2. *Lernbedarfe erkennen und konkretisieren:*
In der zweiten Phase wird der Lernbedarf konkretisiert und professionell eingeschätzt. Hierfür werden häufig Pflegediagnosen herangezogen. In der NOC sowie in der NANDA-I konnten jeweils passende Pflegediagnosen identifiziert werden.
In der NOC wird in Bezug auf Diabetes mellitus Typ 2 die Diagnose „Leben mit Diabetes" erfasst. Die Diagnose beschreibt das Gesundheitswissen und -verhalten von Diabetikern: „Das Ausmaß des zum Ausdruck gebrachten Wissens über Fakten und Zu-

sammenhänge in Bezug auf Diabetes mellitus, seine Behandlung und die Prävention von Komplikationen“ (Moorhead et al., 2013, S. 757). In der NOC werden anhand verschiedener Indikatoren bestimmte Ratingziele definiert, die bspw. als Zielparameter für die Pflegeberatung dienen könnten. In der NANDA-I liegt ebenfalls eine passende Pflegediagnose vor: „Bereitschaft für ein verbessertes Gesundheitsmanagement“ (NANDA-I, 2019, S. 191). Die Diagnose wird wie folgt definiert: „Verhaltensmuster zur Steuerung und Integration eines Therapieregimes zur Behandlung einer Krankheit und deren Folgen in das tägliche Leben, welches gestärkt werden kann“ (NANDA-I, 2019, S. 191). Therapieregime kann hier als eine Art Leitlinie oder Schema bspw. für die Therapie von Diabetes mellitus Typ 2 Erkrankten verstanden werden.

3. *Lernziele vereinbaren:*
Anschließend können durch die Pflegediagnosen im dritten Schritt des Beratungsprozesses gemeinsam mit dem Betroffenen Lernergebnisse vereinbart werden. Die Diagnose innerhalb der NOC zeigt verschiedene Indikatoren auf, an denen sich spezifische Ziele ausrichten sollten. Die sogenannten Ratingziele sind eine gute Möglichkeit zur gemeinsamen Zielvereinbarung. Beispielsweise ist der Patient sportlich und geht regelmäßig joggen. Der Betroffene und die Pflegefachperson wählen deshalb das Ratingziel: „Rolle körperlicher Aktivität bei der Blutzuckerkontrolle“ (Moorhead et al., 2013, S. 757) als Ziel der Beratung aus. Zu Beginn kann die Pflegefachperson anhand der Skala der NOC die Vorkenntnisse für das Ziel bewerten. Der Betroffene erzählt, dass er letztens einen Artikel über Sport und Diabetes gelesen hat. Jedoch war dieser nicht laienverständlich geschrieben, da viele Fachwörter verwendet wurden. Daher würde die Pflegefachperson „geringfügiges Wissen“ in Bezug auf das Ratingziel ankreuzen. Ziel der Beratung ist es nun, ein „umfangreiches Wissen“ zum Thema Sport und Diabetes zu erlangen.
4. *Planung der Beratungsintervention:*
Im vierten Schritt werden anschließend gezielte Beratungsinterventionen ausgewählt und geplant. Es sollen entsprechend den Lernzielen Lösungsstrategien entwickelt werden. Hierbei ist es von hoher Bedeutung, dass die Beratung auf den pflegebedürftigen Menschen und seine Lebensumstände adaptiert wird. Dabei sind soziale, physische wie auch psychische Gegebenheiten einzubeziehen (Herold-Majumdar & Jobst, 2020).
5. *Umsetzung der Intervention:*
Die geplanten Interventionen werden anschließend umgesetzt. Die vorhandenen Ressourcen der Betroffenen sollten einbezogen werden, um zu einem Selbstmanagement der Erkrankung anzuregen. Ressourcen sind bspw. selbst angeeignetes Fachwissen, Symptome und Anzeichen einer Erkrankung wahrnehmen oder Freude an Bewegung. Aus diesem Grund ist der fünfte Schritt als Schwerpunkt des Beratungsprozesses anzusehen und stellt die eigentliche Patientenedukation dar (London, 2010).
Die Pflegefachperson hilft dem Betroffenen, „[...] seine Krankheit zu interpretieren und die Krankheitserfahrung mit all ihren Implikationen in sein Leben zu integrieren.“ (London, 2010, S. 28). Beratungen basieren auf dem Grundprinzip des Empowerment-Ansatzes **(Kasten 4.3)**. Somit zielt ein Beratungsgespräch in der Pflege darauf ab, die Betroffenen zu einem selbstverantwortlichen Handeln durch Nutzung ihrer persönlichen Ressourcen anzuleiten, wie es bereits durch die Definition einer Pflegeberatung **(Kasten 4.4)** erläutert wurde. Das Selbstmanagement und das Empowerment sind demnach wichtige Schlüsselbegriffe für eine professionelle Beratung. Für die Umsetzung der Beratung können die Ergebnisse der systematischen Literaturanalyse aus dem **Kapitel 4.1.1** genutzt werden, in dem die Methode der motivierenden Gesprächsführung

angewendet wird. Dies wird in den nachfolgenden Kapiteln näher erläutert.

6. *Beurteilung der Wirkung der Pflegeberatung:* Der sechste Schritt des Prozesses sieht die Beurteilung der Maßnahmen vor und ist von hoher Relevanz, um die Lernergebnisse auf ihren Erfolg hin zu überprüfen und – falls nötig – erneute Beratungsinterventionen durchzuführen. Eventuell haben sich Änderungen der Lebensumstände bei dem Betroffenen ergeben. Diese sollten bei einer Evaluierung und Überarbeitung der Beratungsintervention mitberücksichtigt werden.

Der Fokus des Szenarios liegt bei der Durchführung der Pflegeberatung im fünften Schritt des Pflegeberatungsprozesses. Besonders an dieser Stelle ergeben sich die größten Herausforderungen. Viele Pflegefachpersonen berichten davon, dass sie lediglich nebenbei ein paar Informationen mit ihren Patienten und Patientinnen austauschen. Die Definition für Pflegeberatung steht damit jedoch nicht im Einklang. Eine professionelle Beratung durch Pflegefachpersonen sollte strukturiert und als alleinige Pflegeintervention durchgeführt werden. Zudem müssen die Schlüsselkomponenten einer Pflegeberatung innerhalb der primärqualifizierenden Ausbildung umfangreicher gelehrt werden. Besonders Modelle und Theorien können die Pflegeleistung durch Vereinfachung des Sachverhaltes transparent darstellen und somit systematisieren. Das führt zu einem strukturierten und analytischen Arbeiten und ist aufgrund der bekannten Zeitproblematik in der Pflege zur effektiven Umsetzung der Beratung notwendig.

Trajekt-Modell von Corbin und Strauss (2004)

Im Folgenden wird ein spezifisch ausgewähltes Modell näher vorgestellt, um die vereinfachte Anwendung und Systematisierung beispielhaft darzulegen. Das Modell ist zudem für das entwickelte Szenario essenziell, da sich der chronisch erkrankte (Simulations-)Patient während der Simulation in der Phase einer Krise befindet. Es wird sich auf das Trajekt-Modell von Corbin und Strauss berufen, da es basierend auf dreißig Jahren empirischer Forschung entwickelt wurde. Zudem bezieht es die Situation chronisch kranker Menschen sowie die Erfahrungen von beruflich Pflegenden mit ein (Grötken, 2006). Das Modell dient zur Erfassung der Situation und ist daher nicht als Konzept einer Pflegeberatung zu verstehen.

Corbin und Strauss haben ein Modell entwickelt, das die unterschiedlichen Phasen der chronischen Erkrankung vereinfacht abbildet. Durch langjährige Forschungen konnte herausgefunden werden, dass chronisch Kranke für die Krankheitsbewältigung Unterstützung vonseiten des Gesundheitssystems benötigen. Durch das Trajekt-Modell werden v. a. die Pflegefachpersonen für diese Aufgabe berücksichtigt. Daher lässt sich das Modell unkompliziert in den Pflegeprozess integrieren, wie er zuvor erläutert wurde. Durch ihre Studien haben Corbin und Strauss einige Gemeinsamkeiten bei der Bewältigung der chronischen Krankheit feststellen können und haben diese in acht Krankheitsverlaufsphasen unterteilt, vereinfacht dargestellt in **Abbildung 4-4.**

Der Krankheitsverlauf beginnt nach Corbin und Strauss (2004) bereits vor der Erkrankung, wo die Dependenz, also die Abhängigkeit von anderen, als sehr niedrig eingeschätzt wird. Die Dependenz wächst im Verlauf der Krankheit immer weiter an und kann bis zur vollkommenen Abhängigkeit führen. Die erste Phase beginnt mit dem Auftreten der chronischen Erkrankung und geht in eine akute Phase über, gefolgt von einer Krise. Hier gilt es, eine Verschlechterung der Krankheitssituation oder Komplikationen zu vermeiden. Nach der Krise folgt eine instabile Phase, in der die Betroffenen meist stationär eine umfassende Intervention erhalten, um schließlich in eine stabile Phase zu finden. Bei einer Verschlechterung oder ab dem Zeitpunkt der „Unheilbarkeit" befindet sich der Betroffene in einer abfallenden Phase, die letztendlich in der Sterbephase endet (Grötken, 2006).

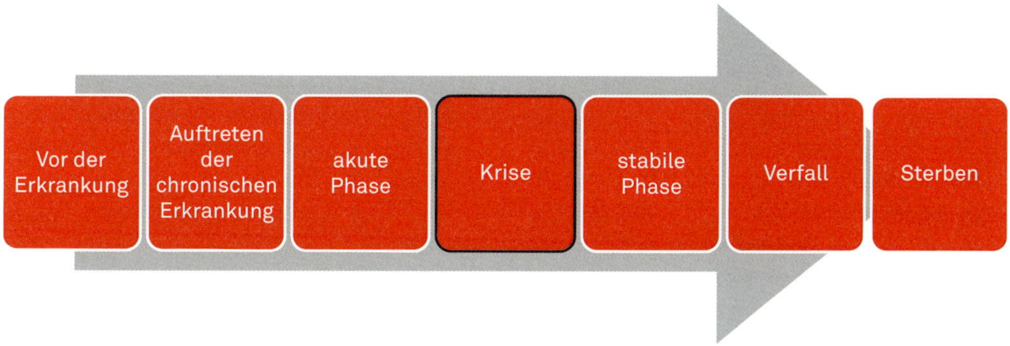

Abbildung 4-4: Vereinfachte Darstellung des Trajekt-Modells (Quelle: Eigendarstellung in Anlehnung an Corbin & Strauss, 2004; Grötken & Hockenbecker-Belke, 2006, S. 3)

„Jedes Stadium bringt bestimmte Probleme und Fragen für den Patienten und seine Familie mit sich. Trotzdem können keine Vorhersagen über den Krankheitsverlauf getroffen werden, es handelt sich stets um einen individuellen Verlauf. Chronische Erkrankungen sind von Person zu Person und von Diagnose zu Diagnose unterschiedlich“ (Grötken & Hokenbecker-Belke, 2006, S. 3).

Evidence-based Learning

Wie bereits dargelegt, wird von professionell Pflegenden aufgrund der wachsenden Anforderungen eine qualitativ hochwertige Versorgung erwartet. Dazu zählt es, die eigenen Handlungen immer wieder zu hinterfragen und individuell auf den pflegebedürftigen Menschen anzupassen. Dafür eignet sich für professionell Pflegende die Anwendung der Methode des Evidence-based Nursing (EBN). Die Schritte des Evidence-based Nursing Prozesses umfassen (Heiligmann et al., 2019):

1. Aufgabenstellung
2. Formulierung einer präzisen klinischen Fragestellung
3. Literaturrecherche
4. Kritische Beurteilung der Rechercheergebnisse
5. Implementierung und Adaption
6. Evaluation.

Pflegefachpersonen, die eine primärqualifizierende hochschulische Ausbildung absolvieren, sollten besonders im Rahmen des EBN geschult werden. Die Studierenden lernen durch das Szenario das Zusammenspiel von externer und interner Evidence kennen (Behrens & Langer, 2016). Überdies kann die Forderung, Pflege auf „wissenschaftlichen Erkenntnissen“ (§§ 135 ff. SGB V) beruhend zu erarbeiten, gestärkt werden.

Entsprechend der Definition von externer und interner Evidence **(Kap. 1)** wird dies nun für das Szenario „Opa hat genug vom Zucker“ angewendet. Die interne Evidence meint hierbei z. B. die Erfahrungen, Ängste oder individuellen sozialen Probleme des pflegebedürftigen Menschen. Die interne Evidence lässt sich somit nicht verallgemeinern und kann deshalb nur beispielhaft aufgezeigt werden. Angenommen, unser Patient hat bereits Kenntnisse über die Erkrankung Diabetes, weil der Großvater bereits daran erkrankt war, dann besteht eine Wissensgrundlage, auf die zurückgegriffen werden kann. Das Wissen besteht jedoch überwiegend aus negativen Aspekten, wie dem Verzicht auf leckeren Kuchen und das tägliche Spritzen von Insulin. Der Patient sollte hinsichtlich dieser Vorkenntnisse aufgeklärt werden. Schlussendlich sollte er dafür sensibilisiert werden, dass das Spritzen von Insulin erst im letzten Schritt der Therapie notwendig sein *könnte*. Hier sind besonders die sozialen Fähigkeiten und die Kompetenz der Biographiearbeit der Pflegeauszubildenden gefragt, um auf die interne Evidence gezielt eingehen zu können. Es sollte evaluiert werden, welche Bedeutung die pflegebedürftige Person dieser Situation zuschreibt. In dem Fallbeispiel „Opa hat genug vom Zucker" ist die betroffene Person durch familiäre Vorerfahrungen mit dem Vater geprägt. Die chronische Erkrankung Diabetes mellitus Typ 2 wird v.a. mit Verzicht verbunden. Diese Erkenntnisse müssen durch die Pflegefachperson im Beratungsprozess erkannt werden, um diese in die Beratung einbinden zu können.

Die externe Evidence hingegen kann aus den Ergebnissen der systematischen Literaturanalyse bezogen werden: motivierende Gesprächsführung nach der Studie von Dogru et al. (2019). Das Modell wurde aus einer vorangegangenen RCT übernommen und gilt als empirisch belegt. Die Handlungsanweisungen, anlehnend an die RCT von Dogru et al. (2019), sind in **Abbildung 4-5** dargestellt. Die einzelnen Schritte für die *praktische* Umsetzung werden im Folgenden erläutert, angelehnt an die in der Studie beschriebene Vorgangsweise.

1. *Gespräch: Selbstvorstellung:*
   Das erste Gespräch beginnt mit der Vorstellung des Betroffenen, in dem er sich und sei-

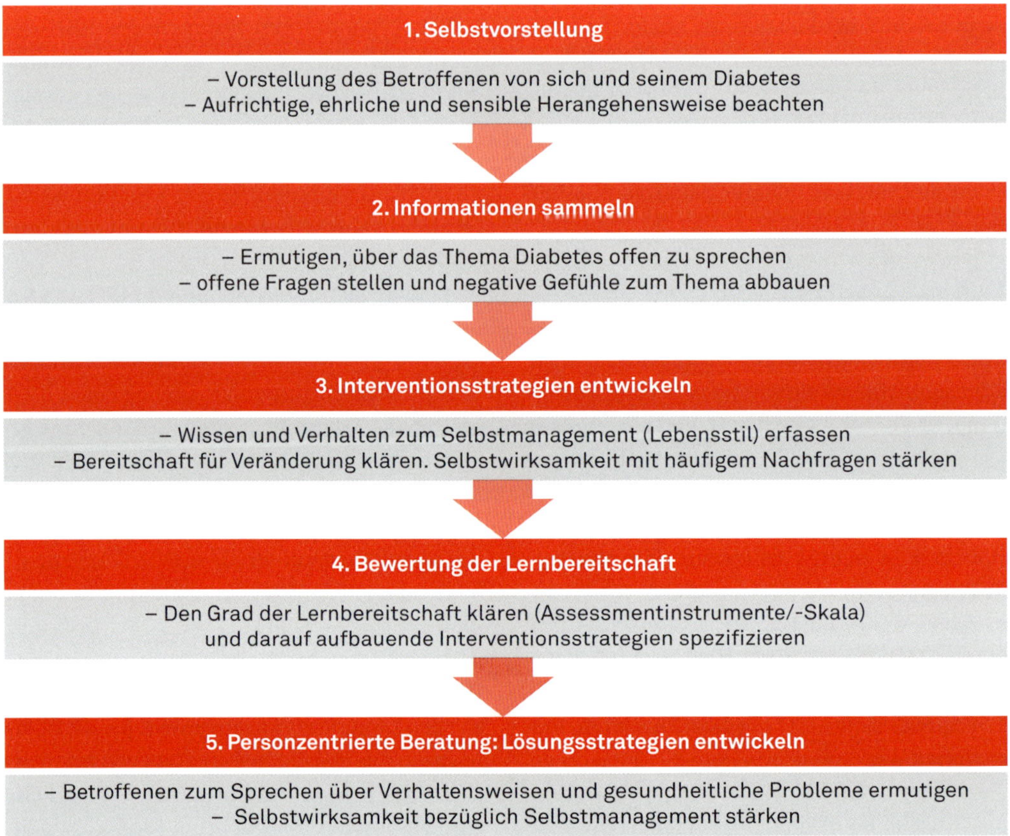

Abbildung 4-5: Handlungsanweisungen für ein motivierendes Beratungsgespräch (Quelle: Eigendarstellung in Anlehnung an Miller & Rollnick, 2002; DiClemente & Prochaska, 1998 in Chen et al., 2012, S. 639; Dogru et al., 2019, S. 296–297).

ne Erkrankung vorstellt. Dabei sollte sich die Pflegefachperson v.a. darauf konzentrieren, die speziellen Herausforderungen des Patienten zu identifizieren. Dabei kann eine aufrichtige, ehrliche und sensible Herangehensweise helfen.

2. *Gespräch: Informationen sammeln*
   In der zweiten Sitzung werden dann Informationen über negative Aspekte und Ängste zum Thema Diabetes gesammelt. Entstehenden Emotionen sollte genügend Raum gegeben werden. Die Gefühle und Emotionen können helfen, eine stabile Beziehung zwischen Betroffenem und Pflegefachperson aufzubauen.
3. *Gespräch: Interventionsstrategien entwickeln:*
   In der dritten Sitzung können darauf aufbauend Interventionsstrategien durch die Pflegefachperson entwickelt werden. An dieser Stelle sollte die externe mit der internen Evidence verknüpft und adaptiert werden. Dabei ist der Bezug zur eigenen Selbstwirksamkeit des chronisch erkrankten Menschen relevant. Nur wenn der Betroffene bereit ist, seine Krankheit selbst zu organisieren, sind weitere Schritte möglich und sinnvoll. Eventuell möchte der Betroffene kein Selbstmanagement für seine Erkrankung übernehmen. Die Entscheidung des Betroffenen sollte nach mehrmaligen Motivationsversuchen akzeptiert werden. Denn jeder Mensch hat ein Recht darauf, eigene Entscheidungen zu treffen, auch wenn diese für andere Personen als nicht sinnvoll erachtet werden. Hierzu kann z.B. der ICN-Ethikkodex für Pflegende hinzugezogen werden. Dieser beschreibt u.a. den Umgang mit Pflege und den Menschenrechten. Dadurch kann die ethische Sensibilität gefördert werden.
4. *Gespräch: Bewertung der Bereitschaft:*
   Vorausgesetzt, der pflegebedürftige Mensch weist eine Selbstwirksamkeitskompetenz auf, kann die Förderung des Selbstmanagements durch die Beratung fortgesetzt werden. Die Selbstwirksamkeit lässt sich mit Assessments feststellen und erleichtert dadurch den Auszubildenden die Einschätzung der Selbstwirksamkeit. Hierfür könnte z.B. die „Diabetes Management Self-Efficacy Scale“ herangezogen werden, die bereits bei der Studie von Azami et al. (2018) angewendet wurde. Derzeit ist das Instrument jedoch nicht in die deutsche Sprache übersetzt und auf seine Validität hin überprüft worden. Umso wichtiger ist es, dass durch den Aufbau der internen Evidence, konkrete Ansatzpunkte zur Steigerung des Selbstwirksamkeitserlebens gefunden werden. Die Pflegefachperson muss dazu besonders aufmerksam in den ersten Gesprächen zuhören. Hierdurch kann die Pflegende individuelle Wünsche einbeziehen, damit der Betroffene später selbstständig agieren kann. Dazu benötigt es für die Ermittlung der internen Evidence, v.a. Empathie und Achtsamkeit. Die interne Evidence ist jedoch besonders für Auszubildende, Studierende und Berufsanfänger schwierig zu ermitteln, da diese meist wenig Erfahrung mit dem richtigen Einsatz von Empathie und Achtsamkeit mitbringen. Aus diesem Grund sollte für das Beratungsgespräch ein Hilfsmittel eingesetzt werden. Ein valides und reliables Einschätzungsinstrument der Selbstwirksamkeit stellt bspw. die „Allgemeine Selbstwirksamkeit Kurzskala“ (ASKU) (GESIS, 2012) dar. Sie eignet sich durch ihre kurze und einfache Anwendbarkeit und Durchführbarkeit für Studierende und Auszubildende sowie die Altersgruppe der über 65-jährigen Menschen (GESIS, 2012). Die entstehenden Skalenwerte werden addiert und zeigen die Selbstwirksamkeitserwartung an. Je höher der Wert, desto höher ist auch die Selbstwirksamkeitserwartung (GESIS, 2012). Die Kurzskala kann in deutscher sowie englischer Sprache bezogen werden.
5. *Gespräch: Personenzentrierte Beratung – Lösungsstrategien entwickeln:*
   In der letzten Sitzung sollte der Betroffene bereit sein, über seine gesundheitlichen Probleme und Verhaltensweisen selbstständig

zu sprechen. Dabei sollte zum Abschluss nochmals die Selbstwirksamkeit für das Selbstmanagement gestärkt und bewertet werden.

Zum besseren Verständnis hierzu ein kurzes Beispiel: Eine Pflegefachperson hat ihren Patienten hinsichtlich des Blutzuckerwertes und der Insulinverabreichung geschult. In der letzten Sitzung möchte sie nun überprüfen, ob der Patient sein Ziel erreichen konnte. Dazu lässt sie ihn selbstständig den Blutzuckerwert ermitteln und einschätzen. Der Patient stellt einen etwas erhöhten Wert fest und reagiert mithilfe des Therapieplans, indem er sich eine angepasste Insulindosis spritzt. Die Pflegefachpersonen und der Betroffene konnten das Ziel erreichen – der Patient ist in der Lage, seinen Diabetes selbstständig zu stabilisieren.

Während einer Beratung sollten auch übergreifende Themen des Diabetes mellitus Typ 2 besprochen werden. Hierdurch kann der Betroffene ein Experte seiner eigenen Erkrankung werden und wird zu weiteren Selbstmanagementaufgaben animiert. Beispielhafte Gesprächsinhalte sind übersichtlich in **Abbildung 4-6** dargestellt, anlehnend an die Studie von Dogru et al. (2019). Dabei werden die Komponenten „[...]health eating, being active, monitoring, taking medication, problemsolving, reducing risk, and healthy coping [...]" (Azami et al., 2018, S. 3) zur Förderung der Selbstmanagementfähigkeit aus der Studie von Azami et al. (2018) berücksichtigt. Diese basieren auf der Grundlage der „American Association of Diabetes Educators (AADE)". Die Inhalte dienen als Anhaltspunkte, an denen sich die beratende Pflegefachperson orientieren *kann.*

Es muss an dieser Stelle erwähnt werden, dass jeder pflegebedürftige Mensch *individuelle* Defizite und Potenziale/Ressourcen aufweist, die innerhalb der Beratung besprochen und berücksichtigt werden müssen. Deshalb ist es wichtig, die individuellen Ziele von Betroffenen herauszufinden. Durch die professionelle Fähigkeit der patientenzentrierten und angepassten Pflege zeichnet sich eine professionelle Pflegeberatung aus. Des Weiteren entsteht eine evidence-basierte Arbeitsweise nach dem Prinzip des Evidence-based Nursing, welches einen hohen Stellenwert des Pflegestudiums sowie der Pflegeausbildung einnimmt und ein Qualitätskriterium der professionellen Pflege darstellt.

Zielsetzung des Szenarios

Das Szenario soll die Auszubildenden dazu befähigen, die gesamtgesellschaftlichen Probleme des Diabetes mellitus Typ 2 im höheren Alter aktiv mit zu verbessern. Denn es gehört zum Auftrag der Absolventen und Absolventinnen, den pflegebedürftigen Menschen mit einer chronischen Erkrankung hinsichtlich seiner Gesundheitskompetenzen zu stärken und ihn bei seiner Entscheidungsfindung zu unterstützen und es stellt ein gemeinsames Gesundheitsziel der Europäischen Union dar (OECD/EU, 2018). Darüber hinaus wird von der Europäischen Union (2018) berichtet, dass viele Krankenhauseinweisungen vermieden werden könnten, wenn ein besseres Management von Menschen mit

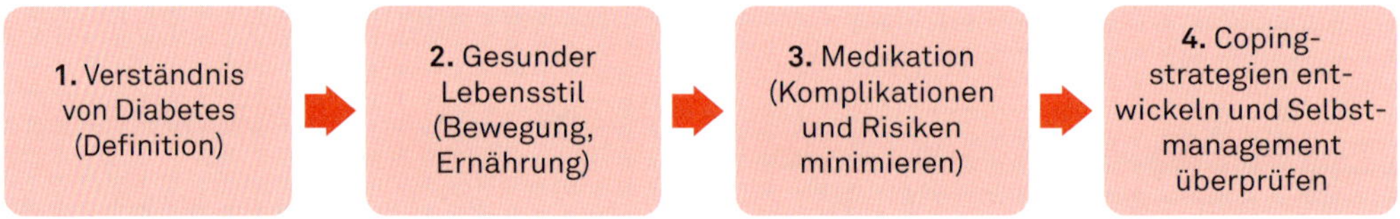

Abbildung 4-6: Beispielhafte Inhalte der Beratungsgespräche (Quelle: Eigendarstellung in Anlehnung an Dogru et al., 2019, S. 297).

chronischen Erkrankung vorliegen würde. Daher sollten diese Fähigkeiten in der Pflegeausbildung in einer simulierten Lerneinheit verankert werden. Eine ausreichende pflegerische Kompetenz kann nicht ausschließlich durch bisherige Lehrmethoden vermittelt werden. Das theoriegeleitete situationsbezogene Handeln ist eine komplexe Kompetenz und benötigt einen erfolgreichen Wissenstransfer. Bereits Konfuzius nutze dieses Prinzip und sagte:

„Sage es mir und ich werde es vergessen; zeige es mir und ich werde mich erinnern; beziehe mich ein und ich werde es verstehen" (Konfuzius 5 Jh.v.Ch., zit. nach Lewis & Ciak, 2011, S. 258).

Für das vorliegende Szenario liegt der Fokus beim Erlernen der evidence-basierten Intervention der motivierenden Gesprächsführung. Im besten Fall führt die Intervention zur Befähigung des pflegebedürftigen Menschen, die chronische Erkrankung selbstständig zu bewältigen und die geforderte Autonomie in Bezug auf die Erkrankung (zurück) zu erlangen. Im Sinne der Gesundheitsziele der Europäischen Union lernen die Auszubildenden und Studierenden bereits während der Ausbildung, die Gesundheitsförderung der älteren Menschen durch eine evidence-basierte Pflegeberatung zu fördern und ihr eigenes Pflegeverständnis zu stärken. Durch das Szenario erarbeiten sich die Teilnehmer und Teilnehmerinnen, die beratende Tätigkeit als eine vorbehaltliche Aufgabe der Pflege zu verstehen und anzuwenden. Durch die Anwendung des Evidence-based Nursing während der Simulationserfahrung kann zudem das Verständnis des wissenschaftlichen Theorie-Praxis-Transfers gefördert werden. Das sich anschließende Debriefing ermöglicht

Tabelle 4-3: Lernergebnisse (Quelle: Eigendarstellung in Anlehnung an Fachkommission nach § 53 Pflegeberufegesetz, 2020, S. 49–50).

2. Ausbildungsdrittel	
Nach der Teilnahme an dem Szenario sind die Auszubildenden in der Lage, …	… Pflegeberatungen unter Einbezug von EBN zu entwickeln und zu evaluieren. … eine Pflegeberatung mit eigenen Worten zu definieren. … herausfordernde Situationen (z. B. Krisensituationen, Konflikte) zu identifizieren (z. B. nach dem Trajekt-Modell) und zu deeskalieren. … eine Beratung anhand der motivierenden Gesprächsführung fachkompetent zu beschreiben und durchzuführen. … den Pflegeprozess von Fiechter und Meier als eine vorbehaltliche Aufgabe der Pflege auf die Beratungssituation abzuleiten. … das Erkrankungsbild Diabetes mellitus Typ 2 (epidemiologisch, ökonomisch, gesamtgesellschaftlich betrachtet) und deren Selbstmanagement-Aufgaben zu beschreiben.
Zusätzliche Lernergebnisse für das 3. Ausbildungsdrittel	
Nach der Teilnahme an dem Szenario sind die Auszubildenden in der Lage, …	… Pflegeberatungen mit Menschen aller Altersstufen durchzuführen und diese dementsprechend anzupassen und zu begründen. … … die Situation angemessen zu analysieren und gegebenenfalls kollegiale Hilfe einzufordern (Grenzen wahrnehmen und Lösungen finden). …. das Empowerment und die Selbststeuerungsfähigkeit von älteren Menschen anhand von geeigneten Assessmentinstrumenten zu bewerten und eine größtmögliche Selbstständigkeit der Betroffenen zu erreichen.

es, die persönliche und berufliche Entwicklung sowie die Erreichung der definierten Lernergebnisse zu fördern. Zur Überprüfung der Lernergebnisse könnten bspw. die Simulationspatienten ein professionelles Feedback einbringen und gleichzeitig die Ebene der patientenrelevanten Outcomes vertreten, z. B. durch Anwendung der „Allgemeine Selbstwirksamkeits-Kurzskala (ASKU)“ (GESIS, 2012).

Zur Überprüfung des Lernerfolgs wurden überprüfbare Lernergebnisse anlehnend an das Rahmencurriculum der Pflegefachkommission nach § 53 PflBG formuliert und sind in **Tabelle 4-3** aufgeführt.

Die Lernergebnisse orientieren sich an den theoretischen Grundkenntnissen und Anforderungen, welche bereits vorgestellt und detailliert dargelegt wurden. Zudem enthalten die Lernergebnisse Kriterien von Kerres et al. (2021), welche in **Abbildung 4-7** abgebildet sind. Die Lernergebnisse sind demnach messbar, basieren auf dem Prinzip von Evidenced-based Nursing und berücksichtigen den jeweiligen Wissensstand. Überdies kann die „Skill Performance“ bewertet werden, dies wird in **Kapitel 4.1.7** näher beschrieben.

Hinweise zur Lern- und Lehrzielerreichung

Nachstehend werden hilfreiche Hinweise zur Erreichung der Lernergebnisse sowie der Lehrziele aufgezeigt. Diese wurden während der Erstellung des Szenarios gesammelt und sollen vorrangig den Moderatoren der Simulationseinheit „Opa hat genug vom Zucker“ dienen.

Zuerst werden die Eigenschaften der Teilnehmer und Teilnehmerinnen näher betrachtet. Diese beeinflussen die Lernerfahrung maßgebend. Dazu gehören Eigenschaften, die angeboren sind, wie bspw. das Geschlecht, aber auch veränderbare wie die Bereitschaft zur Simulation. Viele Elemente, z. B. die Rollenzuweisung, wirken sich auf die einzelnen Teilnehmer und Teilnehmerinnen aus und können die persönliche Lernerfahrung positiv oder auch negativ beeinflussen. Die angeborenen und veränderbaren Eigenschaften müssen deshalb vor jeder Simulation berücksichtigt und evaluiert werden. Die simulationsunerfahrenen Teilnehmenden sollten bspw. zuerst die Rolle eines Beobachters einnehmen und sich langsam an die Umgebung gewöhnen. Dadurch kann einer möglichen Überlastungssituation vorgebeugt werden. Um den Beziehungsaufbau untereinander zu stärken, könnten simulationserfahrenere die unerfahrenen Personen anleiten oder persönliche Peer-Feedbacks austauschen. Die Teilnehmer und Teilnehmerinnen im 2. bzw. 3. Ausbildungsdrittel sind höchstwahrscheinlich im Umgang mit Simulationen bereits erfahren. Die Lernenden sind demnach in der Lage, sich und ihre Leistungen eigenständig einzuschätzen und für die Simulationssequenzen einzuteilen.

Vor der schlussendlichen Durchführung des Szenarios sind spezifische Sicherheits- und Hy-

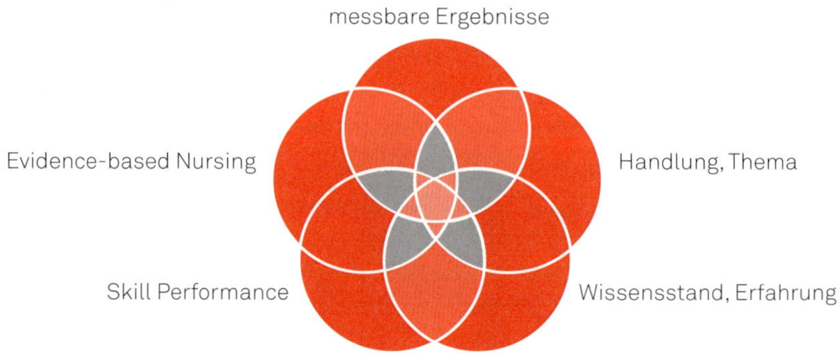

Abbildung 4-7: Ausgewählte Kriterien für die Formulierung von Lernergebnissen (Quelle: Eigendarstellung in Anlehnung an Kerres et al., 2021, S. 8).

gienehinweise sowie Gefährdungspotenziale zu beachten. Der vorgesehene Simulationspatient soll sich in der Phase der Krise befinden. Hierdurch kann es bei den Teilnehmern und Teilnehmerinnen zu einer Rückblende kommen, falls sie schon einmal ähnliche Situationen privat oder im beruflichen Umfeld erlebt haben. Aus diesem Grund ist es ratsam, die Teilnehmer vorab darauf hinzuweisen bzw. darauf vorzubereiten. Zu Beginn der Simulationseinheit sollte Studierenden und Auszubildenden genügend Raum gegeben werden, um über Ängste und Sorgen hinsichtlich des Szenarios zu sprechen. Dafür sind persönliche Gespräche mit der Lehrperson wichtig. Der Moderator bzw. die Moderatorin kann dann gezielt abfragen, inwieweit die Person sich unsicher oder ängstlich fühlt, um dann im Einzelfall gemeinsame Vereinbarungen zu treffen, damit sich die Person trotz dessen integrieren lässt. Wenn eine Teilnehmerin z. B. eine Kollegin am Telefon simuliert (z. B. in Form einer Übergabe) und dadurch ihre Beratungsinhalte einem aktiven Teilnehmer in der Simulation erläutert, können unsichere oder vorerkrankte Auszubildende dennoch an der Simulationserfahrung teilnehmen. Zudem sind damit einige Kompetenzen und Lernziele im Sinne des Rahmencurriculums ebenfalls erfüllt. Dieses sieht vor, dass die Auszubildenden eine kollegiale Beratung einfordern und annehmen. Durch eine intraprofessionelle Beratung im Team lassen sich Kompetenzen sowie Fachwissen ergänzen und erneuern. Des Weiteren fördert die kollegiale Beratung die Entwicklung des beruflichen Selbstverständnisses. Die Auszubildenden können ihr Pflegeverständnis im Hinblick auf die Pflegeberatung gemeinsam überdenken und die individuellen Beratungsansätze austauschen. In diesem Zusammenhang kann der ICN-Ethikkodex eine sinnvolle Erweiterung sein. Der ICN-Kodex gilt als Leitfaden für Pflegefachpersonen. Ein zentraler Punkt des Kodexes ist die Diskussion mit Kolleginnen und Kollegen unter Einbeziehung von ethischen Normen.

Zudem sind *Hygiene- und Sicherheitshinweise* für das entwickelte Szenario für den Simulationspatienten sowie die Teilnehmenden zu beachten. Diese sind für jedes CSL entsprechend der Gegebenheiten verschieden und sollten von der jeweiligen Bildungseinrichtung entworfen werden. Grundsätzlich sind für das Szenario „Opa hat genug vom Zucker" keine physischen Gefährdungspotenziale zu erwarten. Die größte Gefährdung besteht vermutlich durch die Entstehung von psychischem Druck durch den konfliktreichen Einstieg in die Simulation.

Kasten 4-6: Erste-Hilfe-Kit

Für die *Sicherheit* der Teilnehmer und Teilnehmerinnen ist die Aufbewahrung eines entsprechenden Erste-Hilfe-Kits im Nursing Simulation Lab empfehlenswert. Das Kit sollte getrennt von Requisiten und Materialien für den Einsatz eines Szenarios bzw. andere Simulationen gelagert und gekennzeichnet werden, um eine schnelle und fachgerechte Versorgung der Auszubildenden sowie des Simulationspatienten im Notfall sicherzustellen (Jaki et al., 2018).

Zur Erweiterung des Szenarios und zur Integration von Diversität könnte bspw. eine Sprachbarriere hergestellt werden. Hierdurch erhöht sich jedoch die Schwierigkeit des Szenarios erheblich. Die Teilnehmenden des Szenarios könnten zur Erleichterung bereits vor der Simulationseinheit darauf vorbereitet und hingewiesen werden. Die Auszubildenden haben dann die Möglichkeit, z. B. Buchstabentafeln vorzubereiten oder andere Formen der nonverbalen Kommunikation zu trainieren. Zur Auflösung der Herausforderung in der Simulation könnte die Tochter (weitere benötigte Schauspielerin) übersetzen, welche sowohl die deutsche als auch weitere Sprachen beherrscht. Die Förderung der kulturellen Kompetenz stellt eine wichtige Kernkompetenz von Pflegefachpersonen dar. In einer Simulation von Mathew et al. (2017) wurde ein Szenario entwickelt, welches auf diese kulturelle Kompetenz von Pflegefachpersonen abzielt. Auch in diesem Szenario handelt es sich um einen an Diabetes erkrankten Patienten. Das Szenario umfasst vier Komponenten: interkulturelles Wissen, interkulturelle Erfahrungen, Feedback und Selbstreflexion. Zuerst müssen Lernende herausfinden, welche kulturellen Bedeutungen der Patient aufzeigt und diese mit dem eigenen kulturellen Wissen vergleichen. In der nächsten Phase nehmen die Lernenden eine kulturelle Bewertung vor und treffen dementsprechend kulturkompetente Entscheidungen hinsichtlich der Pflegemaßnahmen. Im Anschluss folgen eine Feedbackrunde sowie die Einschätzung der eigenen Leistung hinsichtlich kultureller Aspekte. Die Beschreibung des Szenarios kann bei Interesse über die Literaturangaben (Mathew et al., 2017) gefunden werden. Die Integration der Diversität könnte bspw. in Form einer weiteren Ereigniskarte in das Szenario „Opa hat genug vom Zucker" integriert werden.

4.1.3 Design und Simulationserfahrung

Vor der eigentlichen Simulationserfahrung ist ein standardisiertes Simulationsdesign erforderlich. Die Inhalte des Simulationsdesigns wurden aus „The NLN Jeffries Simulation Framework" übernommen und beinhalten die spezifischen Lernergebnisse, die Erzeugung der Wiedergabetreue (Fidelity), die Vor- und Nachbereitung (Briefing, Debriefing) sowie eine kurze Beschreibung der Simulation (Jeffries, 2016). In diesem Kapitel werden die Inhalte der Simulation detailliert beschrieben und sind in **Kapitel 6.1** zusammengefasst. In den **Kapiteln 4.1.4** bis **4.1.7** werden die Inhalte anhand geeigneter Methoden detailliert beschrieben. **Abbildung 4-8** stellt bildlich ein Szenario für eine Pflegeberatung dar.

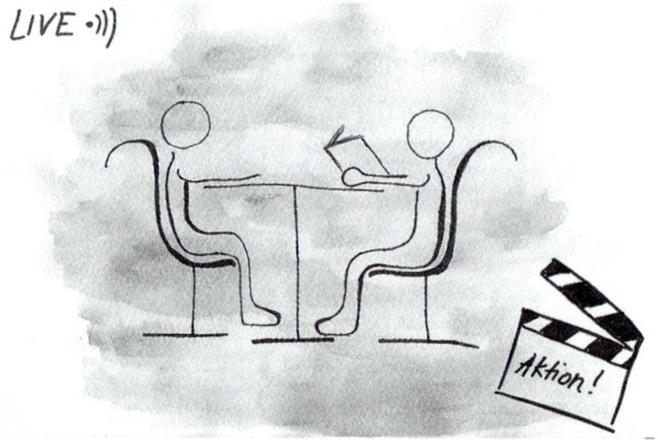

Abbildung 4-8: Szenario für eine Pflegeberatung (Quelle: Eigendarstellung)

Lernergebnisse

Die International Association for Clinical Simulation and Learning und die „NLN Jeffries Simulation Theory" betonen die Wichtigkeit von präzise formulierten Lernergebnissen (Cowperthwait, 2020). Die formulierten Lernergebnisse für das Szenario „Opa hat genug vom Zucker" sind im **Kapitel 4.1.2** sowie in der Kurzanleitung (**Kap. 6.1.1**) aufgelistet und in Anlehnung an die Kriterien von Kerres et al. (2021) entwickelt worden. Die Lernergebnisse sollten bereits zu Beginn des Simulationstrainings im Briefing erläutert werden. Überdies sollten die grundlegenden theoretischen Anforderungen aus **Kapitel 4.1.2** vermittelt worden sein. Zusätzlich könnten die Anforderungen zuvor durch eine Lernabfrage gesichert sowie ggf. nochmals gefestigt und wiederholt werden.

Wiedergabetreue (Fidelity)

Im Rahmen des Simulationsdesigns wird die Ausrüstung ausgewählt. Die Realitätstreue (Fidelity) nimmt hierbei einen hohen Stellenwert ein. Dabei kann bei der Fidelity zwischen den Komponenten psychisch, physisch und konzeptionell unterschieden werden. Für eine physische Treue wird angestrebt, einen Simulationspatienten zu engagieren, um ein wiederholbares und standardisiertes Szenario zu entwickeln. Besonders, wenn nichttechnische Fähigkeiten gelehrt werden, eignen sich Simulationspatienten, um Kompetenzen wie bspw. Empathie oder die gemeinsame Entscheidungsfindung aufzubauen. Das simulationsbasierte Lernen mit standardisierten Schauspielpatienten *(Simulationspatienten)* zeigt laut einer Metaanalyse von Oh et al. (2015) positive Auswirkungen auf die Selbstwirksamkeit, die Kommunikationsfähigkeit und die Lernmotivation der Teilnehmenden.

Kasten 4-7: Simulationspatienten

Ein *Simulationspatient* ist eine Person, die trainiert wurde, eine Krankheit innerhalb eines Szenarios in einer systematischen und gleichbleibenden Weise darzustellen. Es handelt sich um Schauspieler oder Schauspielerinnen, die sorgfältig für Simulationen ausgebildet wurden. Howards Barrows, der die Methode des Simulationspatienten als einer der ersten angewendet hatte, definiert diese folgendermaßen: „The Simulated/Standardized Patient (SP) is a person who has been carefully coached to simulate an actual patient so accurately that the simulation cannot be detected by a clinician. In performing the simulation, the SP presents the gestalt of the patient being simulated; not just the history, but the body language, the physical findings, and the emotional and personality characteristics as well" (Peters & Thrien, 2018, S. 13–14). Ein Simulationspatient ist demnach kaum von „normalen" Patienten zu unterscheiden. Dadurch sollen die Komponenten einer realen klinischen Erfahrung reproduziert werden.

Der Schauspieler soll für das Szenario einen männlichen Patienten darstellen, der sich nach dem Trajekt-Modell **(Abb. 4-4)** in der Phase der Krise befindet, was innerhalb der Szenariobeschreibung in **Kapitel 4.1.5** detaillierter dargestellt wird. Für eine erweiterte kognitive Treue begegnen sich die Teilnehmenden und der Schauspieler bestenfalls erst zu Beginn der Simulation (Cowperthwait, 2020).

Das Setting für das Szenario „Opa hat genug vom Zucker" stellt ein häusliches Umfeld dar, indem eine Pflegefachperson einen älteren Mann mit Diabetes mellitus Typ 2 ambulant versorgt. Dafür wird die Ausstattung eines Wohnzimmers als geeignet erachtet, da sich eine Umgebung abbilden lässt, die im ambulanten Pflegedienst häufig vorzufinden und leicht nachzubilden ist. In **Kapitel 6.1.2** ist die notwendige Ausstattung für das Szenario aufgelistet. Ein kennzeichnender Faktor für ein ambulantes Setting ist dabei die Aktivierung des olfaktorischen Sinns. Besonders in der Assoziation mit diesem Umfeld ergeben sich kennzeichnende Gerüche, z. B. ein Kuchen- oder Kaffeeduft. Der Geruch kann vor der Simulation im Raum verteilt werden, um eine psychische Umgebungstreue zu fördern. Außerdem empfiehlt es sich, zusätzlich die auditiven und visuellen Reize zu aktivieren, um das Engagement der Teilnehmenden zu verbessern (Cowperthwait, 2020), z. B. durch ein eingeschaltetes Radio. Außerdem zählt das Tragen der Berufskleidung als eine Heranführung an die Realität (Jaki et al., 2018). Um die konzeptionelle Treue zu gewährleisten, sollte das Szenario vor der Implementierung durch einen Testlauf geprüft werden. Fachexperten der Bildungseinrichtungen sollten einschätzen, inwieweit die einzelnen Elemente des Szenarios einen gemeinsamen Sinn und Zweck erfüllen (INACSL, 2016). Durch die Ausführung der geschilderten konzeptionellen, physiologischen und psychischen Fidelity kann eine größtmögliche Wiedergabetreue erreicht werden und den Lernerfolg positiv beeinflussen.

Briefing

Innerhalb des Briefings werden die Teilnehmer und Teilnehmerinnen auf die folgende Simulationssituation vorbereitet. Wichtig ist eine angenehme Lernatmosphäre, in der Teilnehmende und der Moderator bzw. die Moderatorin eine Vertrauensbasis aufbauen können. Dies kann z. B. durch eine angenehme Raumtemperatur oder bequeme Sitzmöglichkeiten erreicht werden. Förderlich für eine Vertrauensbasis ist eine offene Haltung der Teilnehmer und Teilnehmerinnen sowie des Moderators oder der Moderatorin. Außerdem können gemeinsam formulierte Grundsätze hilfreich sein.

Weiterhin werden im Simulationsdesign im Rahmen des Briefings die Erwartungen und Lernergebnisse der Teilnehmenden evaluiert. Dazu sollte das Briefing strukturiert und konsistent geplant werden. Innerhalb des Briefings werden den Teilnehmern die Grundsätze, der zeitliche Ablauf, die Lernerwartungen, die Grenzen, die verschiedenen Rollen, das *Sequenzieren* sowie die Tonwiedergabe erläutert. Ein beispielhafter Ablauf wird in **Kapitel 4.1.4** vorgestellt.

Kasten 4-8: Sequenzieren

Sequenzieren bezeichnet eine Unterteilung eines zusammengehörigen Szenarios in verschiedene Teilschritte bzw. Sequenzen. Diese sollten den Ablauf nicht willkürlich unterbrechen, sondern an geeigneter Stelle verwendet werden. Das Szenario sollte trotz der Methode des Sequenzierens eine Einheit ergeben.

Zudem müssen sich der Moderator und der Schauspielpatient vorbereiten und einarbeiten. Das Szenario „Opa hat genug vom Zucker" stellt eine herausfordernde Situation dar, wenn der Simulationspatient zu Beginn der Simulation keine Hilfe aufgrund der Krisensituation annehmen möchte. Hier sollten mehrere Lösungsstrategien durch den Moderator vorbereitet werden, die der Simulationspatient zur Hilfestellung für die Teilnehmer während des Szenarios anwenden kann. Außerdem können Teilnehmende, welche eine Beobachterrolle einnehmen, als Hilfestellung dienen. Die Teilnehmerinnen und Teilnehmer in der Simulation könnten andere Kollegen telefonisch anrufen und um Hilfe bitten. Die Kollegen sind in diesem Fall die beobachtenden Auszubildenden, die sich auch mit der Thematik auseinandergesetzt haben. Dadurch können die außenstehenden Teilnehmer ebenfalls aktiv in das Szenario einbezogen werden, wodurch die Aufmerksamkeit der Beobachter aufrechterhalten bleibt. Im Szenario befinden sich ein bis zwei Teilnehmerinnen und der Simulationspatient. Ein Teilnehmer innerhalb der Simulation könnte z. B. die Rolle eines Auszubildenden einnehmen mit der Aufgabenstellung, wissenschaftliche Erkenntnisse in die Pflegeberatung einfließen zu lassen. Dieses Vorgehen eignet sich v. a. für das 2. Ausbildungsdrittel. Im 3. Ausbildungsdrittel sollten die Auszubildenden in der Lage sein, die simulierte Situation selbstständig zu lösen.

Simulationseinheit

Die Simulationserfahrung sollte durch eine erlebnisorientierte, interaktive, gemeinschaftliche und lernzentrierte Umgebung gekennzeichnet sein, die eine vertraute Umgebung abbildet. Auf diese Weise kann die Qualität der Simulationserfahrung durch Authentizität des Erlebens und eine hohe psychologische Realitätstreue (Fidelity) gefördert werden (Jeffries, 2016). Um die Umgebung für das Szenario „Opa hat genug vom Zucker" entsprechend den Vorgaben zu gestalten, bedarf es einer realen Beschreibung des Szenarios für den Simulationspatienten, welche in **Kapitel 4.1.5** vorgestellt wird. Um die Fidelity zu erhöhen, benötigt es einige Wochen Vorbereitungszeit für den Simulationspatienten, damit dieser sich in die Rolle einfinden und eventuelle Verständnisfragen abklären kann. Jeffries (2016) fordert zudem für ein evidencebasiertes Szenario eine gut vorbereitete und realistische Patientengeschichte (**Kap. 4.1.5**). Dadurch kann das Szenario zudem eine Validität und Reliabilität aufweisen. Das Szenario weist somit glaubwürdige und zuverlässige Ergebnisse auf. Außerdem müssen die Rollen zuvor aufgeteilt und besprochen werden, denn während des Szenarios sind die Teilnehmenden als Pflegefachpersonen anzusehen. Um dies zu erreichen, wird eine schauspielerische Methode in **Kapitel 4.1.4** vorgestellt.

Im Rahmen einer gelungenen Simulationserfahrung muss eine professionelle Integrität aller Beteiligten sichergestellt werden. Dazu gehören Vertraulichkeit, Mitgefühl, Ehrlichkeit, Zusammenarbeit und gegenseitiger Respekt während des Lernprozesses (INACSL, 2016).

Um die Integrität für das Szenario sicherzustellen, wurden beispielhafte Grundsätze für das Szenario formuliert **(Kasten 4.9)**. Als Grundlage dienen die Prinzipien einer vertrauensvollen Lernatmosphäre aus dem **Kapitel 2**. Die Grundsätze für das Szenario „Opa hat genug vom Zucker" können mit den Teilnehmenden individuell angepasst und ergänzt werden. Gleichzeitig entsteht eine Atmosphäre des gegenseitigen Respekts für ein lernförderndes Klima. Während der Simulation soll das Vertrauen mit einer konstruktiven Fehlerkultur gestützt werden, um aus den Fehlern zu lernen und diese schlussendlich kontinuierlich zu verbessern (Kirsten & Kagermann, 2018).

Debriefing

Gegenseitiges Vertrauen ist für das anschließende Debriefing unabdingbar. „Debriefing promotes understanding and supports transfer of knowledge, skills, and attitudes with a focus on best practices to promote safe, quality patient care, and development of the participant's professional role" (INACSL, 2016, S. 21). Für das Debriefing wurde die Methode „Gather-Analyze-Summarize (GAS)" ausgewählt, die u. a. von der International Association for Clinical Simulation and Learning vorgeschlagen wird (INACSL, 2016). Die Methode wurde eigens für das Debriefing von Simulationsszenarien aus mehreren Lerntheorien heraus entwickelt. Durch die Vorgehensweise der GAS-Methode soll v. a. die Selbstreflexion der Lernenden gefördert werden; darüber, was, wann, wie und warum sie etwas getan haben und wie sie ihr Handeln verbessern können.

4.1.4 Briefing

Hinführung und Einarbeitung in die Thematik

Die Teilnehmenden sind die Hauptakteure der Simulation, „das heißt der Lernende und seine Fähigkeiten, individuellen Orientierungen, Werthaltungen sowie kulturellen Überzeugungen stellen den Ausgangspunkt für die Gestaltung der Lernumgebung dar" (Gerholz, 2017, S. 29). Die Basis dafür ist Vertrauen und ein Sicherheitsgefühl während der Simulationssituation. Dazu sollten die Teilnehmenden für das Szenario „Opa hat genug vom Zucker" inhaltlich gut vorbereitet sein und bereits Theorie- und Praxiswissen **(Kap. 4.1.2)** aufweisen. Aus diesem Grund sollten die Studierenden bereits einige Tage oder Wochen zuvor über die geplante Simulationseinheit und die Thematik informiert werden, sodass ausreichend Zeit zur Vorbereitung gegeben ist. Damit die Auszubildenden einen umfassenden Überblick über die erwarteten Lernergebnisse erhalten, können diese visuell präsentiert werden, bspw. an einem Flipchart oder an einer Pinnwand.

Kasten 4-9: Beispielhafte Grundsätze für das Szenario

Teilnehmende und Anleitende des Szenarios ...

... tragen ihre Arbeitskleidung und ein Namensschild.

... bereiten sich entsprechend den Anforderungen auf das Szenario vor.

... agieren in der Simulation wie in einem realen ambulanten Setting.

... dürfen das Szenario jederzeit unterbrechen, wenn die Simulation persönlich nicht mehr zu bewältigen ist.

... gehen mit Informationen und Erkenntnissen der Simulationserfahrung vertraulich um.

... sind für die Aufrechterhaltung einer professionellen Integrität verantwortlich.

... achten während der gesamten Simulation auf einen konstruktiven, ehrlichen und respektvollen Umgang sowie auf eine gegenseitige Wertschätzung.

... werten Fehler als einen gemeinsamen Lernprozess, analysieren diese und suchen nach Lösungsstrategien.

Im Rahmen des didaktischen Modells des selbstregulierenden Lernens können die Auszubildenden sich gezielt auf das Beratungsgespräch und die simulierte Situation vorbereiten. Dazu wurde sich an den konstitutiven Komponenten des selbstregulierenden Lernens orientiert. Diese umfassen die Kognition, die Metakognition und die Motivation (Gerholz, 2017). Die Anwendung der Komponenten auf das Szenario sind in **Tabelle 4-4** aufgeführt.

Das Modell des selbstregulierenden Lernens beruht auf empirischen Studien. In diesen Studien wird besonders die kognitive Ebene mit den Lernstrategien der Organisation und Elaboration hervorgehoben. Die Strategien erhöhen nachweislich den Lernerfolg (Gerholz, 2017). Zur Unterstützung können die Beratungsgespräche bereits mit Vorstellung des Fallbeispiels aufgeteilt werden. Der Ansatz der motivierenden Gesprächsführung nach Dogru et al. (2019) kann in fünf Gespräche unterteilt werden (**Abb. 4-5**). Hierdurch kann das Szenario in Gesprächssequenzen aufgeteilt werden, wodurch die Teilnehmer ihre Inhalte (z.B. anlehnend an die **Abb. 4-6**) personenbezogen planen können. Außerdem soll das Szenario die Kompetenzen des wissenschaftlichen Arbeitens fördern, indem die Studierenden und Auszubildenden gesicherte Forschungsergebnisse für ihre Beratungssequenz recherchieren und nutzen. Dafür könnten während der Vorbereitungsphase eigene Recherchen durchgeführt

Tabelle 4-4: Selbstregulierendes Lernen – beispielhafte Umsetzung (Quelle: Eigendarstellung in Anlehnung an Gerholz, 2017, S. 28–29; Breuer, 2018, S. 79).

Komponenten	Beschreibung	Umsetzung
Kognition	• Strategien der Informationsverarbeitung • Handlungsroutinen, um Informationen wahrzunehmen, zu verstehen und zu behalten • Wiederholungsstrategien, Elaborationsstrategien (Assoziationen) und Organisationsstrategien	Informationsverarbeitung: • gemeinsame Besprechung des Fallbeispiels und der erwarteten Lernergebnisse Handlungsroutinen: • Wiederholung durch mehrmaliges Lesen des Fallbeispiels und der Lernergebnisse • Bildung von Assoziationen zum Praxiseinsatz: Patienten mit Diabetes mellitus Typ 2 • Zusammenfassungen schreiben
Metakognition	• Wissen der Lernenden über Anforderungen in der Lernumgebung • Bewältigungsmöglichkeiten (Coping-Strategien) entwickeln	• Ausarbeitung der Lernergebnisse in Eigenarbeit, um diese mit den aktuellen Leistungsfähigkeiten zu vergleichen Bewältigungsmöglichkeiten entwickeln: • Lernplan schreiben • Leistungsdefizite gezielt bearbeiten
Motivation	• intrinsische Motivation erzeugen • Aktivierung von kognitiven und metakognitiven Strategien	• Hilfe bei anderen Auszubildenden suchen (Peer to Peer) • Lerngruppen bilden • Nutzen und Interesse erkennen

und gleichzeitig die Anwendung von Evidence-based Nursing trainiert werden. Die Motivation der Teilnehmerinnen und Teilnehmer kann gesteigert werden, indem sie selbst evaluierte Forschungsergebnisse einbringen und so den Umgang mit Evidence in der Praxis trainieren. Mit diesem Vorgehen wird der häufig erschwerte Theorie-Praxis-Transfer explizit gefördert.

Die Unterrichtsmethode zur Vorbereitung auf das Szenario (Briefing) könnte in Form eines Seminars aufgebaut werden. Kennzeichnend für seminaristischen Unterricht sind kleine Teilnehmerzahlen und ein persönlicher Austausch. Die Auszubildenden werden angeregt, sich selbstständig mit dem Thema auseinanderzusetzen. Dazu gibt der Moderator sogenannte Impulse an die Teilnehmenden, z.B. in Form von offenen Fragen an die Auszubildenden. Zudem kann das Fallbeispiel **(Kasten 4-10; Kap. 6.1.1)** durch die Methode des kooperativen Lernens (Co-Creation) ausgearbeitet werden. Das bedeutet, die Lernenden und der Moderator arbeiten gemeinsam an der Weiterentwicklung der pflegerischen Fähigkeiten (Herold-Majumdar, 2018). Wichtig ist, dass sich beide als gleichberechtigte Partner ansehen, um so eine gemeinsame Lösung zu erarbeiten. Dabei steht das gemeinsame Kompetenzziel der Durchführung einer Pflegeberatung für ältere Menschen mit Diabetes mellitus Typ 2 im Fokus.

Im zweiten Schritt werden die Erwartungen (Lernergebnisse) näher betrachtet und diskutiert. Zusätzlich sollte ggf. die Handlungsbewertungsliste **(Kap. 6.1.3.)** vorgestellt und besprochen werden, damit die Anforderungen für jeden Teilnehmer verständlich sind.

Eine Möglichkeit zur Ausarbeitung der Lernergebnisse im Rahmen des kooperativen Lernens sind Kleingruppen. Dabei ist der Lehrende als eine Art Moderator der Kleingruppen anzusehen, welcher sich aktiv an der Diskussion beteiligt und gezielt Anregungen geben kann. Dazu könnten die Auszubildenden den Auftrag in den Kleingruppen erhalten, ein Video von einer Pflegeberatung zu recherchieren und anschließend zu analysieren. Unter anderem ist das Nachspielen von kurzen Gesprächssequenzen in Kleingruppen eine gute Möglichkeit sich an Gesprächssituationen zu gewöhnen, bevor die Teilnehmenden der komplexen Beratungssituation gegenüberstehen.

Die Ergebnisse können zusammenfassend in der gesamten Gruppe diskutiert werden, bis hin zu einer partizipativ entstandenen Arbeitsdefinition einer Pflegeberatung. Im Anschluss lassen sich Rückfragen zur anstehenden Simulation sowie der Pflegeberatung klären. Der Moderator kann durch ein direktes Nachfragen prüfen, ob die Inhalte der Aufgabenstellung verständlich sind. Im letzten Schritt des Co-Creation-Prozesses steht die Realisierung der erarbeiteten Inhalte und Methoden, die Umsetzung im Clinical Simulation Lab.

Kasten 4-10: Fallbeispiel

Herr Meier ist 68 Jahre alt und wohnt in einem Mehrfamilienhaus im Stadtteil Giesing in der bayrischen Hauptstadt München. Vor einem halben Jahr hatte Herr Meier einen Gewichtsverlust von 8 kg, wiederkehrende Schwindelattacken sowie einen starken Durst bemerkt. Daraufhin hatte er heimlich mit dem Alkohol trinken und dem Rauchen aufgehört. Er hoffte, dass seine Beschwerden sich dadurch von allein bessern würden. Nachdem er aber seit über 30 Jahren täglich eine Schachtel Zigaretten am Tag geraucht (30 pack years) und mindestens ein Bier am Tag getrunken hatte, ist seiner Familie die „heimliche" Umstellung rasch aufgefallen, v.a. die Enkelkinder waren in großer Sorge um ihren Opa. Seine Ehefrau Maria ging daraufhin mit ihm zum Arzt, wozu er nur zögerlich eingewilligt hatte. Der Arzt diagnostizierte nach einer Blutabnahme einen Diabetes mellitus Typ 2 und fordert ihn auf, seinen Lebensstil positiv zu verändern. Dazu bekam Herr Meier Metformin 1000 mg (orales Antidiabetikum) verschrieben, die er einmal täglich vor dem Frühstück einnehmen soll. Bei der Diagnose war der HbA1c-Wert im Blut bei

12 %/16,5 mmol/l. Der Arzt warnte Herr Meier, wenn er diesen Rat nicht befolge, werde er sich bald auch noch Insulin spritzen müssen und dann wird alles noch viel komplizierter. Seine Ehefrau entgegnete der Diagnose mit den Worten: „Na das wurde aber auch Zeit, dass du krank wirst- bei deinem täglichen Konsum an Süßigkeiten und Bier!“.
Herr Meier hatte über 20 Jahre lang drei bis vier Bier am Tag getrunken. Nach einem Autounfall vor 30 Jahren hatte er sich entschlossen, dem ein Ende zu setzen und trank nur noch maximal ein Bier am Tag. Ansonsten liegen bei Herrn Meier keine weiteren diagnostizierten Vorerkrankungen vor.
In den nächsten Tagen arrangiert seine Ehefrau einen ambulanten Dienst auf Anraten des Arztes. Dieser soll nun jeden Morgen den Blutzuckerwert im Blut überprüfen und Herrn Meier dahingehend (z.B. auf Komplikationen und Folgeerkrankungen) überwachen und beraten. Sie sind Pflegefachperson bei dem ambulanten Dienst „Sonne“ und besuchen Herr Meier zum fünften Mal zur routinemäßigen Blutzuckerkontrolle. Sie möchten gerne mehr über Herrn Meier erfahren und ihn bezüglich seines Selbstmanagements professionell beraten. Während der letzten Besuche ist Ihnen aufgefallen, dass Herr Meier sehr unsicher in Bezug auf seine Ernährung erscheint. Das letzte Mal hat er sie gefragt, was er denn jetzt zum Frühstück essen kann. Denn seine Ehefrau meinte zu ihm, er darf nun kein Marmeladenbrot mehr essen. Zudem ist Herr Meier sehr traurig, denn er ist sehr gerne mit seinen Enkelkindern Eis essen gegangen und würde das gerne beibehalten. Allerdings sieht er aktuell keinen Weg diese wöchentliche Tradition weiterhin umzusetzen.

Einfinden in die Rolle einer „Pflegefachperson“

Vor Beginn der Simulationserfahrung können schauspielerische Methoden hinzugezogen werden, damit die Teilnehmenden in die Rolle einer Pflegefachperson finden können. Smith et al. (2015) untersuchten, wie der schauspielerische Ansatz von Stanislawski, einem Schauspielpatienten dabei helfen kann, sich in seine Rolle einzufinden. Das sogenannte „Stanislawski-System“ bezeichnet eine bestimmte Schauspieltheorie bzw. -technik, die basierend auf den Ideen von Konstantin S. Stanislawski dazu dient, dass der Schauspieler mit seinen Gefühlen ganz in der Rolle aufgeht und dem Zuschauer so authentisch wie möglich erscheint. Bei ihren Untersuchungen konnten Smith und Kollegen eruieren, dass die Elemente von Stanislawski auch dabei helfen können, sich optimal in die Rolle einer Pflegefachperson einzufinden. Der ganzheitliche Stanislawskis Ansatz versucht, das Innere eines Menschen mit den äußeren Einflüssen zu vereinen. Demnach lässt er die Schauspieler glauben, sie befänden sich wirklich in der simulierten Situation und verhalten sich dadurch der Rolle entsprechend realistischer.

„The state of ‚I am‘ [...] the point where I begin to feel myself in the thick of things, where I begin to coalesce with all the circumstances suggested by the playwright and by the actor“ (Stanislawski, 1961, zit. nach Smith et al., 2015, S. 363).

Stanislawski zielt darauf ab, die kognitiven, physischen und psychologischen Bereiche zu integrieren. Dies soll durch drei Hauptkomponenten erreicht werden:

- Entspannung (relaxation) der Muskeln, um das Körperbewusstsein und die Kontrolle über Bewegungen zu erlangen,
- Konzentration (concentration), um sich auf die spezifische Situation fokussieren zu können,
- Vorstellungskraft (imagination) durch Aktivierung der Sinne und Emotionen im „Hier und Jetzt“ sowie der Fantasie (Smith et al., 2015).

Die Umsetzung der Stanislawski-Methode beginnt im Briefing mit einer Analyse des Szenarios. Dabei können die folgenden Leitfragen helfen:

„Wer bin ich?"
„Wie ist meine Beziehung zu dem Patienten?"
„Wo bin ich?"
„Was sind meine Ziele und welche Maßnahmen resultieren daraus?"

Nach Beendigung der Simulation im Debriefing sollte auch das Ablegen der Rolle einen wichtigen Teil einnehmen. Während des Szenarios „Opa hat genug vom Zucker" können starke Emotionen und eine angespannte, stressige Situation entstehen, die sich durch das Ablegen der Rolle reduzieren lassen.

4.1.5 „Opa hat genug vom Zucker"

Für das Szenario einer Pflegeberatung für ältere Menschen mit Diabetes mellitus Typ 2 wurde der Arbeitstitel „Opa hat genug vom Zucker" entworfen. Durch den Arbeitstitel soll die Motivation und das Interesse der Teilnehmenden geweckt werden.

Materialien und Requisiten

Um das Szenario effektiv umsetzen zu können, sind passende Materialien und Requisiten notwendig. Dazu zählen Audiogeräte im Technik- und im Simulationsraum. Die Audioaufnahme ermöglicht es, dass die Beobachter das Gespräch in der Simulation mithören und gezielt in die nächste Sequenz einsteigen können. Die Tonaufnahmen werden nicht dauerhaft aufgezeichnet, sondern dienen lediglich der augenblicklichen Wiedergabe. Die Materialien und Requisiten sind in **Kapitel 6.1.2** aufgeführt.

Zeitplanung

Ein zuvor festgelegter und angemessener Zeitrahmen ermöglicht die Überprüfung der Machbarkeit. Insgesamt sind für die Simulation ca. vier bis fünf Stunden angedacht. Hinzukommt die Zeit für die Auszubildenden, um sich eigenständig vorzubereiten.

Durch die Simulationserfahrung könnte es bei den Teilnehmern und Teilnehmerinnen zu einer Rückblende kommen. Auch diese hervorgerufenen Emotionen und Gedanken müssen aufgearbeitet werden, weshalb ein zusätzlicher Zeitrahmen nach der Simulation eingeplant wurde. Der zeitliche Ablaufplan für das Szenario „Opa hat genug vom Zucker" sowie didaktische Methoden und zugehörige Materialien zeigt **Tabelle 4-5**.

Damit jeder Teilnehmer eine Simulationserfahrung durchlaufen kann und einen Lernzuwachs erhält, wurde die Methode des Sequenzierens für das Szenario ausgewählt. Somit sind ein bis zwei Studierende aktiv in der Simulation, während die weiteren Teilnehmer in dieser Zeit eine beobachtende Rolle einnehmen. An der Hochschule Kempten wird die Methode des Sequenzierens bereits erfolgreich für Beratungssituationen eingesetzt. Die Simulationssequenzen wurden kurzgehalten, da die Lernenden dadurch erfahrungsgemäß motivierter und konzentrierter bleiben sowie ein besseres Lernoutcome erreichen (Kirsten & Kagermann, 2018). Außerdem eignet sich das Sequenzieren, da sich auch die Pflegeberatung anlehnend an die motivierende Gesprächsführung unterteilen lässt. Dazu wurde das Szenario in die fünf Gespräche, die in **Abbildung 4-5** abgebildet sind, gegliedert. Für das erste Gespräch sollte nach Dogru et al. (2019) mehr Zeit eingeplant werden. Aus diesem Grund umfasst das erste Gespräch 20 Minuten.

Handlungsanweisungen für den (Simulations-)Patienten

Neben Zeitplanung und der Vorbereitung der Materialien ist es wichtig, dass der Simulationspatient eine gute Anweisung erhält, wie er sich verhalten sollte. Dazu wurde das Fallbeispiel ausformuliert, welches sowohl der Simulationspatient als auch die Teilnehmer und Teilnehmerinnen erhalten **(Kap. 4.1.4)**. Der Schauspielpatient erhält zudem weitere Handlungsanweisungen, um sich in seine Rolle einzufinden **(Tab. 4-6)**.

Tabelle 4-5: Ablaufplan für das Szenario „Opa hat genug vom Zucker" (Quelle: Eigendarstellung in Anlehnung an Thiessen et al., 2018, S. 85).

Zeit in Minuten	Inhalte	Methoden	Medien/ Materialien	Bemerkungen/ Empfehlungen
	Briefing (1 hauptverantwortlicher Moderator)			
	Seminar (vor dem Simulationstag)			
10 min	Vorstellung der Lernergebnisse und der Handlungsbewertungsliste	Seminar	Flipchart, Pinnwand	
15 min	Fallbesprechung (Szenario) und Gesprächsübungen	Kleingruppen (kooperatives Lernen)	Handout	2–3 Lernende gemeinsam
10 min	Rückfragen			
	Eigenständige Vorbereitung (vor dem Simulationstag)			
	Vorbereitung Beratungsgespräch	Selbstregulierendes Lernen		Unterrichtsstunden zur eigenständigen Vorbereitung der Auszubildenden einplanen
	Simulationstag			
15 min	Begrüßung, Ablauf, Grundsätze	Vortrag		Integrität, Vertrauen, Respekt aufbauen
15 min	Einfinden in die Rolle	Stanislawski-Methode		ruhige Atmosphäre
5 min	Rückfragen			
	Aktion „Opa hat genug vom Zucker" (ca. 3 weitere Moderatoren)			
20 min	1. Gespräch: Vorstellung	Simulationspatient	Simulationsraum	1–2 Lernende aktiv, 3–4 Beobachter
10 min	Pause			Beratungssituation entsprechend anpassen
15 min	2. Gespräch: Informationen erfassen	Simulationspatient	Simulationsraum	1 Lernender aktiv, 4 Beobachter
10 min	Pause			Beratungssituation entsprechend anpassen
15 min	3. Gespräch: Interventionsstrategien entwickeln	Simulationspatient	Simulationsraum	1 Lernender aktiv, 4 Beobachter
10 min	Pause			Beratungssituation entsprechend anpassen

Zeit in Minuten	Inhalte	Methoden	Medien/ Materialien	Bemerkungen/ Empfehlungen
15 min	4. Gespräch: Bewertung der Bereitschaft	Simulations-patient	Simulations-raum	1 Lernender aktiv, 4 Beobachtende
10 min	Pause			Beratungssituation entsprechend anpassen
15 min	5. Gespräch: Lösungsstrategien entwickeln	Simulations-patient	Simulations-raum	1 Lernender aktiv, 4 lernende Beobachter
	Debriefing			
45 min	Reflexion	GAS-Methode		ruhige Atmosphäre
	Lern-Lehrevaluation			
10 min	Lernevaluation	C-CEI®	Vordrucke	
10 min	Lehrevaluation	Nursing-Simulation Scale	Vordrucke	
15 min „Pufferzeit“ (z. B. für weitere Rückfragen oder bei Zeitabweichungen vom Ablaufplan)				

Tabelle 4-6: Handlungsanweisungen und Beschreibung des Szenarios für den Schauspielpatienten. Die aufgeführten Daten und Namen sind fiktiv gewählt (Quelle: Eigendarstellung in Anlehnung an Peters & Thrien, 2018, S. 159).

Personalien	Herbert Meier, 68 Jahre alt und wohnhaft in München, Giesing
Psychosoziale Situation	• lebt mit seiner Ehefrau in einem kleinen Mehrfamilienhaus mit drei anderen Parteien (alle in einem ähnlichen Alter) mit einem Gemeinschaftsgarten • verheiratet seit 26 Jahren, 2 Kinder und 4 Enkelkinder (verbringt sehr gerne Zeit mit der Familie und spielt gerne Karten oder Brettspiele) • Rentner, gelernter Malermeister • Freizeit: Gartenarbeiten, Krimis schauen, Bier trinken und Fußball schauen mit Freunden (FC Bayern) • In letzter Zeit keinen Alkohol mehr getrunken und weniger mit Freunden Fußballspiele angeschaut (Antriebslosigkeit)
Aufnahme-diagnosen und -grund	• diagnostizierter Diabetes mellitus Typ 2 vor einer Woche • Überforderung der Medikamenteneinnahme, der Blutzuckermessung sowie dem Diätmanagement • Ambulanter Dienst kommt 1xtäglich zur Blutzuckerkontrolle und zur Beratung/Anleitung für das Selbstmanagement

Handlungsort	Der Handlungsort spielt im heimischen Umfeld im Wohnzimmer. Der ambulante Dienst kommt zum fünften Mal routinemäßig zur Blutzuckerkontrolle und die Pflegefachperson möchte Ihnen bei Ihrem Krankheitsmanagement helfen. • Krisensituation (Trajekt-Modell): Sie sind wütend, dass noch mehr Ratschläge kommen, mit denen Sie überfordert sind. Im Moment ist sowieso alles schrecklich. Aus diesem Grund schreien Sie die Pflegefachperson kurz an und reden sich Ihren Frust lautstark von der Seele (z. B. „Es wird sowieso alles immer schlimmer werden, überall stehen nur schreckliche Sachen über diesen Diabetes."). • Nach einer gewissen Zeit, wenn die Pflegefachperson einigen Zuspruch geleistet hat, werden Sie offener und sprechen leiser (z. B. „Ich möchte mich wirklich sehr gerne um mich und meine Krankheit kümmern, aber ich bin einfach überfordert. Ich habe genug von diesem Zucker!" „Sogar meine Enkelkinder müssen darunter leiden!")
Aktuelle Situation	• gepflegtes Äußeres, leichtes Übergewicht (ca. 90 kg) aber in letzten Monaten 8 kg abgenommen • Mobilitätseinschränkungen durch Neuropathie an den Füßen (kribbeln und Taubheit an der Fußsohle angeben) • Tablette (Metformin) wird erst nach dem Essen eingenommen (sind groß und haben einen ekligen Geschmack) • Ihre Ehefrau verbietet alle süßen Lebensmittel
Auftrag für die Teilnehmer und Teilnehmerinnen	Die Lernenden sollen eine Pflegeberatung mit dem Schwerpunkt „Ernährung" durchführen und Sie aktiv mit einbeziehen. Zudem soll die aktuelle Situation (Phase der Krise) erfasst und dementsprechend reagiert werden. Die Teilnehmenden sollen die Grundlagen der Kommunikation und Interaktion anwenden und situationsgerecht auf Sie eingehen.
Offensichtliche Informationen	Sie zeigen eine eher getrübte und traurige Stimmungslage durch kurze Antworten. Dabei nehmen Sie anfangs keine Ratschläge an und zeigen mit abwertenden Gesten Ihre innere Haltung. Sie sind unzufrieden mit der Gesamtsituation und benötigen Zuspruch und Motivation, bis Sie sich schlussendlich doch beraten lassen möchten.
Informationen, bei direkter Nachfrage	Nach dem Zuspruch der Pflegefachperson öffnen Sie sich langsam und geben zu, mit der Situation überfordert zu sein. Sie möchten gerne Ihre chronische Erkrankung selbst managen und auch Ihren Lebensstil verbessern. Zudem wissen Sie eigentlich nicht, was ein HbA1c von 12 %/ 16,5 mmol/l bedeutet und hätten gerne die professionelle Einschätzung der Pflegefachperson.

Sicherheit während der Simulation
Während der Simulation gilt es, die physische und psychische Sicherheit der Teilnehmenden und der Schauspieler und Schauspielerinnen zu gewährleisten und bei der Planung zu bedenken (Cowperthwait, 2020). Für Situationen, die eine zu starke Belastung darstellen könnten, wurde ein Codewort entwickelt. Dadurch kann ein „Ausstieg" aus der Simulation jederzeit ermöglicht werden. Der „Ausstieg" soll bei den Teilnehmern mögliche Ängste und Sorgen reduzieren. Das ausgewählte Codewort lautet „Simulation", denn während einer Simulationssituation sollte während einer Interaktion nicht

das Wort „Simulation" eingesetzt werden und zu einer fälschlichen Unterbrechung führen. Gleichzeitig signalisiert das Wort eine nicht reale Situation, sondern eine Simulationserfahrung und kann negativen Erlebnissen vorbeugen. Das Codewort kann auch für reale Hilfe vonseiten des Simulationspatienten genutzt werden, um dessen Fürsorgepflicht jederzeit zu gewährleisten (Peters & Thrien, 2018). Zusätzlich sind die bereits genannten Sicherheitshinweise des Erste-Hilfe-Kits (**Kasten 4-6**) zu berücksichtigen.

Ereigniskarte „Zucker"

Die Teilnehmer und Teilnehmerinnen stellen sich einer herausfordernden Situation. Dadurch kann auch der Fokus oder die Dynamik während der Simulation verloren gehen. Mithilfe der Planspielmethode können in simulierten Situationen realistische Alltagssituationen eingebaut werden (Kerres & Wissing, 2020). Durch die Methode kann der Blickpunkt auf das Wesentliche durch ein unerwartetes Eintreten einer alltäglichen Situation wiedergefunden werden. In Anlehnung an die Planspielmethode wurde eine „Ereigniskarte" für das Szenario entwickelt (**Kap. 2**). Das Ereignis handelt von einer typischen Situation – dem Konflikt zwischen dem Konsum von Zucker und einem vorliegenden Diabetes. Die Auszubildenden sollten nach ihrem Ausbildungsstand dazu befähigt sein, die Situation schnell zu lösen. Der Ablauf der Ereigniskarte ist in **Kapitel 6.1.5** detailliert beschrieben. Dazu wird die vorbereitete „Ereigniskarte" vor dem Szenario an die aktiven Teilnehmer in der Simulation ausgegeben. Das Ereignis der Karte wird erläutert sowie die möglichen Handlungswege. Dabei sind auch kreative und unübliche Handlungsmöglichkeiten erlaubt und erwünscht. Wenn in der laufenden Simulation das geplante Szenario ins Stocken kommt oder der Teilnehmer überfordert ist, kann die „Ereigniskarte" zur Überbrückung hochgehalten werden. Anschließend wird das Ereignis durch den Simulationspatienten in die aktive Simulation eingebaut. Die Entscheidung des schlussendlichen Ergebnisses der Ereigniskarte des HbA1c-Wertes kann gemeinsam mit den Beobachterrollen und dem Moderator getroffen werden. Hierdurch wird das kooperative und kollaborative Lernen aktiv unterstützt. Die Ereigniskarte als Form der Fokuswiedergabe wird in Simulationen als „Lebensretter" bezeichnet und soll bei der Aufrechterhaltung einer konzeptionellen Wiedergabetreue helfen, die Dynamik des Handlungsablaufs zu bewahren und das Verhaltensrepertoire der Teilnehmenden zu erweitern (Kirsten & Kagermann, 2018). Die Teilnehmenden sowie der Moderator können sich beliebig neue Ereigniskarten überlegen, anlehnend an den co-kreativen Ansatz des Lernens (**Kap. 2**) (Herold-Majumdar, 2018).

4.1.6 Debriefing

„Feedback zählt zu den wichtigsten und zentralsten Elementen des Lernens. Feedback geben und Feedback nehmen sind gerade in der klinischen Aus- und Weiterbildung ein äußerst wichtiges Instrument im Aufbau von Expertise" (Breuer, 2018, S. 77).

Ablegen der Rolle „Pflegefachperson"

Durch das gegenseitige Feedback von Auszubildenden und Moderatoren kann die Wirksamkeit der Simulationserfahrung empirisch belegt verbessert werden (Breuer, 2018). Als ein wichtiger Bestandteil des Debriefings sollte das Ablegen der Rolle als Pflegefachperson sowie der weiteren Rollen integriert werden. Dazu könnte innerhalb der Simulation ein Signalton ertönen oder eine Filmklappe eingesetzt werden. Durch die Integration der schauspielerischen Methoden lernen die Auszubildenden, eine Sequenz abzuschließen. Dazu wurde zudem eine kurze Pause während der Simulationssequenzen für das Szenario eingeplant. In diesen Minuten können z. B. Meditationstechniken dabei helfen, um wieder in das „Hier und Jetzt" zurückzufinden. Eine geeignete Methode kann bei jedem Teilnehmer individuell anders gestaltet werden, solange es dazu beiträgt, die

Rolle abzulegen und sich auf das anschließende Feedback vorzubereiten.

GAS-Methode

Für das Szenario „Opa hat genug vom Zucker" wird vorgesehen, keine Videoaufnahmen zu erstellen. Aus diesem Grund wird das Debriefing auch nicht videogestützt geplant und mit einer verbalen Methode der Nachbesprechung erläutert. Durch die Nachbesprechung können die Auszubildenden und Studierenden ihre Lernergebnisse einschätzen, ihr eigenes Handeln reflektieren und selbstständig Lösungsstrategien entwickeln. Das Debriefing zählt somit als wichtigste Einheit einer simulationsbasierten Erfahrung für die Teilnehmer und Teilnehmerinnen. Die Nachbesprechung ist am effektivsten, wenn sie strukturiert und direkt im Anschluss der Simulation durchgeführt wird. Deshalb wurde eine systematische und standardisierte Methode für die Nachbesprechung des Szenarios „Opa hat genug vom Zucker" ausgewählt – die *Gather, Analyze, Summarize-Methode*. Die GAS-Methode wird nach Cheng et al. (2012) in drei Abschnitte aufgeteilt **(Abb. 4-9)**. Die Methode legt den Schwerpunkt auf die Selbstreflexion der Lernenden und bezieht gleichzeitig die bisherigen beruflichen Erfahrungen ein. Die theoretischen Grundlagen der GAS-Methode basieren auf verschiedenen Lerntheorien und ist durch die Mitarbeit von mehreren Fachexperten entstanden. Für das Debriefing wurde ein Arbeitsblatt zur erleichterten Anwendung und zur Dokumentation der GAS-Methode erstellt **(Kap. 6.1.5.)**.

Im ersten Teil des Debriefings werden Reaktionen zur Simulationserfahrung ausgetauscht und Fakten geklärt (*Gather*). Die Lernenden beschreiben das Szenario und was geschehen ist und identifizieren dadurch ihre eigenen Wissenslücken. Der Schwerpunkt der Nachbesprechung besteht aus einer konstruktiven Diskussion und Analyse der beobachteten Leistungslücken (*Analyze*). Der Teilnehmer bekommt die Chance, die Gründe seines Handelns darzulegen, die ihn zu einer bestimmten Handlung bewegt haben. Der Moderator kann gezielt versuchen, die vorhandenen Leistungslücken zu schließen. Nachdem der Fokus auf die Defizite gerichtet wurde, sollten auch positive Handlungen betrachtet werden. Dazu kann der Lernende zwei sehr gut gelungene Situationen schildern. Zum Abschluss werden die gesammelten Informationen zusammengefasst (*Summarize*). Der Lernende formuliert eine sogenannte „Take Home Message" mit eigenständigen Lösungsstrategien, um die Defizite zu schließen. Dadurch kann das kritische Denken und eine verbesserte berufliche Praxis angeregt werden (Cheng et al., 2012).

Der Moderator versucht eine respektvolle und sichere Umgebung herzustellen, damit das Feedback gut angenommen und nachhaltig umgesetzt werden kann. Dazu gehört auch die Vorbereitung der Teilnehmenden auf das Feedback. Laut empirischen Forschungen gelingt dies am effizientesten mit einer Frage, die das Feedback anbahnt. Eine solche Frage könnte z. B. lauten: „Sind Sie bereit, ein Feedback zu erhalten?". Hierdurch erhält der Auszubildende die Möglichkeit, sich aktiv darauf einzustellen und kann ggf. eine Pause einfordern, bis er bereit ist.

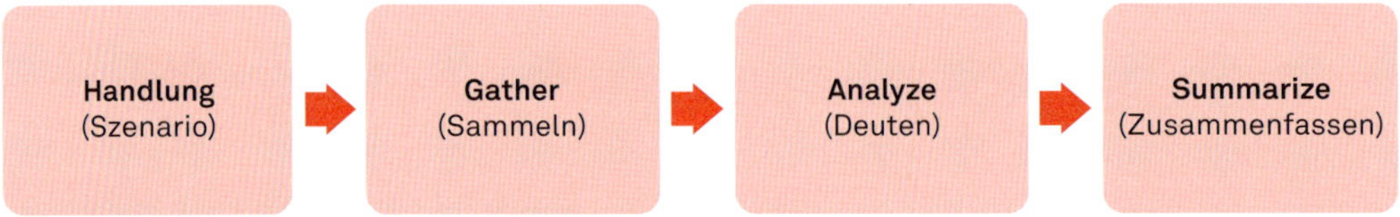

Abbildung 4-9: GAS-Methode (Quelle: Eigendarstellung in Anlehnung an Cheng et al., 2012, S. 592–593)

4.1.7 Lern-/Lehrzielerreichung

Überprüfung der Zielerreichung

Schlussendlich wurde für das Szenario eine Kurzanleitung nach der Content Validity Form (**Kap. 3**) der Cleveland Clinic erstellt, welche in **Kapitel 6.1.1** dargestellt ist. Dadurch ist eine Validitätsüberprüfung möglich und kann die Lernergebniskontrolle erleichtern (Rutherford-Hemming, 2015). Für die weitere Entwicklung des Szenarios sollte eine regelmäßige Evaluation stattfinden. Dazu eignet sich bspw. das „Creighton Competency Evaluation Instrument (C-CEI®)" (Creighton University College of Nursing, 2013) zur Bewertung der Teilnehmer und Teilnehmerinnen in der simulierten klinischen Umgebung. Im Gegensatz zu anderen Evaluationsinstrumenten konnte für das C-CEI® eine Validität und Reliabilität nachgewiesen werden (Parsons et al., 2012). Das Instrument besteht aus 23 Items, die in die Kategorien Beurteilung, Kommunikation, klinische Beurteilung und Patientensicherheit unterteilt sind. Bei der Bewertung der Lernenden nach dem C-CEI® fließen alle Schritte des Pflegeprozesses in die Beurteilung ein, weshalb sich das Instrument besonders für das Szenario „Opa hat genug vom Zucker" eignet. Für die Verwendung empfiehlt die Creighton University die Entwicklung eines Schulungsprogramms für die Moderatoren durch die Bildungseinrichtungen. Dadurch kann ein gemeinsamer Konsens über die erwarteten Verhaltensweisen, die die Teilnehmer zeigen müssen, um die Kompetenzergebnisse des Szenarios zu erreichen, entwickelt werden. Überdies sollten die Moderatoren sowie die gesamte Simulation durch die Teilnehmer und Teilnehmerinnen evaluiert werden, um eine kontinuierliche Verbesserung des CSL entsprechend den Anforderungen der Lernenden anzustreben.

Zur Messung der Beratungsqualität existieren nach derzeitigem Kenntnisstand keine geeigneten Instrumente. Ein erster Ansatz könnte aus der vorgestellten Definition einer Pflegeberatung **(Kasten 4.4)** entwickelt werden, wobei die Komponenten der Pflegeberatung als zu erreichende Kompetenzen verstanden werden. Diese sind beispielhaft in Anlehnung an die Definition in **Abbildung 4-10** dargestellt. Durch die Zusammenführung der Definition einer Pflegeberatung als Grundlage eines Instruments zur Qualitätsmessung und des entwickelten Szenarios könnte eine zusammengehörige Einheit gebildet werden. Dies ist jedoch nur eine erste Idee und müsste durch weitere Forschungsarbeiten weiterentwickelt werden.

Die häufigste Methode zur Überprüfung der Kompetenzen und Lernziele in der klinischen Simulation sind die Objective Structured Clini-

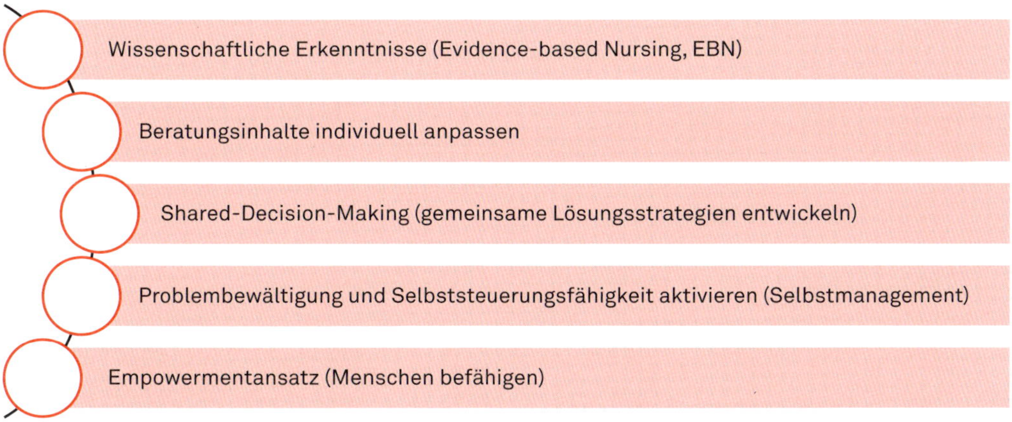

Abbildung 4-10: Kriterien für eine professionelle Pflegeberatung (Quelle: Eigendarstellung)

cal Ecaminations (OSCE). Für das vorgestellte Szenario „Opa hat genug vom Zucker“ eignet sich die Methode grundsätzlich auch, da sie u. a. für die Überprüfung von zwischenmenschlichem Verhalten und der Kommunikationsfähigkeit verwendet wird. Die OSCE-Prüfung lässt sich auf die erwarteten Lernziele des Rahmencurriculums für die Pflege zuschneiden. Zudem ist das Szenario reliabel durch eine übereinstimmende Fallpräsentation und -bewertung. Jedoch ist aufgrund der Methode des Sequenzierens eine Überprüfung im Rahmen einer OSCE wegen der verschiedenen Gesprächssequenzen nicht einheitlich bewertbar. Zusammenfassend eignet sich das Szenario aufgrund der kommunikativen Kompetenzüberprüfung nicht für eine standardisierte OSCE-Prüfung, da in der Regel klinisch-praktische Fähigkeiten im Fokus stehen. Zudem ist eine standardisierte und validierte Checkliste, wie sie für eine OSCE üblich ist, aufgrund der genannten Problematik des Sequenzierens schwer zu entwerfen (Sopka et al., 2018). Für die Pflegeberatung, wie sie für das Szenario definiert wurde, gibt es keinen Standard, da jeder Auszubildende seine individuell recherchierten Inhalte einbringen darf. Für das Szenario „Opa hat genug vom Zucker“ wurde dennoch eine Handlungsbewertungsliste für eine OSCE-Prüfung entworfen. Denn aktuell konnten keine vergleichbaren Alternativen gefunden werden, die sich besser eignen würden.

Für die Handlungsbewertungsliste wurden deshalb für alle Sequenzen Bewertungen entworfen. Bei der Bewertung sollten demnach verschiedene Punkte übersprungen bzw. unbeachtet oder ergänzt werden, je nachdem welche Sequenz der Lernende in der Simulation durchläuft. Die Handlungsbewertungsliste ist in **Kapitel 6.1.3** einzusehen. Dabei ist es ratsam, die Betrachtungspunkte der Autorin einzubeziehen und kritisch abzuwägen, ob dieses Szenario für eine OSCE-Prüfung geeignet ist.

Eine weitere Methode zur Lernüberprüfung für das entwickelte Szenario stellt die Multiscore-Bewertung dar. Die Methode kann z. B. mit einer Peer-Bewertung sowie einer Patientenbewertung umgesetzt werden (Sopka et al., 2018). Dazu geben die Teilnehmenden in der Beobachterrolle ein formatives Feedback an die aktiven Teilnehmer ab. Zudem kann der Simulationspatient ein formatives und summatives Feedback an die Teilnehmer geben. Hierbei sollte jedoch die Anonymität und Diskretion des Feedbacks unbedingt beachtet werden, da sich die Teilnehmenden sonst nur schwer auf diese Methode einlassen können. Zudem ist die Multiscore-Bewertung teilweise kritisch zu beurteilen, da die Bewertung von unerfahrenen Auszubildenden vorgenommen wird.

Lehrevaluation

Die Lehrevaluation kann mithilfe der vorgestellten Simulation Design Scale der National League for Nursing (NLN, 2005) erfolgen. Für das Szenario „Opa hat genug vom Zucker“ sollten v. a. die Items „Support“ und „Problem Solving“ des Evaluationsinstrumentes Beachtung finden (NLN, 2005). Der Support, die Unterstützung während der Simulationserfahrung, ist entscheidend, da die Teilnehmer und Teilnehmerinnen eine eventuell emotionale Erfahrung verarbeiten müssen. Der (Schauspiel-)Patient kann eine laute Stimme annehmen, angreifende Worte verwenden oder eine ablehnende Haltung zeigen und dadurch eventuell Triggerpunkte bei den Auszubildenden treffen, welche unbedingt durch einen guten Support aufzuarbeiten sind. In diesem Zusammenhang ist auch das „Problem Solving“, die Problembewältigung, zu nennen. Die Bewältigung sollte durch den Moderator aktiv unterstützt werden. Aus diesem Grund ist die Lehrevaluation eine wichtige Methode, um dies stetig verbessern zu können. Dadurch können die Auszubildenden einen hohen Lerneffekt erreichen, welcher nicht von schlechten Erfahrungen geprägt ist. Letztendlich kann erst dadurch die motivierende Gesprächsführung als innovative pflegerische Intervention Anwendung in der Praxis finden. Es ist notwendig, die bisherigen „Pflegeberatungen“ aufzubrechen und zu überdenken.

Gleichzeitig muss die Evidence-Basierung der motivierenden Gesprächsführung regelmäßig überprüft werden, da immer wieder neue wissenschaftliche Erkenntnisse erzeugt werden. Aus diesem Grund sind eine ständige Weiterentwicklung und Überarbeitung des Szenarios unabdingbar, um eine evidence-basierte Ausbildung und Praxis zu ermöglichen.

4.1.8 Literatur

Allwicher, V. (2009). Beratung als professionelles Handlungsfeld in der Pflege. *Intensiv, 17*(04), 183–191. https://doi.org/10.1055/s-0029-1235141

Azami, G., Soh, K.L., Sazlina, S.G., Salmiah, M.S., Azami, S., Mozafari, M. & Taghinejad, H. (2018). Effect of a Nurse-Led Diabetes Self-Management Education Program on Glycosylated Hemoglobin among Adults with Type 2 Diabetes. *Journal of Diabetes Research, 8*, 1–12. https://doi.org/10.1155/2018/4930157

Behrens, J. & Langer, G. (2016). *Evidence-based Nursing and Caring. Methoden und Ethik der Pflegepraxis und Versorgungsforschung – Vertrauensbildende Entzauberung der „Wissenschaft“* (4. Aufl.). Hogrefe.

Breuer, G. (2018). Simulators don't teach – Lernprozesse und Simulation. In M. St. Pierre & G. Breuer (Hrsg.), *Simulation in der Medizin. Grundlegende Konzepte – klinische Anwendung* (2. Aufl., S. 75–80.). Springer. https://doi.org/10.1007/978-3-662-54566-9_5

BZgA – Bundeszentrale für gesundheitliche Aufklärung. (2017). *Pressemitteilungen. Sind ältere Menschen in Gesundheitsfragen gut informiert?*. Zugriff am 04. November 2020 unter https://www.bzga.de/presse/pressemitteilungen/2017-05-22-sind-aeltere-menschen-in-gesundheitsfragen-gut-informiert-1/

Chen, S.M., Creedy, D., Lin, H.-S. & Wollin, J. (2012). Effects of motivational interviewing intervention on self-management, psychological and glycemic outcomes in type 2 diabetes: A randomized controlled trial. *International Journal of Nursing Studies, 49*, 637–644. https://doi.org/10.1016/j.ijnurstu.2011.11.011

Cheng, A., Rodgers, D.L., van der Jagt, É., Eppich, W. & O'Donnell, J. (2012). Evolution of the pediatric advanced life support course: Enhanced learning with a new debriefing tool and web-based module for pediatric advanced life support instructors. *Pediatric Critical Care Medicine, 13*(5), 589–595. https://doi.org/10.1097/PCC.0b013e3182417709

Corbin, J. & Strauss, A. (2004). *Weiterleben lernen. Verlauf und Bewältigung chronischer Krankheit* (2. Aufl.). Verlag Hans Huber.

Cowperthwait, A. (2020). NLN/Jeffries Simulation Framework for Simulated Participant Methodology. *Clinical Simulation in Nursing, 42*, 12–21. https://doi.org/10.1016/j.ecns.2019.12.009

Creighton University College of Nursing. (2013). *Creighton Competency Evaluation Instrument (C-CEI®).* Retrieved 09. February 2021 from https://blueq.co1.qualtrics.com/CP/File.php?F=F_6A9wVc3ORSVf4YB

DBfK – Deutscher Berufsverband für Pflegeberufe e.V. (Hrsg.). (2011). *Gesundheitsförderung und Prävention. Handlungsfelder der Pflege.* Zugriff am 17. März 2022 unter https://www.dbfk.de/media/docs/download/DBfK-Positionen/Positionspapier_PHN_Handlungsfelder_2021.pdf

DDG – Deutsche Diabetes Gesellschaft & diabetesDE Deutsche Diabetes Hilfe. (Hrsg.). (2018). *Deutscher Gesundheitsbericht Diabetes 2019. Die Bestandsaufnahme.* Verlag Kirchheim & Co GmbH.

DDG – Deutsche Diabetes Gesellschaft & diabetesDE Deutsche Diabetes Hilfe. (Hrsg.). (2019). *Deutscher Gesundheitsbericht Diabetes 2020. Die Bestandsaufnahme.* Verlag Kirchheim & Co GmbH.

Destatis – Statistisches Bundesamt (Destatis). (Hrsg.). (2020). *Mehr Pflegebedürftige.* Zugriff am 02. Oktober 2020 unter https://www.destatis.de/DE/Themen/Querschnitt/Demografischer-Wandel/Hintergruende-Auswirkungen/demografie-pflege.html

DGfB – Deutsche Gesellschaft für Beratung e.V. (Hrsg.). (2020). *Wie erkenne ich gute Beratung? Eine Information für Ratsuchende.* Zugriff am 02. Februar 2021 unter https://dachverband-beratung.de/dokumente/Wie%20erkenne%20ich%20gute%20Beratung_DGfB_Flyer_2014.pdf

DiClemente, C.C. & Prochaska, J.O. (1998). Towards a comprehensive, trans-theoretical model of change. In W.R. Miller & N. Heather (Hrsg.), *Treating Addictive Behaviors* (S. 3–24). Plenum Press. https://doi.org/10.1007/978-1-4899-1934-2_1

Dogru, A., Ovayolu, N. & Ovayolu, O. (2019). The effect of motivational interview persons with diabetes on self-management and metabolic variables. *Journal of the Pakistan Medical Association, 69*(3), 294–300.

Fachkommission nach § 53 Pflegeberufegesetz. (2020). *Rahmenpläne der Fachkommission nach § 53 PflBG* (2. Aufl.). Verlag Barbara Budrich.

Fehm-Wolfsdorf, G. (2009). *Diabetes mellitus. Fortschritte der Psychotherapie*. Hogrefe.

Fiechter, V. & Meier, M. (1981). *Pflegeplanung: Eine Anleitung für die Praxis*. ROCOM.

Georg, J. (2019). Advanced Care Planning. In M.E. Doenges, M.F. Moorhouse & A.C. Murr (Hrsg.), *Pflegediagnosen und Pflegemaßnahmen* (6. Aufl.). Hogrefe.

Georg, J. (2021). Patientenedukation und Pflegeprozess. In M. Schieron, C. Büker & A. Zegelin (Hrsg.), *Patienten- und Familienedukation in der Pflege* (S. 291–307). Hogrefe.

Gerholz, K.-H. (2017). Der Weg zu selbstreguliertem Lernen als didaktische Herausforderung. In K. Amborst-Weihs, C. Böckelmann & W. Halbeis (Hrsg.), *Selbstbestimmt lernen – Selbstlernarrangements gestalten* (S. 27–37). Waxmann.

GESIS – Leibniz-Institut für Sozialwissenschaften. (Hrsg.). (2012). *Ein Messinstrument zur Erfassung subjektiver Kompetenzerwartungen. Allgemeine Selbstwirksamkeit Kurzskala (ASKU)*. Zugriff am 13. Februar 2021 unter https://www.psycharchives.org/bitstream/20.500.12034/431/1/PT_9006490_ASKU-Manual_2012.PDF

Grötken, K. & Hokenbecker-Belke, E. (2006). *Das Trajekt-Modell*. Zugriff am 03. Februar 2021 unter https://www.yumpu.com/de/document/read/9571760/das-trajekt-modell.pdf

Grötken, K. (2006). Das Trajekt-Modell. Im Mittelpunkt der chronische kranke Patient als aktiver Partner. *Die Schwester. Der Pfleger, (04)*, 270–274.

Heiligmann, S., Herbers, T., Klimek, M., Lauber, A., Ludwig, J. & Schleyer, D. (Hrsg.). (2019). *I care – PflegeExamen KOMPAKT*. Georg Thieme.

Herold-Majumdar, A. & Jobst, R. (2020). Das interaktive Beratungskonzept. In MDK Bayern, FH Deggendorf (Hrsg.), *Die Pflegeberatung. Was müssen Pflegeberater, Ärzte und Kassen wissen? Berufsbild – Einsatzspektrum – Beratungspraxis* (4. Aufl., S. 73–79). ecomed Medizin.

Herold-Majumdar, A. (2018). Ein Kompetenzmodell für die ko-kreative Lehre. In J. Kemser & A. Kerres (Hrsg.), *Lehrkompetenz lehren* (S. 129–149). de Gruyter Oldenbourg. https://doi.org/10.1515/9783110500707-007

Hüper, C. & Hellige, B. (2015). *Professionelle Pflegeberatung und Gesundheitsförderung für chronisch Kranke. Rahmenbedingungen – Grundlagen – Konzepte – Methoden* (3. Aufl.). Mabuse.

INACSL – International Nursing Association for Clinical Simulation and Learning. (2016). INACSL standards of best practice: SimulationSM. *Clinical Simulation in Nursing, 12*, 39–47. https://doi.org/10.1016/j.ecns.2016.09.012

Jaki, C., St. Pierre, M. & Breuer, G. (2018). Vom Zimmer zum Zentrum – „form follows function“. In M. St. Pierre & G. Breuer (Hrsg.), *Simulation in der Medizin. Grundlegende Konzepte – klinische Anwendung* (2. Aufl., S. 21–46). Springer. https://doi.org/10.1007/978-3-662-54566-9_2

Jeffries, P.R. (Hrsg.). (2016). *The NLN Jeffries Simulation Theory*. Wolters Kluwer.

Kähm, K., Holle, R. & Laxy, M. (2018). Kosten von Komplikationen erstmals detailliert berechnet. *Deutsches Ärzteblatt, 17*, 14–16. https://doi.org/10.3238/PersDia.2018.04.27.03

Kerres, A. & Wissing, C. (2020). *Planspiele Pflege und Gesundheit. Anwendungsbeispiele für die berufliche Bildung* (1. Aufl.). Kohlhammer.

Kerres, A., Wissing, C. & Wershofen, B. (Hrsg.). (2021). *Skillslab in Pflege und Gesundheitsfachberufen. Intra- und interprofessionelle Lehrformate*. Springer. https://doi.org/10.1007/978-3-662-61928-5

Kirsten, A. & Kagermann, D. (2018). Simulation in der Berufsbildung der Pflege. In M. St. Pierre & G. Breuer (Hrsg.), *Simulation in der Medizin. Grundlegende Konzepte – klinische Anwendung* (2. Aufl., S. 445–464). Springer. https://doi.org/10.1007/978-3-662-54566-9_30

Klemperer, D. (2020). *Sozialmedizin – Public Health – Gesundheitswissenschaften* (4. Aufl.). Hogrefe. https://doi.org/10.1024/86016-000

Köster, I., Schubert, I. & Huppertz, E. (2012). Fortschreibung der KoDiM-Studie: Kosten des Diabetes mellitus 2000–2009. *Deutsche Medizinische Wochenschrift, 137*(19), 1013–1016. https://doi.org/10.1055/s-0032-1304891

Kuiper, R.A., O'Donnell, S., Pesut, D.J. & Turrise, S.L. (2023). *Das OPT-Pflegeprozess-Modell. Essentials der klinischen Entscheidungsfindung und reflektierte Pflegepraxis für Pflegefachpersonen und -studierende*. Hogrefe.

Lewis, D.Y. & Ciak, A.D. (2011). The Impact of a Simulation Lab Experience for Nursing Students. *Nursing Education Perspectives, 32*(4), 256–258. https://doi.org/10.5480/1536-5026-32.4.256

London, F. (2010). *Informieren, Schulen, Beraten. Praxishandbuch zur pflegebezogenen Patientenedukation* (2. Aufl.). Hogrefe.

Mathew, L., Brewer, B.B., Crist, J.D. & Poedel, R.J. (2017). Designing a Virtual Simulation Case for

Cultural Competence Using a Community-Based Participatory Research Approach. A Puerto Rican Case. *Nurse Educator, 42*(4), 191–194. https://doi.org/10.1097/NNE.0000000000000338

Miller, W. R. & Rollnick, S. (2002). *Motivational interviewing. Preparing People for Change* (2. Aufl.). The Guilford Press. https://doi.org/10.1097/01445442-200305000-00013

Moorhead, S., Johnson, M., Maas, M. & Swanson, E. (Hrsg.). (2013). *Pflegeergebnisklassifikation (NOC)* (2. Aufl.). Verlag Hans Huber.

NANDA-I – North American Nursing Diagnosis Association. (Hrsg.). (2019). *Pflegediagnosen. Definitionen und Klassifikationen 2018–2020* (1. Aufl.). RECOM.

NLN – National League for Nursing. (2005). *Simulation Design Scale (Student Version)*. Zugriff am 27. April 2022 unter https://www.nln.org/docs/default-source/uploadedfiles/professional-development-programs/nln-instrument-simulation-design-scale.pdf?sfvrsn=56f5d60d_0

OECD/EU – Organisation for Economic Co-operation and Development. (2018). *Health at a Glance: Europe 2018: State of Health in the EU Cycle*. OECD Publishing.

Oh, P.-J., Jeon, K. D. & Koh, M. S. (2015). The effects of simulation-based learning using standardized patients in nursing students: A meta-analysis. *Nursing Education Today, 35*(5), 6–15. https://doi.org/10.1016/j.nedt.2015.01.019

Parsons, M. E., Hawkins, K. S., Hercinger, M., Todd, M. & Manz, J. A. (2012). Improvement in Scoring Consistency for the Creighton Simulation Evaluation Instrument©. *Clinical Simulation in Nursing, 8*(6), 233–238. https://doi.org/10.1016/j.ecns.2012.02.008

Peters, T. & Thrien, C. (Hrsg.). (2018). *Simulationspatienten. Handbuch für die Aus- und Weiterbildung in medizinischen und Gesundheitsberufen* (1. Aufl.). Hogrefe. https://doi.org/10.1024/85756-000

Petersmann, A., Müller-Wieland, D., Müller, U. A., Landgraf, R., Nauck, M., Freckmann, G., Heinemann, L. & Schleicher, E. (2019). Definition, Classification and Diagnosis of Diabetes Mellitus. *Experimental and Clinical Endocrinology & Diabetes, 127*(S01), 1–7. https://doi.org/10.1055/a-1018-9078

Reibnitz, C. & Sonntag, K. (2018). Nachhaltige Beratung bei Diabetes mellitus – eine Pflegeaufgabe. *PFLEGE Zeitschrift, 71*(5), 36–37. https://doi.org/10.1007/s41906-018-0495-8

Rutherford-Hemming, R. (2015). Determining Content Validity and Reporting a Content Validity Index for Simulation Scenarios. *Nursing Education Perspectives, 36*(6), 389–393. https://doi.org/10.5480/15-1640

Schaeffer, D. & Petermann, F. (2020). *Patientenberatung/Patientenedukation*. Zugriff am 02. Februar 2021 unter https://www.leitbegriffe.bzga.de/alphabetisches-verzeichnis/patientenberatung-patientenedukation/

Schieron, M., Büker, C. & Zegelin, A. (Hrsg.). (2021). *Patienten- und Familienedukation in der Pflege*. Hogrefe. https://doi.org/10.1024/86041-000

Smith, C. M., Gephardt, E. G. & Nestel, D. (2015). Applying the Theory of Stanislawski to Simulation: Stepping into Role. *Clinical Simulation in Nursing, 11*, 361–367. https://doi.org/10.1016/j.ecns.2015.04.001

Sopka, S., Simon, M. & Beckers, S. K. (2018). „Assessment drives learning“: Konzepte zur Erfolgs- und Qualitätskontrolle. In M. St. Pierre & G. Breuer (Hrsg.), *Simulation in der Medizin. Grundlegende Konzepte – klinische Anwendung* (2. Aufl., S. 97–108). Springer. https://doi.org/10.1007/978-3-662-54566-9_8

Tamayo, T., Brinks, R., Hoyer, A., Kuß, O. & Rathmann, W. (2016). The Prevalence and Incidence of Diabetes in Germany. An Analysis of Statutory Health Insurance Data on 65 Million Individuals From the Years 2009 and 2010. *Deutsches Ärzteblatt, 113*, 177–182. https://doi.org/10.3238/arztebl.2016.0177

Thiessen, N., Fichtner, A. & Breuer, G. (2018). Lernen im Vollzug: Der Erwerb praktischer Fertigkeiten. In M. St. Pierre & G. Breuer (Hrsg.), *Simulation in der Medizin. Grundlegende Konzepte – klinische Anwendung* (2. Aufl., S. 83–89). Springer. https://doi.org/10.1007/978-3-662-54566-9_6

Zeyfang, A., Wernecke, J. & Bahrmann, A. (2019). Diabetes mellitus im Alter. *Diabetologie, 14*(Suppl 2), 207–213. https://doi.org/10.1055/a-0898-9757

Weiterführende Literatur

Hartz, S., Aust, K., Gottfried, L. M. & Kurtz, C. (2022). *Kompetenzentwicklung und Lerntransfer in der Hochschullehre. Eine empirische Studie mit Erhebungs- und Auswertungsinstrumenten*. Springer. https://doi.org/10.1007/978-3-658-31062-2

Padden-Denmead, M. L., Scaffidi, R. M., Kerley, R. M. & Farside, A. L. (2016). Simulation With Debriefing and Guided Reflective Journaling to Simulate

Critical Thinking in Prelicensure Baccalaureate Degree Nursing Students. *Journal of Nursing Education, 55* (11), 645–650. https://doi.org/10.3928/01484834-20161011-07

Phrampus, P. E. & O'Donnell, J. M. (2013). Debriefing Using a Structured and Supported Approach. In A. I. Levine, S. DeMaria, A. D. Schwartz & A. J. Sim, (Hrsg.), *The Comprehensive Textbook of Healthcare Simulation,* (S. 73–84). Springer. https://doi.org/10.1007/978-1-4614-5993-4_6

4.2 Kontrakturprävention bei älteren, pflegebedürftigen Menschen

Valentina Müller

Abstract

Einschränkungen der Bewegung und Mobilität haben relevante Auswirkungen auf die Bewältigung alltäglicher Aufgaben. Gelenkkontrakturen sind eine Ursache von Bewegungseinschränkungen und damit einhergehendem steigenden Pflegebedarf. Manifestieren sich Kontrakturen, sind die Versteifungen der Gelenke nur schwer reversibel. Die Relevanz von pflegerischen Vorbeugungsmaßnahmen ist somit umso höher. Das Ziel des vorliegenden Kapitels ist eine Handreichung für die Umsetzung eines evidence-basierten Szenarios zur Simulation wirksamer Pflegeinterventionen zur Verhinderung von Kontrakturen im Rahmen der klinischen Ausbildung. Hinsichtlich Kontrakturpräventionsmaßnahmen wird dem *körperlichen Training* bereits eine hohe wissenschaftlich belegte Wirksamkeit zugesprochen. Weniger Nachweise der Wirksamkeit gibt es über Maßnahmen der aktivierend-rehabilitativen Pflege und dem aktiven Dehnen. Es wurde ein Simulationsszenario über eine Handlungsempfehlung zur Vorbeugung von Kontrakturen bei Älteren mit geringem Pflegebedarf entwickelt. Zudem wurden didaktische Empfehlungen zur Umsetzung der Vor- und Nachbereitung erläutert.

Schlüsselbegriffe: Ältere, Langzeitpflege, Kontrakturprävention, Gelenksteifigkeit, Aktivitäten des täglichen Lebens (ATL)

Der Mensch bewegt sich. Der Mensch ist mobil. „[Er] nimmt teil am Leben und Erleben und drückt sich aus in Gestalt, Bewegung und Bewegtheit" (Juchli, 1997, S. 134). Er entdeckt Orte, fertigt neue Gegenstände, schreibt seine Gedanken auf, pflegt seinen Körper und sein Umfeld. Bewegung ist Leben – Was geschieht mit dem Menschen, der in dieser natürlichen Fähigkeit eingeschränkt ist? Wie kann der Mensch seinen Alltag meistern – selbstständig?

Besonders Bewegungsbeeinträchtigungen und daraus resultierende Einschränkungen der Mobilität sind maßgebliche Faktoren für die Entstehung einer Pflegebedürftigkeit (Böhm et al., 2009).

Für die Einordnung der Pflegebedürftigkeit stellen gesundheitsbedingte Einschränkungen der Mobilität und der Selbstversorgung wichtige Kriterien dar (§ 14 SGB XI). Ende des Jahres 2019 wurden mehr als 4,1 Millionen pflegebedürftige Menschen in Deutschland verzeichnet, von denen 80 Prozent 65 Jahre und älter waren (Destatis, 2020). Auch in einem Artikel aus dem Jahr 2009 wird beschrieben, dass Pflegebedürftigkeit zwar keine unmittelbare, aber eine wahrscheinliche Konsequenz des Alterns sei (Kuhlmey, 2009). Hauptursache für die Entstehung von Bewegungs- bzw. Mobilitätsbeeinträchtigungen seien chronische Erkrankungen (Böhm et al., 2009). Vor allem kognitiven Erkrankungen, wie demenzielle Syndrome, haben eine große Bedeutung (Horn et al., 2013). Die Folgen beeinträchtigter Bewegungsfähigkeit bzw. Mobilität sind vielseitig: Die betroffenen Personen haben Aktivitätseinschränkungen im Alltag. Anhand von Indikatoren wie z.B. den Aktivitäten des täglichen Lebens nach Juchli könne der Unterstützungsbedarf eingeschätzt werden (Böhm et al., 2009). Doch auch das Sturzrisiko (Böhm et al., 2009; Horn et al., 2013; Kleina, 2014) sowie das Risiko für die Entstehung von Dekubitus und Kontrakturen kann sich erhöhen (Horn et al., 2013; Kleina 2014). Für viele langzeitpflegebedürftige Menschen bedeutet die vollstationäre Versorgung zudem eine Verschlechterung des Bewegungsstatus (Kleina, 2014).

4.2.1 Bezugsrahmen und theoretischer Hintergrund

Bei einer bestehenden Kontraktur kommt es durch die Fixierung des betroffenen Gelenks zu einer Einschränkung der Mobilität. Dies kann zu einer Verringerung der Muskelmasse und bei Bewegungsversuchen zu Schmerzen führen (IQP – Institut für Qualitätssicherung in der Pflege, 2011; Offenbächer et al., 2014). Aber auch Einsamkeit kann eine Konsequenz der Immobilität sein (IQP, 2011). Kontrakturen bedeuten je nach Ausprägung einen erhöhten Pflegebedarf und in der Folge einen personellen, zeitlichen sowie finanziellen Mehraufwand (Wagner et al., 2008, zitiert in Offenbächer et al., 2014). Durch die Folgen von Kontrakturen wird die Relevanz der Thematik als hoch eingeschätzt (IQP – Institut für Qualitätssicherung in der Pflege, 2011; Offenbächer et al., 2014). Offenbächer und Kollegen gehen davon aus, dass die Inzidenz von Kontrakturen in einer stationären Langzeitpflegeeinrichtung einen Qualitätsindikator darstellen könnte, insoweit es ein zuverlässiges Programm zur Kontrakturprävention gebe (Offenbächer et al., 2014). Anders als bei der Vermeidung von Stürzen oder Dekubitus, über die bereits umfangreiche Expertenstandards für die Pflege veröffentlicht wurden, ist bisher nichts über einen Entwurf eines Expertenstandards bekannt, der explizit die Kontrakturprophylaxe in der Pflege behandelt. Allerdings veröffentlichte das Institut für Qualitätssicherung in der Pflege (IQP – Institut für Qualitätssicherung in der Pflege, 2011) eine Übersichtsarbeit, in der der Forschungsstand und die Praxisrelevanz bzgl. Kontrakturprävention in der Langzeitpflege älterer Menschen dargestellt werden. Die Autoren verstanden diese Arbeit „als Handbuch und Nachschlagewerk für Pflegende zur Unterstützung der klinischen Entscheidungen im Praxisalltag und des Fachgesprächs im Qualitätsaudit" (IQP – Institut für Qualitätssicherung in der Pflege, 2011, S. 6).

Die Primär- bzw. Sekundärprävention von Kontrakturen wird in der Literatur empfohlen, da eine fixierte Gelenkversteifung als sehr schwer zu behandeln gilt (Clavet et al., 2008). Pflegeansätze zur Förderung der funktionalen Gesundheit seien gängige Maßnahmen zur Vorbeugung von Kontrakturen (Wagner et al., 2008, zitiert in Wagner et al., 2008). Der Mangel an Wirksamkeitsstudien führt aber dazu, dass mögliche wirksame Interventionen zur Kontrakturprävention nicht bewusst durchgeführt werden. Doch die Herausforderung im Umgang mit diesem Thema beginnt bereits früher: Aus der Literatur geht bisher keine einheitliche Definition von Kontrakturen hervor (Gnass et al., 2010; IQP – Institut für Qualitätssicherung in der Pflege, 2011). Es werden zwar Einschränkungen der Bewegung beschrieben, die sich häufig an dem Umfang des Bewegungsgrades orientieren (Gnass et al., 2010). Allerdings weichen die Ergebnisparameter bzgl. (patho-)physiologischer Bewegungsgrade der Gelenke ab, was eine genaue Definition von Kontrakturen erschwert (Gnass et al., 2010). Greifbarer sind die Risikofaktoren für die Entstehung einer Kontraktur: Der Immobilität kann dabei wohl die größte Relevanz zugesprochen werden. Auch Schlaganfälle und Schmerzen erhöhen wohl das Kontrakturrisiko (IQP – Institut für Qualitätssicherung in der Pflege, 2011). Zudem könnten sich auch Traumen, Ödeme, komatöse Zustände, langandauernde oder chronische Erkrankungen, z.B. Demenz oder Morbus Parkinson, sowie freiheitsentziehende Maßnahmen (FEM) negativ auf das Kontrakturrisiko auswirken.

Es ist wichtig, dass bereits im Rahmen der Ausbildung zur Pflegefachperson auf diese relevante Thematik eingegangen wird. Dazu gehört auch zu vermitteln, weshalb das Thema diese hohe Relevanz vorweist, Kontrakturen aber nicht die gleiche Aufmerksamkeit zuteil-wird wie anderen pflegerelevanten Risiken. So kann die Sensibilität bezüglich dieser Thematik von Anfang an gefördert und somit einer Entstehung von Kontrakturen entgegengewirkt werden (Khudadad et al., 2020). Die frühe Auseinandersetzung mit der Thematik in der Ausbildung birgt aber auch die Chance, dass der Kontrakturprävention langfristig eine höhere

Tabelle 4-7: Kurzbeschreibung des Systematischen Reviews (Eigendarstellung)

Titel	Entwicklung eines evidence-basierten Szenarios zur Simulation wirksamer Pflegeinterventionen zur Verhinderung von Kontrakturen im Rahmen der klinischen Ausbildung von Studierenden der angewandten Pflegewissenschaft
Forschungsfrage	Wie kann ein evidence-basiertes Simulationsszenario über eine Intervention zur Kontrakturprävention im Rahmen der primärqualifizierenden Pflegeausbildung konkret aussehen?
Zeitraum der Suche/ Datenbanken	Dezember 2020 bis Januar 2021/Cinahl, PubMed, Cochrane Reviews, Google Scholar
Keywords	Erwachsene Ältere, Langzeitpflege, Pflege, Kontrakturprävention, Bewegungsumfang von Gelenken, Gelenksteifigkeit, Aktivitäten des täglichen Lebens, ATL, Simulationslernen, primärqualifizierende Pflegeausbildung, NLN Jeffries Simulation Theory
Suchstrategie	Sensitiv
Anzahl der im Volltext überprüften und der eingeschlossenen Studien	Auf Eignung geprüfte Volltexte n = 27 Eingeschlossene Volltexte n = 1 (In die Handlungsempfehlung aufgenommene Volltexte n = 2)

Relevanz im Pflegealltag zugesprochen wird – auch bei erfahreneren Pflegepersonen.

Mit dem Ziel, Auszubildenden der Pflege im Rahmen des Simulationslernens eine evidencebasierte Maßnahme zur Kontrakturprävention anzubieten, wurde der aktuelle Forschungsstand untersucht und ein systematisches Review entwickelt (**Tab. 4-7**).

Eingeschlossen wurde eine Studie, in der die Probanden der Interventionsgruppe fünfmal in der Woche ein körperliches Training absolvierten, das vier Komponenten beinhaltete: Kraft, Flexibilität, Gleichgewicht und Ausdauer (Roach et al., 2011). Trotz des Ausschlusses aufgrund einer mittleren Evidence wurde die Intervention der Studie von Watt et al. (2011), die aktives Dehnen beinhaltet, in das Szenario aufgenommen. Aktives Dehnen weist einen höheren Evidence-Grad auf (IQP – Institut für Qualitätssicherung in der Pflege, 2011; Scheffel & Hantikainen, 2011) und kann als Aufwärmmaßnahme in die Intervention integriert werden. Einheiten zum Aufwärmen des Körpers führen zur Anregung des Körperkreislaufs und der Gelenkbeweglichkeit sowie einer Steigerung der Aufmerksamkeit (Glück, 2004). Es wurde eine Handlungsempfehlung für die Kontrakturprävention entwickelt, in der eine Kombination aus den Interventionen der Studien von Roach et al. (2011) und Watt et al. (2011) umgesetzt wird. Auf die Handlungsempfehlung wird im Zusammenhang mit der Umsetzung des Szenarios in **Kapitel 4.2.3** genauer eingegangen.

4.2.2 Anforderungen und Zielsetzung des Szenarios

Im Folgenden wird das Szenario in das Rahmencurriculum der Pflegefachkommission nach § 53 PflBG eingebettet, die Ziele erläutert sowie die Anforderungen an die Teilnehmenden beschrieben und Sicherheitshinweise gegeben. Das Szenario zur Simulation wirksamer Pflegeinterventionen zur Verhinderung von Kontrakturen im Rahmen der klinischen Ausbildung ist in das Modul *CE 02 Zu pflegende Menschen in der Bewegung und Selbstversorgung unterstützen* bzw. *CE 02 A Mobilität interaktiv, gesundheitsfördernd und präventiv gestalten* des Rahmencurriculums der Pflegefachkommission nach § 53 PflBG eingebettet. Diese curriculare Einheit sieht vor, dass sich die Lernenden mit Menschen auseinandersetzen, „die in der Mobilität und Selbstversorgung überwiegend selbstständig sind“ (Bundesinstitut für Berufsbildung, 2020). Hier finden sich die Schwerpunkte der Gesundheitsförderung (bzw. Primärprävention) und Sekundärprävention wieder, die mit dem entwickelten Szenario zur Vermeidung von Kontrakturen vereinbar sind. Vorab lernen die Teilnehmenden im Briefing die Relevanz einer physiologischen funktionalen Gesundheit und eine entsprechende bewegungsfördernde Handlungsempfehlung kennen, die sie in der Simulation anwenden und im Debriefing reflektieren (Bundesinstitut für Berufsbildung, 2020).

Die Teilnehmenden der Simulationserfahrung stehen am Beginn ihrer Ausbildung und können keine bzw. wenig Erfahrung hinsichtlich der Kontrakturprävention vorweisen (Herold-Majumdar et al., 2019). Allerdings sollten die Auszubildenden bereits die Feedback-Regeln beherrschen, die sie bestenfalls in einer vorherigen Lektion gelernt haben. Vorzugsweise besteht die Gruppe aus bis zu sechs Teilnehmenden, da sich diese Größe als vorteilhaft für den Lerneffekt herausgestellt hat (Herold-Majumbar et al., 2019). Einfluss auf die Lernerfahrung haben sowohl Merkmale wie das Alter und das Geschlecht, aber auch das Selbstvertrauen und das Angstniveau sowie die Rahmenbedingungen des Simulationsszenarios und die Vorbereitung auf die Einheit (Jeffries et al., 2015). Alle Teilnehmenden übernehmen die passive Rolle der Beobachter, nehmen aber auch aktiv am Simulationsszenario teil. In dem entwickelten Simulationsszenario ist bisher nicht vorgesehen, dass alle Teilnehmenden die Rolle der intervenierenden Pflegefachperson einnehmen, da der zeitliche Rahmen nur eine begrenzte Anzahl an Durchgängen zulässt. So ergibt sich allerdings der Vorteil, dass sich die Teilnehmenden aussuchen dürfen, ob sie die Rolle der Pflegeempfänger oder die der Pflegefachperson einnehmen. Gerade am Anfang der Ausbildung kann man durch diese Wahlmöglichkeit auch Teilnehmern mit einem weniger ausgeprägten Selbstvertrauen entgegenkommen.

Ziel der Ausbildung zur Pflegefachfrau bzw. zum Pflegefachmann ist u. a. die Befähigung zur selbstständigen Durchführung der Erhebung des Pflegebedarfs sowie der Gesundheitsförderung und Prävention (§ 5 PflBG Absatz 3). Die Pflege soll dabei auf dem aktuellen Stand der Pflegeforschung erfolgen (§ 5 PflBG Absatz 2), woraus sich schließen lässt, dass Maßnahmen, die in der Ausbildung zur Pflegefachfrau bzw. zum Pflegefachmann gelehrt werden, möglichst evidence-basiert sein müssen.

Doch ohne die Kompetenz, den Pflegebedarf zuverlässig zu erheben und eine kritische Einschätzung in der Pflegeprozessplanung zu treffen (Critical Thinking) (Wilkinson, 2012, zitiert in Herold-Majumdar et al., 2019), kann es trotz der Anwendung evidence-basierter Pflegemaßnahmen zu Fehleinschätzungen und daraus resultierenden Pflegefehlern kommen.

Um diese wesentliche Kompetenz erlangen zu können, sind nicht nur die theoretischen Grundlagen, sondern auch die Transferleistung in die Praxis wichtig (Herold-Majumdar et al., 2019). Den Teilnehmern sollte „neben allen zu erarbeitenden Kenntnissen und Fertigkeiten – vor allem die Erfahrung vermittelt [werden], dass Pflege ein Beruf ist, in dem die Interaktion mit anderen Menschen face to face und vor allem body to body im Zentrum steht“ (Bundesinstitut für Berufsbildung, 2020).

Diese arbeitsorientierte Lernmethode hat positive Effekte auf die professionelle Selbstwahrnehmung, die (Berufs-)Zufriedenheit sowie die berufliche Motivation. Es wird zum einen erwartet, dass das Üben der Handlungsempfehlung zur Kontrakturprävention und das anschließende Debriefing Auswirkungen auf verschiedenen Ebenen zeigen kann (**Kap. 4.2.7**). Zum anderen wird davon ausgegangen, dass sich die Teilnehmer besser in die Rolle der Pflegeempfänger hineinversetzen können. Die zu erwartende gewonnene Handlungssicherheit der Auszubildenden kann außerdem positive Auswirkungen auf die Pflegeempfänger haben.

Die spezifischen Lernziele ergeben sich aus den erwarteten Kompetenzen, die durch das simulationsbasierte Lernen einer Maßnahme zur Kontrakturprävention erworben werden sollten. Ziele mit einer guten Aussicht auf Erfolg sollten anhand folgender Kriterien formuliert werden: spezifisch, messbar, akzeptiert, realistisch und terminiert (Storch, 2009). Je klarer Lernziele beschrieben und kommuniziert werden, desto gezielter können sich Teilnehmer mit ihnen auseinandersetzen und einfacher relevante von weniger relevanten Informationen unterscheiden (Universität Zürich, 2008). Die übergeordneten Ziele für die Teilnehmenden sind in **Tabelle 4-8** aufgeführt.

Wie die Lektion strukturiert und methodisch aufgebaut wird, damit die Teilnehmenden die formulierten Ziele bzw. die erwarteten Kompetenzen erreichen, sei ein weiterer ausschlaggebender Aspekt der Entwicklung des Simulationsszenarios (Universität Zürich, 2008).

Durch das Lernen in der Gruppe, v. a. im Rahmen des Debriefings, kann die Diversität der Teilnehmenden dazu beitragen, die Sensibilität gegenüber Pflegeempfängern zu steigern. Im Rahmen der Kontrakturprävention sollten Themen wie körperliche Nähe, Umgang mit Schmerzen und Belastbarkeit der Pflegeempfänger erlebt und diskutiert werden. Gleichzeitig sollte die individuelle Förderung, genauso wie das Lernen in der Gruppe, im Blick behalten werden. Im Kontext der Kontrakturprävention können hier die verbale und nonverbale Kommunikation, rückenschonendes Arbeiten sowie Sorgen und Ängste eine Rolle spielen. Erfahrungsberichte aus unterschiedlichen Kulturen können als konstruktiver Beitrag für die Entwicklung der personellen Kompetenzen genutzt werden. Bei Kontrakturprävention können z. B. der Umgang mit der Nähe im

Tabelle 4-8: Ziele der Lerneinheit (Eigendarstellung)

Nach der Teilnahme an dem Simulationsszenario sind die Teilnehmenden in der Rolle der Pflegefachperson in der Lage: • Die empfohlene Intervention zur Kontrakturprävention bei Erwachsenen mit geringem Pflegebedarf unter Anleitung im Rahmen der Durchführung fachgerecht zu vermitteln. • Erwachsene mit geringem Pflegebedarf im Rahmen der empfohlenen Intervention zur Kontrakturprävention in ihrer Autonomie zu unterstützen. • Im Rahmen der empfohlenen Vorgehensweise auf das Wohlbefinden der Pflegeempfänger zu achten. • Im Rahmen der empfohlenen Vorgehensweise auf ihre eigene Gesundheit zu achten. • Gegenüber den Simulationspatienten (SP) konstruktives Feedback bzgl. der Durchführung der Intervention zu äußern. • Das Grundlagenwissen über die empfohlene Intervention zur Kontrakturprävention in dem vorgegebenen Zeitrahmen regelgeleitet anzuwenden.
Nach der Teilnahme an dem Simulationsszenario sind die Teilnehmenden in der Rolle der Simulationspatienten in der Lage: • Sich in die Rolle eines Menschen mit geringem Pflegebedarf zu versetzen, der Empfänger der empfohlenen Intervention zur Kontrakturprävention ist. • Sich über das eigene Wohlbefinden zu äußern. • Dem intervenierenden Teilnehmer eine Rückmeldung über die Intervention zu geben.
Nach der Teilnahme am Debriefing sind die Teilnehmenden in der Lage: • Die (beobachtete) pflegerische Intervention zur Kontrakturprävention zusammenzufassen und unter Anleitung kritisch zu reflektieren. • Der angeleiteten Reflexion über die (beobachtete) pflegerische Intervention zur Kontrakturprävention Konsequenzen für die pflegerische Praxis abzuleiten.

kulturellen Kontext erlernt werden. Steht der Teilnehmer, der die Rolle der Pflegefachperson einnimmt, vor einer fachlichen oder methodischen Frage, regt der/die Lehrende die Beobachter zum Mitdenken an und ermutigt sie, Ideen zur Problemlösung zu äußern. Beispielsweise, wenn die Umsetzung der Übungen nicht unmittelbar funktioniert oder die Pflegeempfänger der Pflegeperson Fragen stellen, die vom Teilnehmer in der Rolle der Pflegeperson nicht unmittelbar beantwortet werden können. Der/die Lehrende sollte auch bezüglich des Debriefings ausreichend geschult sein, um eine möglichst neutrale, moderierende Rolle einzunehmen. Gerade im Hinblick auf die theoretischen Grundlagen der Thematik kann es zu Unstimmigkeiten unter den Teilnehmenden kommen. Zudem sollten Lernbedarfe und -bedürfnisse identifiziert werden, die in weiterführenden Unterrichtseinheiten aufgegriffen werden können. Durch diese Kompetenzen kann den Teilnehmenden ein geschützter Rahmen zur Reflexion ermöglicht werden (Decker et al., 2013).

Die Teilnehmenden sollten adäquates Schuhwerk während der Simulation tragen. Es ist darauf zu achten, dass weitere mögliche Sturzrisiken, wie Nässe und Gegenstände auf dem Boden, beseitigt werden. Des Weiteren werden die Materialien vorab auf Funktionsfähigkeit und Sicherheit überprüft. Die Betten müssen gebremst sein. Die Übungen der Intervention sollten kein gesundheitliches Risiko darstellen. Schwangere Teilnehmerinnen sollten sich allerdings nicht in die Rolle der Patienten begeben und nur die Rolle der Pflegefachperson übernehmen, wenn die Patienten die Übungen miteinander durchführen können.

4.2.3 Design und Simulationserfahrung

Die Entwicklung des Szenarios erfolgt auf der theoretischen Grundlage der NLN Jeffries Simulation Theory (Jeffries et al., 2015). In der Entwicklung der Kurzanleitung des evidencebasierten Szenarios zur Simulation wirksamer Pflegeinterventionen zur Verhinderung von Kontrakturen im Rahmen der klinischen Ausbildung von Pflegeauszubildenden bzw. -studierenden soll die Methode der *Content Validity Form der Cleveland Clinic* nach Rutherford-Hemming (2015) angewendet werden (**Kap. 3**).

Das Simulationsszenario findet an dem Lernort des Clinical Simulation Labs statt. Das Lernen in diesem Rahmen kann zur Verbesserung des Theorie-Praxis-Transfers beitragen. Da v.a. langzeitpflegebedürftige Personen ein erhöhtes Kontrakturrisiko haben, sollte das Simulationsszenario in einer möglichst realistisch nachgestellten Umgebung umgesetzt werden. Die kontrakturpräventive Intervention soll in einem Patienten-/Bewohnerzimmer erlernt werden. In der stationären Langzeitpflege sind meistens sowohl Einzel- als auch Doppelzimmer verfügbar. Auch im stationären Akutbereich werden mittlerweile überwiegend Ein- und Zweibettzimmer angeboten. Für die Umsetzung des Szenarios ist folgende Ausstattung der simulierten Umgebung relevant: zwei elektronisch verstellbare Patientenbetten, vier stabile, nicht rollfähige Stühle ohne Armlehnen oder Hocker, ein CD-Player oder Lautsprecher (Bluetooth) sowie ggf. Material zur audiovisuellen Aufnahme des simulationsbasierten Lernens (**Kap. 6.2.2**). Für einen erfolgreichen Transfer des theoretischen Wissens über Kontrakturprävention in die Praxis ist es wichtig, dass die Umgebung so realistisch wie möglich wirkt. Wird das Simulationsszenario beispielsweise auf den ambulanten Langzeitpflegebereich übertragen, wäre es realistischer, nur ein Bett und zwei Stühle zur Verfügung zu stellen. Die Aufgabenstellung sollte so detailliert wie möglich beschrieben werden und aus einzeln durchführbaren Aufgabenteilen bestehen, um eine anschließende Kompetenzfeststellung zu vereinfachen. Im **Kapitel 4.2.7** wird näher darauf eingegangen.

Eine möglichst ausgeprägte Realitätsnähe (high fidelity) kann durch ein realistisch nachgestelltes Patientenzimmer, Ernsthaftigkeit in der Rolle und evtl. auch Gewichte für die Extremitäten sowie bewegungseinschränkende Anzüge, die die Einschränkungen im Alter erlebbar machen sollen, erzielt werden. Für den Erfolg der Simulation sollten die Rollen der Teilnehmenden definiert und das methodische Vorgehen im Briefing sowie Debriefing detailliert beschrieben werden. Natürlich muss auch die Methodik im Szenario bestimmt und ausführlich erklärt sein. Die Teilnehmenden nehmen verschiedene Rollen in der Simulation ein. Es gibt die Rolle der Pflegefachperson, die die Intervention zur Kontrakturprävention durchführen soll. Ein bis zwei weitere Teilnehmer übernehmen die Rollen der Patienten bzw. Bewohnern. Die restlichen Teilnehmenden haben die Aufgabe, die Situation kritisch zu beobachten und sich Notizen zu machen. Es wird angeboten, die Situation audiovisuell festzuhalten und im Debriefing zu analysieren. Allerdings soll diese Möglichkeit freiwillig sein, da die noch unerfahrenen Teilnehmer eventuell unangenehm davon betroffen sein könnten.

Es wird empfohlen, die Briefing- bzw. Debriefing-Einheiten räumlich von dem Simulationslernen zu trennen. Zum einen benötigen die Einheiten unterschiedliche räumliche Voraussetzung sowie Ausstattungen. Zum anderen kann eine räumliche Trennung zuträglich sein, um den nötigen Abstand zu der simulierten Situation zu gewinnen. Im **Kapitel 6.2.1** ist eine Kurzanleitung des Simulationsszenarios dargestellt.

4.2.4 Briefing

Nach der Begrüßung erfolgt eine Information über den Rahmen der simulationsbasierten Lektion und die Ziele sowie eine Erläuterung der Arbeitsmaterialien. Vor der Schilderung der Fallsituation werden die Teilnehmenden gebeten, ihr Vorwissen über Kontrakturen und Kontrakturprävention sowohl schriftlich als auch mündlich gemeinsam zu sammeln. Zudem sollten sie verstehen, wie die Rolle der Pflegebedürftigen gespielt werden sollte, damit das Simulationsszenario so realistisch wie möglich umgesetzt werden kann. Es erfolgt auch eine Instruktion für die Beobachter. Im Anschluss wird den Teilnehmenden Raum für Fragen gegeben, sowohl zu der konkreten Fallsituation als auch zu dem Ablauf des simulationsbasierten Lernens. Die Fragen werden von dem Lehrenden beantwortet. Sollten Fragen aufkommen, die nicht unmittelbar beantwortet werden können und ggf. relevant für das Simulationsszenario sind, sollte sich eine Lehrkraft schnellstmöglich informieren und das Szenario ggf. angepasst werden. Im Briefing liegt der pädagogische Fokus v.a. auf dem Lernen in der Gruppe. In diesem Rahmen kann eine positive und professionelle Gruppendynamik gefördert werden.

Nach der theoretischen Vorbereitung folgt die Einführung in das Fallbeispiel. Der Lehrende hat die Möglichkeit, das Szenario wie eine Geschichte aus dem Praxisalltag zu erzählen. Die Teilnehmenden erhalten parallel dazu das Fallbeispiel in schriftlicher Form (**Kap. 4.2.5**) sowie Arbeitsblätter, auf denen die fiktiven Patienten bildlich und die Rollenbeschreibungen der Patienten dargestellt sind (**Abb. 4-11, Abb. 4-12a-b**).

Anhand dieser Materialien werden die Teilnehmenden dazu angehalten, die Darstellungen der Patienten mit relevanten Fakten zu versehen, um sich auch visuell auf den Fall einstellen zu können. Zudem sollen die Teilnehmenden zeigen, dass sie die erlernten Inhalte über Kontrakturen und deren Prävention sinngemäß wiedergeben können (Universität Zürich, 2008). Sie können dieses Abstraktionsniveau umsetzen, indem sie die Intervention zur Kontrakturprävention den Simulationspatienten unter Anleitung vermitteln (Universität Zürich, 2008). Anleitung bedeutet in dem Fall, dass ihnen der Ablauf der Intervention jederzeit vorliegt und die Möglichkeit besteht, sich vom Lehrenden Unterstützung zu holen. Nach der Ergebnisvorstellung dieser Arbeitseinheit folgt die Einführung in die Intervention mit einem Ablaufplan. Den Plan mit Bildern und Bildunterschriften (**Abb. 4-13**), können die Teilnehmenden zur Visualisierung der Übungen in der Simulation nutzen (eröffnet Transfermöglichkeit bei Menschen mit Sprachbarrieren oder Hörbeeinträchtigung). Es besteht zudem die Möglichkeit, dass der Lehrende die Intervention selbst durchführt. In dem Zusammenhang wird auf die Sicherheits- und Hygienehinweise verwiesen (**Kap. 4.2.3**) sowie darauf, dass Fehler erlaubt sind und diese ggf. im Debriefing reflektiert werden.

Den Teilnehmenden ist zunächst freigestellt, welche Rolle sie in dem Simulationsszenario übernehmen möchten. Sollte sich die selbstständige Aufteilung als schwierig erweisen, kann auf zufällige Zuteilungsmethoden zurückgegriffen werden. Hervorgehoben wird, dass die aktive Teilnahme an dem Szenario freiwillig ist. Für den Erfolg des simulationsbasierten Lernens ist es wichtig, dass sich die Teilnehmenden wohlfühlen. Zwei Teilnehmer oder Teilnehmerinnen sollten die Patientinnen- oder Patientenrolle übernehmen. Je nach Gruppengröße kann diese Zahl auch auf einen Patienten reduziert bzw. bis auf vier Patienten erhöht werden. Ein bis zwei Teilnehmende übernehmen die Rolle der Pflegefachperson. Auch hier ist es sinnvoll, sich an der Gruppengröße zu orientieren. Die Teilnehmenden, die die Rolle der Patienten übernehmen, sollten sich im Rahmen der Vorbereitung bereits ausreichend mit ihrer Rolle auseinandergesetzt haben. Einige haben vielleicht bereits Erfahrungen in der Praxis sammeln können, andere hatten bisher diese Möglichkeit noch nicht. Es

Arbeitsblatt	**Rollenbeschreibungen zur Simulation: Kontrakturprävention**			
Simulationspatienten				
Anzahl	☐ 1	☐ 2		
Geschlecht	☐ weiblich	☐ männlich	☐ divers	
Alter	☐ alle	☐ 0–18	☐ 18–65	☐ 65+
Ziele				
Aufgabe				

Rollenanleitungen	
Fiktive Namen der Pflegeempfänger:	Frau Kies und Frau Pohl
Zur Person:	Frau Kies
Alter:	73 Jahre
Beruf:	in Rente, ehemals Lehrerin
Äußere Erscheinung:	168 cm groß, 56 kg, im Trainingsanzug
Muttersprache:	deutsch
Persönlichkeitsmerkmale	
Extraversion:	ausgeprägt
Verträglichkeit	eher ausgeprägt
Gewissenhaftigkeit:	ausgeprägt
Emotionale Stabilität:	stabil
Diagnose/n:	beginnendes demenzielles Syndrom DMT2
Aktuelle Symptome/Phänomene	BMI 19,8; Hyperglykämie
Sozialer Status:	mittel
Wohnsituation:	zuhause, allein lebend
Ort der Intervention:	Patientenzimmer, internistische Station
Startposition im Raum:	Patientenbett
Rollenbeschreibung	
Eröffnung der Intervention *(Wer eröffnet die Interaktion?)*	Begrüßung durch Teilnehmer in der Rolle der Pflegekraft
Körperliches Befinden *(aktuelle und relevante Daten zur Vergangenheit)*	Fühlt sich beweglich; hatte vor 20 Jahren Hautkrebs, Ehemann ist vor zwei Jahren an Krebs gestorben
Aktuelle emotionale Situation des Pflegeempfängers	Lebensbejahend, aktiv
Erster Satz des Pflegeempfängers	Freut sich über Angebot der Intervention; „Ich freue mich über Ihr Angebot und mache gerne mit!“
Typische Äußerungen oder Fragen des Pflegeempfängers	„Das macht aber Spaß!“; „Endlich kann ich mich mal wieder richtig bewegen.“; „Können wir das jetzt öfter machen?“
Körperhaltung und Körpersprache	Offen, aufrecht im Bett sitzend , gespannt auf das, was jetzt kommen wird
Schwierigkeiten im Gespräch	Will z.T. mehr machen, als die Intervention es vorsieht
Nur auf Nachfrage *(Zusatzangaben zu Befinden, Sorgen, Ressourcen)*	Vermisst das Nordic Walking mit ihren Freundinnen, macht zuhause jeden morgen Gymnastik

Abbildung 4-11: Rollenbeschreibungen zur Simulation (Quelle: Eigendarstellung in Anlehnung an Schlegel, 2018, S. 20).

Zur Person:	Frau Pohl
Alter:	58 Jahre
Beruf:	in Rente, ehemals Kauffrau im EZH
Äußere Erscheinung:	174 cm groß, 82 kg, trägt Bademanten
Muttersprache:	deutsch und polnisch
Persönlichkeitsmerkmale	
Extraversion:	eher ausgeprägt
Verträglichkeit	eher ausgeprägt
Gewissenhaftigkeit:	weniger ausgeprägt
Emotionale Stabilität:	wirkt unzufrieden
Diagnose/n:	DMT2
Aktuelle Symptome/Phänomene	BMI 19,8; Hyperglykämie; Risiko eines Inaktivitäts-syndroms
Sozialer Status:	hoch
Wohnsituation:	zuhause, mit Ehemann lebend
Ort der Intervention:	Patientenzimmer, internistische Station
Startposition im Raum:	Patientenbett
Rollenbeschreibung	
Eröffnung der Intervention *(Wer eröffnet die Interaktion?)*	Begrüßung durch Teilnehmer in der Rolle der Pflegekraft
Körperliches Befinden *(aktuelle und relevante Daten zur Vergangenheit)*	Fühlt sich unbeweglich, macht keinen Sport im Alltag
Aktuelle emotionale Situation des Pflegeempfängers	Besorgt, aber ansonsten emotional stabil
Erster Satz des Pflegeempfängers	Wirkt zweifelnd, aber nicht abgeneigt; „Ich bin mir aber nicht so sicher, ob ich das kann. Ich bin ja nicht so sportlich."
Typische Äußerungen oder Fragen des Pflegeempfängers	„Ich glaube nicht, dass ich das kann." „Das ist ja doch leichter als ich dachte."
Körperhaltung und Körpersprache	Wenig Körperspannung, wackliges Bewegungsmuster
Schwierigkeiten im Gespräch	Wenig ausgeprägtes Selbstvertrauen
Nur auf Nachfrage *(Zusatzangaben zu Befinden, Sorgen, Ressourcen)*	Kocht zuhause jeden Tag, gerne auch für die große Familie, geht normalerweise jeden Sonntag in die Kirche; macht sich Sorgen um ihren Ehemann und ob er genug zu essen bekommt, während sie im KH ist
Notizen	

Abbildung 4-11: (Fortsetzung)

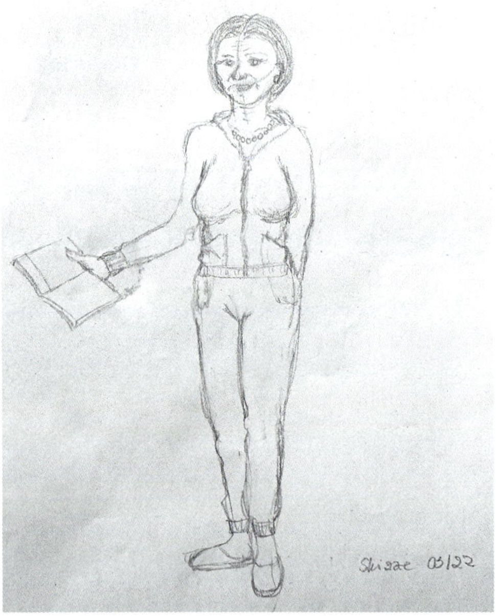

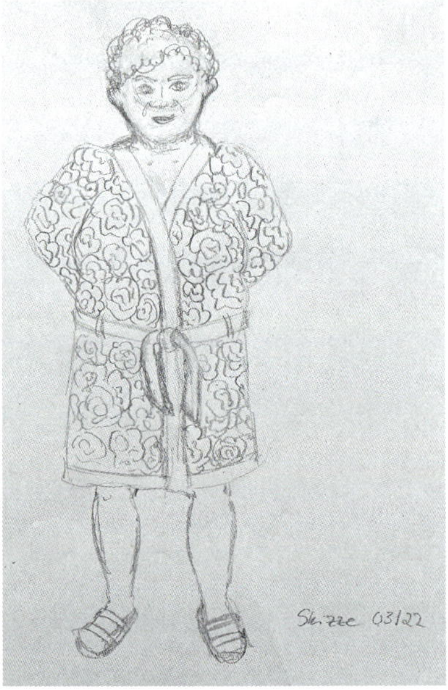

Abbildung 4-12a-b: Zwei Skizzen der Simulationspatientinnen (Quelle: V. Müller)

ist wichtig, alle Teilnehmenden – unabhängig von ihren Erfahrungswerten – auf die Rolle der Pflegefachperson vorzubereiten. Hier kann im Plenum wiederholt und gesammelt werden, welche Verhaltensweisen zu beachten sind. Allerdings sollte diesbezüglich keine explizite Rollenbeschreibung vorliegen, da die Teilnehmenden möglichst sich selbst treu bleiben sollen. Dieser Unterschied ist von der Lehrkraft ausdrücklich hervorzuheben. Zur Vorbereitung gehört auch zu besprechen, wie die Rolle wieder abgelegt werden kann, um im Anschluss als Beobachter zu fungieren und im Debriefing auf der Metaebene zu reflektieren.

4.2.5 „Morgengymnastik mit Helene Fischer"

Es folgt eine Erzählung der Fallsituation. Der Titel „Morgengymnastik mit Helene Fischer" bezieht sich auf die vermeintlichen musikalischen Vorlieben der fiktiven Pflegeempfänger und sollte das Interesse der Leserin und des Lesers wecken. Natürlich soll kein Teilnehmer die Rolle von der deutschen Sängerin übernehmen. Der Titel ist lediglich ein Vorschlag und kann, genauso wie die Fallbeschreibung, beliebig abgeändert werden.

Zu ergänzen ist, dass das Szenario auch, mithilfe von speziellen Ereignissen, verändert werden kann. Es ist bspw. realistisch, dass ein Pflegeempfänger während der Durchführung Schmerzen hat oder beinahe stürzt. Beispielhafte Ereigniskarten sind unter **Kapitel 6.2.5** aufgeführt.

Fallsituation

Sie arbeiten auf einer internistischen Station in einem Akutkrankenhaus. Während des ersten Rundgangs durch die Patientenzimmer führen Sie ein kurzes Gespräch mit Frau Kies über ihre Hobbies. Frau Kies erzählt mit leuchtenden Augen, wie sehr sie das Nordic Walking mit ihren Freundinnen vermisst und dass sie normalerweise jeden Morgen Gymnastik macht. „Um jung und fit zu bleiben", so die 73-jährige. Frau Pohl, die andere Patientin im Zimmer, verzieht dabei kaum merklich die Miene. Dann dreht sie sich schwer atmend im Bett auf die Seite, stützt sich in eine Sitzposition und steht äch-

Aufwärmeeinheit

- auf sicheres Schuhwerk achten
- An der Bettkante sitzend: 1., 2. und 3.
- Im Stehen vor dem Bett: 4. und 5.

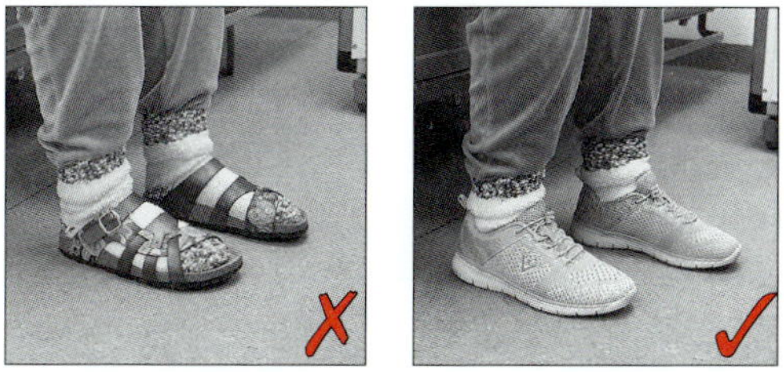

1. Kopf von links nach rechts und zurück über die Brust bewegen (Halbkreisbewegung)

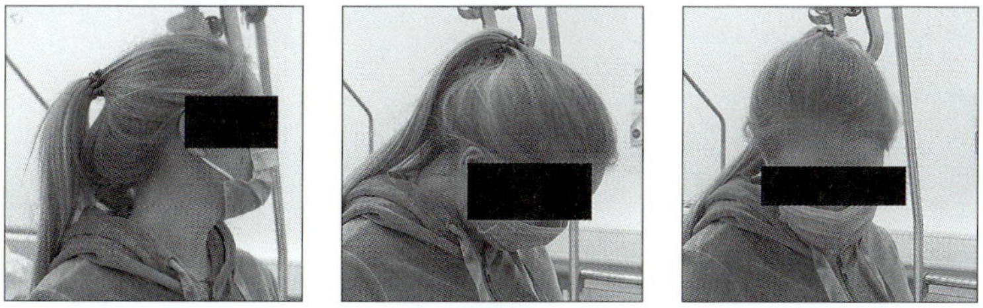

2. Schultern nach vorne und hinten rollen

3. Arme und Oberkörper strecken

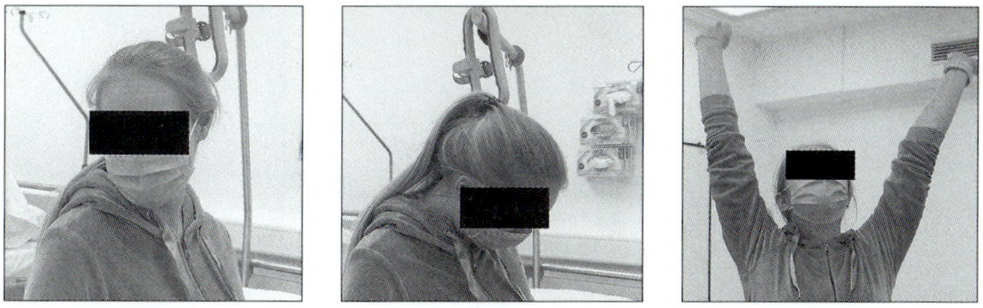

4. Knie nach vorne anheben, in Hüfthöhe das Knie zur Seite bewegen, Bein absetzen, über die Seite Knie auf Hüfthöhe anheben und wieder nach vorne bewegen, absetzen; Seite wechseln

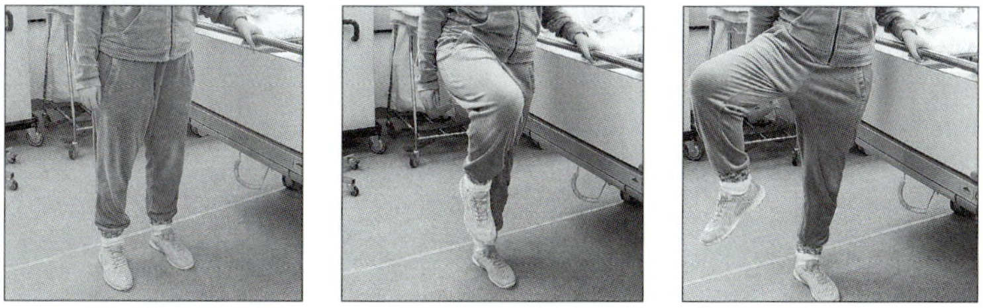

5. Hüftdehnungsübung (Helfer oder Bett als Gleichgewichtsstütze daneben)

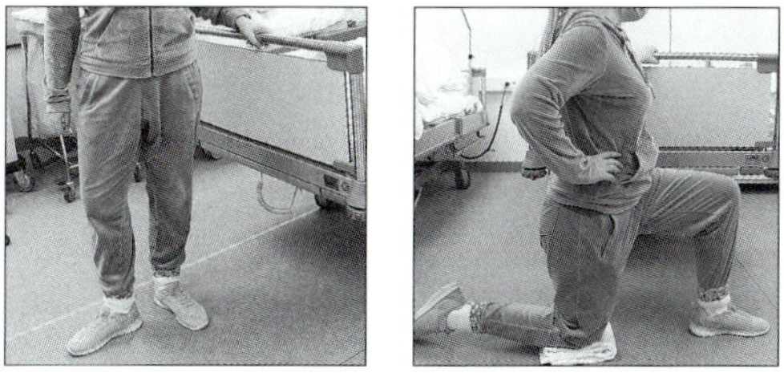

Abbildung 4-13: Ablauf der empfohlenen Intervention (Quelle: V. Müller)

Körperliche Übungseinheit
1. Kraft- und Flexibilitätsübungen zur Stärkung des Rumpfes und der unteren Extremitäten
2. Übungen für das Gleichgewicht und die Gewichtsverlagerung

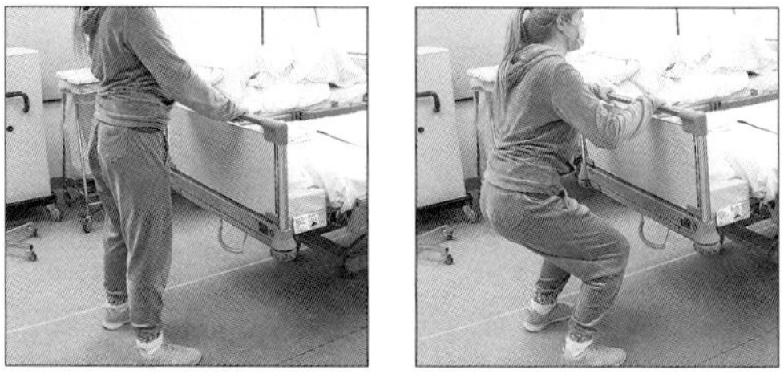

1. Übung:
Kniebeugen, gefolgt von Zehenheben

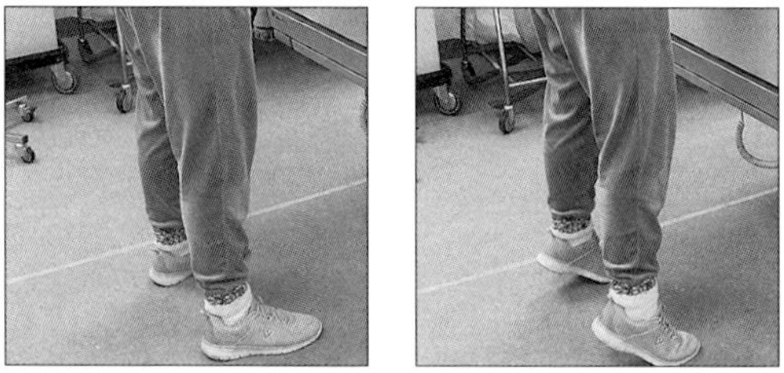

2. Übung:
Gegenübersitzen von Testperson und Helfer. Nach vorne Lehnen der Testperson und Drücken gegen Helfer, anschliessend nach hinten Lehnen während des Ziehens des Helfers

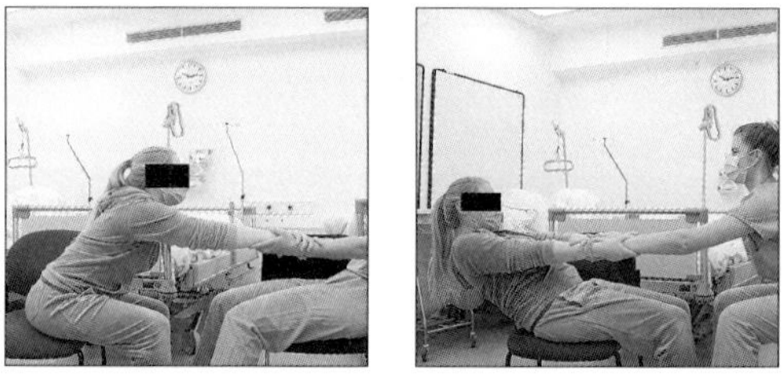

Testperson und Helfer in Tanzposition, Seitwärtsschritte nach links und rechts, rückwärts und Drehen im Kreis

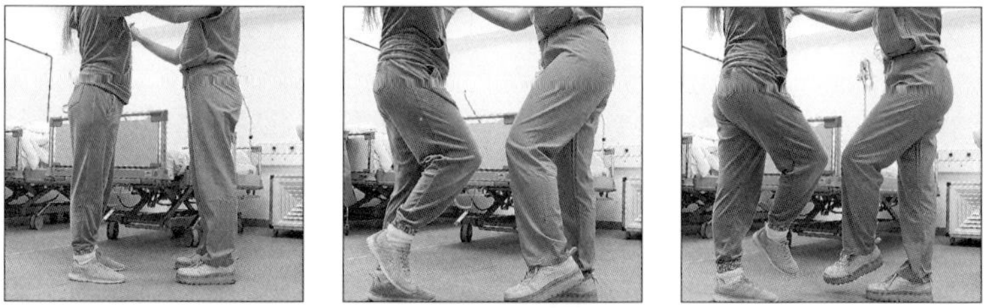

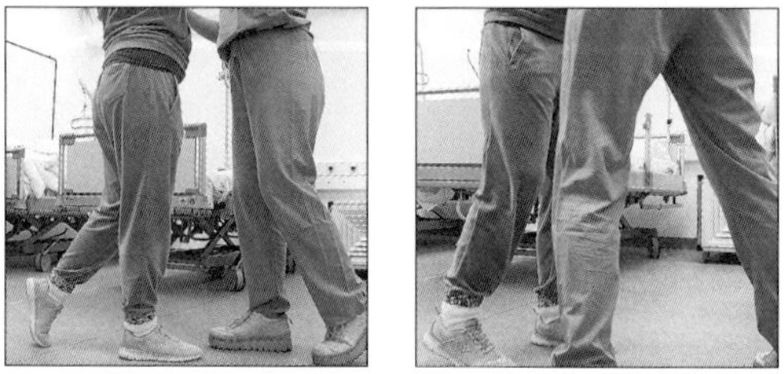

Abbildung 4-13: (Fortsetzung)

Cool-Down
1. tiefes Einatmen, über den Kopf, Heben beider Arme und ausatmen, Arme wieder nach unten bringen
2. Ausschütteln der Arme und Beine

1. Kopf von links nach rechts und zurück über die Brust bewegen (Halbkreisbewegung)

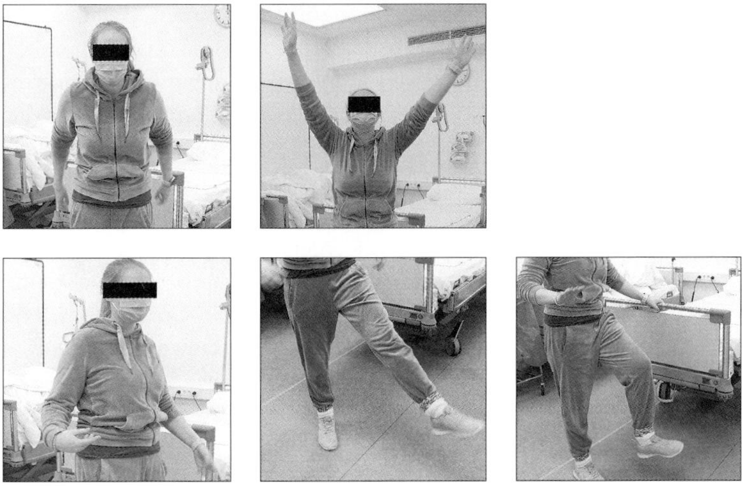

Abbildung 4-13: (Fortsetzung)

zend auf, um sich auf den Weg in die Nasszelle zu begeben. Als sie an Ihnen vorbeikommt, verdreht sie leicht die Augen, während Frau Kies munter von den „wunderschönen Nordic-Walking-Strecken" erzählt, die sie bei sich am Ammersee nutzen kann. Nach fünf Minuten klingelt in Ihrer Kitteltasche das Telefon und Frau Kies meint, sie wolle niemanden aufhalten und die Pflege hätte ja auch so viel zu tun. Sie freut sich aber über so nette junge Menschen hier. Sie bedanken sich. Beim Hinausgehen müssen Sie schmunzeln, weil Frau Pohl lautstark beim Föhnen „Atemlos durch die Nacht" von Helene Fischer anhört und Frau Kies leise mitsingt. In dem Moment kommt es Ihnen wieder in den Sinn: Vor einigen Wochen nahmen Sie an einer interdisziplinären Schulung gemeinsam mit den Physiotherapeuten teil. Im Rahmen des Themas Bewegung als Präventionsmaßnahme wurde Ihnen eine Handlungsempfehlung explizit für Ältere erläutert und demonstriert. Sie nehmen sich vor, noch vor dem Mittagessen mit Frau Kies, Frau Pohl und Musik von Helene Fischer Gymnastik zu machen.

Die Teilnehmenden treffen sich mit ihrem Lehrenden im Simulationslabor. Die erste Gruppe begibt sich in den Raum, die übrigen Personen setzen sich als Beobachter um die Szenerie herum und erhalten von dem Lehrenden Handlungsbewertungslisten (**Kap. 6.2.3**), die sie während der Simulation ausfüllen können. Dabei ist es wichtig, ihre Gedanken zu den Rollenspielen bis zum Debriefing für sich zu behalten und sich auch ansonsten aufmerksam und ruhig zu verhalten.

Die Pflegefachperson stellt sich in die Tür, die beiden Patienten starten in den Patientenbetten – liegend oder sitzend. Sobald alle auf ihren Positionen sind, gibt der Lehrende ein kurzes Startsignal und die Simulation kann beginnen.

Die Simulation beginnt mit der Kontaktaufnahme durch die Pflegefachperson, indem sie Frau Kies und Frau Pohl begrüßt und sich nach deren Wohlbefinden erkundigt. Nach einer kurzen Interaktion erklärt die Pflegefachperson die geplante Intervention in kurzen, leicht verständlichen Sätzen. Dabei zeigt sie entweder mit der zweiten Pflegefachperson oder mit dem Lehrenden die Übungen. Bevor das Einverständnis der Simulationspatienten eingeholt wird, wird Raum für Verständnisfragen gegeben. Nach der Zustimmung wird gefragt, ob auch Musik erwünscht ist. Natürlich muss hier nicht, wie im Fall beschrieben, Helene Fischer laufen. Die Musik sollte jedoch der Klientel angepasst sein, um die Realitätsnähe zu erreichen.

Aufwärmphase: In der Aufwärmeinheit starten die Patientinnen sitzend an der Bettkante (**Abb. 4-13**). Zunächst führen sie Halbkreisbewegungen mit dem Kopf von der linken Schulter über die Brust zur rechten Schulter und wieder zurück durch. Dann werden die Schultern kreisförmig nach vorne und dann nach hinten gerollt. Diese beiden Übungen werden je etwa fünfmal wiederholt. Anschließend heben die Patienten die Arme über die Seite langsam Richtung Decke und strecken ihren Oberkörper, so gut sie können. Im nächsten Teil der Aufwärmeinheit stellen sich die Patienten vor ihr Bett. Dabei sollten sie die Möglichkeit haben, sich an dem Bettende festhalten zu können. Sie werden angeleitet, ihr rechtes Knie nach vorne anzuheben. Im besten Fall bewegen sie ihr Bein auf Hüfthöhe um etwa 85 Grad zur Seite, setzen das Bein dann seitlich ab, heben es dann über die Seite bis auf Hüfthöhe wieder angewinkelt an und führen die Bewegung entgegengesetzt wieder nach vorne durch und setzen das Bein wieder ab. In gleicher Weise bewegen sie das linke Bein. Bei der Hüftdehnungsübung sollte ein gefaltetes Handtuch als Unterlage für das abgesetzte Knie bereitgehalten werden. Die Patienten stellen sich hüftbreit neben das Bett und halten sich fest. Dann machen sie mit dem linken Fuß einen Schritt nach vorne und senken das rechte Knie, soweit sie können, ab. Danach folgt die gleiche Übung mit der anderen Seite (Watt et al., 2011).

Körperübungen: Es folgt die körperliche Übungseinheit, die aus zwei Aspekten besteht: Kraft- und Flexibilitätsübungen zur Stärkung des Rumpfes und der unteren Extremitäten sowie Übungen für das Gleichgewicht und die Gewichtsverlagerung (**Abb. 4-13**). Für diesen Teil stehen sich zwei Personen gegenüber: Patienten oder Patient und Pflegefachperson. Abwechselnd werden Kniebeugen und Zehenheben durchgeführt und die Übungen fünfmal wiederholt. Dann sitzen sich die Personen auf Stühlen oder Hockern ohne Armlehnen gegenüber, halten sich an den Händen und lehnen sich abwechselnd fünfmal nach vorne und nach hinten. Dabei kann auch mit leichtem Drücken und Ziehen gearbeitet werden. Für die letzte Übung vor dem Cool-Down – das Ende einer Trainingseinheit, um abzukühlen – stehen sich zwei Personen wieder in Tanzposition gegenüber, führen Seitwärtsschritte nach links, nach rechts und rückwärts aus und drehen sich im Kreis. Dabei sollten die Sitzgelegenheiten weiterhin in Reichweite sein (Gallon et al., 2011).

Cool-Down: Für das abschließende Cool-Down (**Abb. 4-13**) setzen sich die Patienten wieder auf die Sitzgelegenheiten und heben die Arme seitlich über den Kopf, während sie tief einatmen. Beim Ausatmen bringen sie die Arme wieder langsam über die Seiten nach unten. Diese Atmung wiederholen sie fünfmal. Dann schütteln sie Arme und Beine locker aus und drehen zum Schluss abwechselnd die Hand- und Fußgelenke im und gegen den Uhrzeigersinn (Watt et al., 2011).

Nachdem die Patienten fertig sind, bedankt sich der Teilnehmende in der Rolle der Pflegefachperson für die Zeit und Umsetzung. Der Teilnehmende bittet auch um Rückmeldung bzgl. der Übungen. Wenn keine Themen offen sind, die unmittelbar gelöst werden können, verabschieden sie sich und die Simulation ist beendet.

Es ist wichtig, dass die Teilnehmenden in ihren Rollen bleiben und mögliche Störfaktoren vermieden werden. Dazu gehört nicht nur das ruhige Verhalten der Beobachter, sondern auch, dass Lehrende nur im Notfall eingreifen. Für einen solchen Fall wird vorab ein Signal vereinbart.

Die Reflexion auf Metaebene sollte erst im Debriefing stattfinden. Im Falle widersprüchlicher Handlungen kann der Lehrende die Teilnehmenden beruhigen und die Situation ohne lange Unterbrechung weiterlaufen lassen. Diese Störungen des Handlungsablaufs werden im Debriefing analysiert. Die Lehrkraft sollte nicht nur auf die Teilnehmer in der Rolle der Pflegefachperson achten. Es kann auch eine intensive Erfahrung sein, sich in die Rolle der Pflegebedürftigen hineinzuversetzen. Teilnehmende, die die empfohlene Intervention zu Kontrakturprävention am eigenen Leibe erfahren, können sehr unterschiedlich reagieren. Die Kunst besteht auch darin, unvorhergesehene übermäßige Reaktionen, die ein unmittelbares Eingreifen der Lehrkraft erfordern, aufzufangen. Im Hintergrund der Simulation laufende Musik trägt zu einer lockeren Stimmung bei. Der Lehrende hat den Zeitplan vor sich liegen und achtet auf eine ungefähre Einhaltung (**Tab. 4-9**). Allerdings sollte aufgrund von mangelndem Zeitmanagement nur in Ausnahmefällen eingegriffen und dieser Aspekt eher im Debriefing aufgegriffen werden.

Tabelle 4-9: Zeitplan (Eigendarstellung)

Phase	Beschreibung	Zeit in Minuten
Vorbereitung	Zuteilung der Teilnehmer für das arbeitsorientierte Lernen im CSL	10
Briefing	Information über den Rahmen der simulationsbasierten Lektion und die Ziele; Erläuterung der Arbeitsmaterialien	15
	Fallbeschreibung und Aufgabenbearbeitung	
	• Wissensabfrage über Kontrakturen und Kontrakturprävention	15
	• Aufgabe: Rollenbeschreibung Simulationspatienten	10
	• Durchsprechen der Intervention	10
	Raum für Fragen über die Fallsituation und das simulationsbasierte Lernen	10
Simulation (Vorbereitung)	Kontaktaufnahme mit den Pflegeempfängern im Patientenzimmer	
	• Begrüßung	2
	• Fragen nach Wohlbefinden und Einschätzung, ob diese Übungen überhaupt für den Patienten geeignet sind	10
	Erklärung der Intervention/des Vorhabens	10
	• kurze, einfache Erklärung; Übungen mit dem Lehrenden zeigen	10
	Sicherheitshinweise für den SP (Sturz- und Verletzungsprophylaxe)	2
	• Raum für Fragen geben	2
	• Frage nach Zustimmung	
	• Fragen, ob Musik angemacht werden soll	
Simulation (Aufwärmeinheit)	• An der Bettkante, sitzend: 1. Kopf von links nach rechts und zurück über die Brust bewegen (Halbkreisbewegung), 2. Schultern nach vorne und hinten rollen, 3. Arme und Oberkörper strecken • Im Stehen vor dem Bett: 4. Knie nach vorne anheben, in Hüfthöhe das Knie zur Seite bewegen, Bein absetzen, über die Seite Knie auf Hüfthöhe anheben und wieder nach vorne bewegen, absetzen, Seite wechseln (Helfer als Gleichgewichtsstütze dabei), 5. Hüftdehnungsübung (Helfer als Gleichgewichtsstütze dabei)	10

Phase	Beschreibung	Zeit in Minuten
Simulation (Körperliche Übungs-einheit)	1. Aspekt: Kraft- und Flexibilitätsübungen zur Stärkung des Rumpfes und der unteren Extremitäten: 1. Übung: Kniebeugen, gefolgt von Zehenheben (Probanden standen sich in Tanzposition gegenüber); 2. Übung: Gegenübersitzen von Testperson und Helfer. Nach vorne Lehnen der Testperson und Drücken gegen Helfer, anschließendes nach hinten Lehnen während des Ziehens des Helfers 2. Aspekt: Übungen für das Gleichgewicht und die Gewichtsverlagerung: Testperson und Helfer in Tanzposition, Seitwärtsschritte nach links und rechts, rückwärts und Drehen im Kreis	15 7
Simulation (Cool-Down)	1. tiefes Einatmen, über den Kopf heben beider Arme und ausatmen, Arme wieder nach unten bringen 2. Ausschütteln der Arme und Beine 3. abwechselnd Drehen der Hand- und Fußgelenke im Uhrzeigersinn und dann gegen den Uhrzeigersinn	2 1 2
Simulation (Nach-bereitung)	Rückmeldungen Verabschiedung	7 3
Debriefing	Nach der Methode: Debriefing for Meaningful Learning© **Engage**-Phase • Begrüßung • Einführung in die Methode und die Arbeitsmaterialien • Bearbeitung der ersten Punkte der Arbeitsmaterialien **Evaluate**-Phase • Evaluation der Handlungen im Simulationsszenario **Explore**-Phase • Concept-Mapping • Angeleitete Diskussion zwischen den Teilnehmern **Explain & Elaborate**-Phase • Integration des Simulationserlebens in den Pflegeprozess • Bearbeitung weiterer Punkte der Arbeitsmaterialien **Extend**-Phase • Antizipation des Erlebten und kritisch Reflektierten • Verabschiedung	15 20 20 20 15
Nach-bereitung	Aktivitäten, die Selbstreflexion und Kritik fördern (evtl. auch Nachbereitung anderer Simulationsszenarien, bspw. im Rahmen allg. Auseinandersetzung mit Prophylaxen)	90

4.2.6 Debriefing

Das Debriefing sollte strukturiert ablaufen, um möglichst gute Lernerfolge zu erzielen und den Teilnehmenden Sicherheit zu vermitteln (Lee et al., 2020). Die Methode des *Debriefing for Meaningful Learning*© (DML) ist eine Möglichkeit für eine methodisch aufgebaute Nachbesprechung. Im Folgenden wird eine Ausarbeitung dieser strukturellen Vorgabe beschrieben. Die Grundlage für diese Methode bildet ein Arbeitsblatt, das der Lehrkraft und den Teilnehmenden vorliegt (**Abb. 4-14**).

Die Struktur basiert auf fünf Aspekten, die allerdings nicht vollständig voneinander abgrenzbar sind: *Aktivierung* (Engage), *Evaluation* (Evaluate), *Erläuterung* (Explore), *Ausarbeitung* (Explain & Elaborate) und *Vertiefung* (Extend). Die Nachbesprechung beginnt unmittelbar nach der Simulation. Es kann gerne eine Pause und ggf. Zeit für den Wechsel des Raumes eingeplant werden. Allerdings sollte das Debriefing nicht an einem anderen Tag stattfinden, um die aktuellen Gedanken nicht zu vergessen. Nach einer kurzen Begrüßung durch den Lehrenden sollen die Teilnehmer den Fall zunächst für sich schriftlich zusammenfassen. Die Teilnehmer können sich dabei auch an dem Fallbeispiel und der Handlungsbewertungsliste orientieren. Wichtig ist hierbei, nicht nur in die Wertung zu gehen, sondern bereits reflexive Gedanken bzgl. des Simulationsszenarios zu sammeln. Dieser Schritt sei eine Möglichkeit, um Gedanken zu sortieren, ggf. Emotionen zu verschriftlichen und zu „parken" (Lee et al., 2020). Die Lehrkraft sammelt die reflexiven Gedanken der Teilnehmenden in komprimierter Form auf einem White- bzw. Smartboard. Anhand des Simulationsszenarios zur Kontrakturprävention kann die Reflexion beispielsweise die Anleitung der Pflegepersonen, der Umgang mit Nähe und die (non-)verbale Kommunikation beinhalten. Hierfür empfiehlt sich der Einsatz von Farben, um die Übersichtlichkeit und Nachvollziehbarkeit zu gewährleisten. Beispiel: schwarz für neutrale Äußerungen, rot für Probleme oder mögliche Fehler, grün für positive Kritik und blau für Ideen bzw. Konsequenzen für die Praxis. Auch die Teilnehmenden sollten sich Notizen machen und das bearbeitete Arbeitsblatt nach der Lektion mitnehmen. Die Aufzeichnungen können ggf. zum Nachlesen oder zur Überprüfung ihres eigenen Handelns in der Praxis herangezogen werden (Dreifuerst, 2015).

Nach ein paar Minuten leitet der Lehrende in eine sogenannte Erkundungsphase über. Dabei ist es wichtig, das Denken der Teilnehmenden zu erkunden und Wertungen zu vermeiden. Es können z. B. anhand des Aufstellens von Hypothesen, Schlussfolgerungen sowie der kontextbezogenen Anwendung des pflegerischen Wissens u. a. Entscheidungen und die Handlungsschritte, die während der Simulationserfahrung stattgefunden haben, diskutiert werden. Interessant können Diskussionen über die Durchführbarkeit von Kontrakturprävention in der Praxis oder auch die Relevanz von Kontrakturprävention sein. Auch der Austausch über den zwischenmenschlichen Umgang mit zwei unterschiedlichen Pflegeempfängern kann zu spannenden Gesprächen führen. Explizit in dem vorgeschlagenen Fallbeispiel (Morgengymnastik mit Helene Fischer) werden zwei Frauen beschrieben, die sich in ihrer Adhärenz hinsichtlich Bewegung sehr unterscheiden. Im nächsten Schritt regt die Lehrkraft die Teilnehmenden dazu an, ihre handlungsleitenden Denkprozesse zu erklären und auch zu hinterfragen. In dieser Phase wird das kritische Denken gefördert und Fehler werden identifiziert. Daraus können bereits Konsequenzen für die Pflegepraxis abgeleitet werden. Im Anschluss sollte den Teilnehmenden die Möglichkeit gegeben werden, spezifische Ideen im Plenum auszuarbeiten. Diese können sich auf die (non-) verbale Kommunikation, die Umsetzung der Übungen, die Zeiteinteilung, die verfügbaren Ressourcen oder auch auf die Implementierung in die Praxis beziehen. In diesem Rahmen können auch Forschungsbedarfe identifiziert werden. Das Arbeitsblatt sowie das White- bzw.

DML© Arbeitsblatt für Teilnehmer
Was ist das erste, was Ihnen zu der Simulationserfahrung einfällt?
Was lief richtig und warum?
Was würden Sie anders machen und warum?
In welchem Rahmen fand das Simulationsszenario statt?
Beschreiben Sie die im Fokus stehende Problematik des Simulationsszenarios
Platz für Concept Mapping (Schwarz: neutrale Äusserungen; Rot: Probleme oder mögliche Fehler; Grün: positive Kritik; Blau: Ideen bzw. Konsequenzen für die Praxis

Abbildung 4-14: DML© Arbeitsblatt (Quelle: Eigendarstellung in Anlehnung an Dreifuerst, 2015).

Problem Nr. ______________
Erwünschtes Ziel auf Ebene des Pflegeempfängers: ______________ ______________
Pflegerische Interventionen: ______________ ______________
Entsprechende Rückmeldungen seitens des Pflegeempfängers: ______________ ______________
Bewertung und Zusammenfassung der Fortschritte des Pflegeempfängers bezüglich des gewünschten Ergebnisses: ______________ ______________
Reflexion
Denken im Handeln ______________ ______________
Handlungsorientiertes Denken ______________ ______________
Denken über das Handeln hinaus ______________ ______________

Quelle: In Anlehnung an Dreifuerst (2010).

Abbildung 4-14: (Fortsetzung)

Smartboard werden dabei idealerweise zur visuellen Unterstützung herangezogen. Obwohl während der gesamten Nachbesprechung eine Reflexion stattfindet, wird der Evaluation eine gesonderte Phase zugesprochen. Die Teilnehmenden sollen ihr Verhalten bzw. ihre Handlungsschritte anhand der Erkenntnisse aus den vorangegangenen Phasen zusammenfassen und erneut reflektieren. Die in diesem Schritt noch einmal aufmerksam evaluierten kritischen Aspekte des Handelns ermöglicht es den Teilnehmenden, zukünftig einfacher Fehler zu erkennen und deutlicher Handlungsalternativen aufzuzeigen. Abschließend sollen sich die Teilnehmenden die simulierte Situation unter anderen Gegebenheiten vorstellen. Dabei kann der Lehrende bspw. fragen, wie die Pflegefachperson reagieren müsste, wenn die Pflegeempfänger eine weniger ausgeprägte Adhärenz in Bezug auf die Intervention hätten. Eine realistische Annahme könnte die fehlende Lust an aktiver Bewegung oder die Einsicht der Relevanz der Kontrakturprävention sein. Das Ziel dabei ist, die Handlungsschritte antizipatorisch üben zu lassen, da diese Fähigkeit wichtig für die pflegerische Praxis ist. Dadurch wird effektives und zielgerichtetes Pflegehandeln gefördert (Dreifuerst, 2015). Die Lehrkraft kann zunächst im Plenum fragen, wie der Theorie-Praxis-Transfer überhaupt erfolgen soll. Der Austausch kann sowohl in eine systemkritische Richtung gehen als auch innovativ gestaltet werden. Wichtig ist hierbei ein lösungsorientierter Ansatz.

4.2.7 Lehr-/Lernzielerreichung

Für eine Evaluation des Simulationsszenarios auf der Systemebene kann z. B. das I-E-O-Modell nach Astin herangezogen werden (Prion, 2008) (**Abb. 4-15**).

Im Fokus stehen dabei die Lernergebnisse der Teilnehmenden. Allerdings werden diese von Input- und Umgebungsvariablen beeinflusst. Im **Kapitel 4.2.2** wurden die Lernziele bereits beschrieben. Um die Lernergebnisse besser bewerten zu können, wurden die Ziele anhand der SMART-Terminologie formuliert. Für die Überprüfung der Input-Variablen (**Kap. 4.2.2**) eignet sich im Briefing eine Wissensüberprüfung, z. B. anhand von Karten mit Fragen und den passenden Antworten über die Grundlagen von Kontrakturen und Kontrakturprävention. Dabei finden sich bspw. Zweiergruppen und die Lernenden kontrollieren sich gegenseitig. Jeder erhält Frage- und Antwortkarten. Dabei ist es dringend notwendig, dass bereits vor der Durchführung des Simulationsszenarios der theoretische Hintergrund in einem theoretischen Modul gelehrt wurde. Zudem sollte den Teilnehmenden bereits die empfohlene Intervention sowie die Hintergründe der Handlungsempfehlung in einer vorangegangenen Lektion vermittelt worden sein. Wäre ihnen dies völlig unbekannt, könnte das ihr Selbstvertrauen mindern. Sinnvoll ist auch, dass Lehrende nach Vorerfahrungen fragen, um ggf. negative Erfahrungen unter den Teilnehmenden in Bezug auf Kontrakturen und Kontrakturprävention festzustellen. Teilnehmende sollten mit einer möglichst positiven Einstellung in die simulierte Lernerfahrung gehen (Prion, 2008). Prion unterteilt die Bewertung der Umgebungsvariablen in drei wesentliche Bereiche: Die durch Teilnehmende und Lehrende wahrgenommene Relevanz und Qualität der Maßnahmen zur Vorbereitung, die subjektiv wahrgenommene Qualität des Simulationsszenarios sowie die Umweltfaktoren der Simulationserfahrung. Um den ersten Aspekt zu messen, könnte ein Pre-/Posttest-Verfahren durchgeführt und die Messung mit der Wissensüberprüfung im Briefing zusammengefügt werden. Nach Prion (2008) ist einige Zeit nach der simulationsbasierten Lektion eine erneute Testung der Teilnehmer sinnvoll, um nicht nur die Nützlichkeit der Ressourcen, sondern auch den Lerneffekt überprüfen zu können. Prion empfiehlt u. a. für die Qualitätsprüfung des Simulationsszenarios die Simulation-Design-Scale von Jeffries et al. Mithilfe dieses validen Instruments

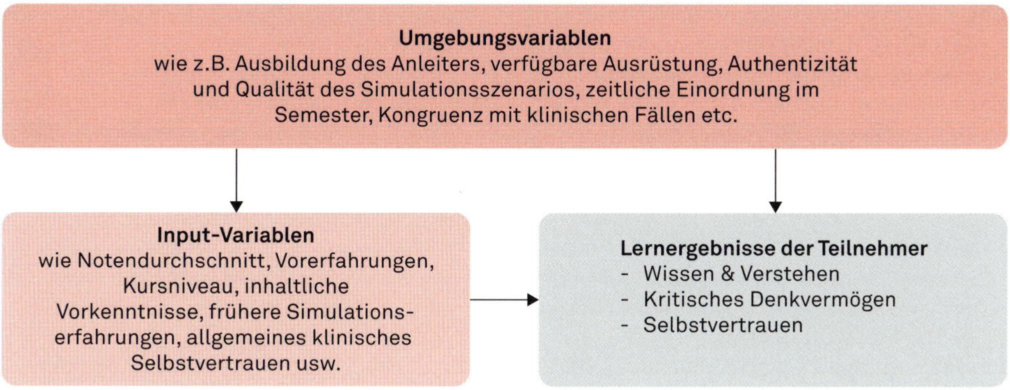

Abbildung 4-15: Input-Environment-Outcome Modell nach Astin (Quelle: Eigendarstellung in Anlehnung an Prion, 2008, S. e72)

können die Teilnehmer, die Teil des Simulationsszenarios waren, ihre Einschätzung treffen (Prion, 2008). Um die Einflüsse der Umweltfaktoren auf die simulationsbasierte Lernerfahrung zu messen, eignen sich unterschiedliche Methoden: Ein pädagogisch geschulter Beobachter kann eine unmittelbare Einschätzung treffen. Es finden aber auch Fragebögen Anwendung, in denen Teilnehmer z.B. Fremdgeräusche, die Auslastung des Skills Lab, die verfügbare Zeit während des Simulationsszenarios oder die materiellen Ressourcen einschätzen (Prion, 2008). Es würde sich anbieten, einen solchen Fragebogen im Anschluss an das Debriefing herauszugeben. Das primäre Outcome des entwickelten Szenarios soll die Verinnerlichung der empfohlenen Intervention zur Kontrakturprävention sein. Die Kompetenzen, d.h. die Werte der Lehrenden sowie der Teilnehmer, können z.B. anhand der Objective-Structured-Clinical-Examination-(OSCE)-Prüfungskriterien identifiziert werden (Herold-Majumdar et al., 2019). Dieses Prüfungsformat ist seit Jahrzehnten der Goldstandard für die Pflege (Herold-Majumdar et al., 2019). Weiterhin wird festgestellt: Die Teilnehmenden sollen u.a. „[...] klar umrissene[..] Einzelaufgaben in der Simulation (Skills Lab) [absolvieren][...]“ (S. 99). Im Rahmen des Debriefings kann sich an dieser Art der Testsituation orientiert werden. So haben Teilnehmende außerhalb einer Prüfungssituation bereits die Möglichkeit, an die Leistungsüberprüfung nach OSCE herangeführt zu werden. In der Handlungsbewertungsliste (**Kap. 6.2.3**) werden einzelne überprüfbare Handlungsschritte beschrieben. Die Formulierung erfolgt nach einem standardisierten Aufbau, womit verdeutlicht wird, welche Erwartungen an die Teilnehmer gestellt werden (Schlegel, 2018). Dieser Aspekt soll die Überprüfung erleichtern und nachvollziehbarer machen. Es wird empfohlen, die Handlungsbewertungsliste vorab zu prüfen, da die Formulierung der Handlungsschritte teilweise angepasst werden müssen, um dem Simulationsszenario gerecht werden zu können (Schlegel, 2018).

4.2.8 Literatur

Böhm, K., Tesch-Römer, C. & Ziese, T. (Hrsg.). (2009). *Gesundheit und Krankheit im Alter*. Zugriff am 14. Oktober 2022 unter https://edoc.rki.de/bitstream/handle/176904/3220/21r1eZ1NVL2AY_02.pdf?sequence=1&isAllowed=y

Bundesinstitut für Berufsbildung. (Hrsg.). (2020). *Fachkommission nach § 53 Pflegeberufegesetz: Rahmenpläne der Fachkommission nach § 53 PflBG* (2. Aufl.). Verlag Barbara Budrich.

Clavet, H., Hébert, P.C., Fergusson, D., Doucette, S. & Trudel, G. (2008). Joint contracture following prolonged stay in the intensive care unit. *Canadian Medical Association journal, 178*(6), 691–697. https://doi.org/10.1503/cmaj.071056

Decker, S., Fey, M., Sideras, S., Caballero, S., Rockstraw, L., Boese, T., Franklin, A.E., Gloe, D., Lioce, L., Sando, C.R., Meakim, C. & Borum, J.C. (2013). Standards of Best Practice: Simulation Standard VI: The Debriefing Process. *Clinical Simulation in Nursing, 9*(6), 26–29. https://doi.org/10.1016/j.ecns.2013.04.008

Destatis – Statistisches Bundesamt. (Hrsg.). (2020). *Pflegestatistik. Pflege im Rahmen der Pflegeversicherung. Deutschlandergebnisse.* Zugriff am 14. Oktober 2022 unter https://www.destatis.de/DE/Themen/Gesellschaft-Umwelt/Gesundheit/Pflege/_inhalt.html;jsessionid=1AA864DCD634AE7BF314DA19162960B6.internet732#sprg234062

Dreifuerst, K.T. (2015). Getting Started With Debriefing for Meaningful Learning. *Clinical Simulation in Nursing, 11*(5), 268–275. https://doi.org/10.1016/j.ecns.2015.01.005

Gallon, D., Rodacki, A.L., Hernandez, S.G., Drabovski, B., Outi, T., Bittencourt, L.R. & Gomes, A.R. (2011). The effects of stretching on the flexibility, muscle performance and functionality of institutionalized older women. *Brazilian Journal of Medical and Biological Research, 44*(3), 229–235. https://doi.org/10.1590/S0100-879X2011007500012

Glück, S. (2004). *Beeinflussung der Beweglichkeit durch unterschiedliche physische und psychische Einwirkungen* (Dissertation). Universität des Saarlandes, Philosophische Fakultäten.

Gnass, I., Bartoszek, G., Thiesemann, R. & Meyer, G. (2010). Erworbene Kontrakturen der Gelenke im höheren Lebensalter. Eine systematische Literaturanalyse [Joint contractures in older age. A systematic literature review]. *Zeitschrift für Gerontologie und Geriatrie, 43*(3), 147–157. https://doi.org/10.1007/s00391-009-0089-6

Herold-Majumdar, A., Boldt, C., Brönner, M., Cicek, A., von Hardenberg, S., Kohlen, K., Krömer, A.S. & Witzmann, M. (2019). *Angewandte Pflegewissenschaft (B.Sc. Pflegefachfrau/-mann). Studienplan und Modulhandbuch.* Hochschule München, Fakultät für angewandte Sozialwissenschaften.

Horn, A., Kleina, T., Vogt, D., Koch, M. & Schaeffer, D. (2013). *Bewegungsfördernde Interventionen als Option für Prävention und Gesundheitsförderung in der stationären Langzeitversorgung. Ergebnisse einer Literaturrecherche.* Veröffentlichungsreihe des Instituts für Pflegewissenschaft an der Universität Bielefeld, S. 13–148, Institut für Pflegewissenschaft an der Universität Bielefeld.

IQP – Institut für Qualitätssicherung in der Pflege. (Hrsg.). (2011). *Kontrakturprävention in der Langzeitpflege Älterer. Stand der Forschung und Bedeutung für die Praxis.* IQP.

Jeffries, P.R., Rodgers, B. & Adamson, K. (2015). NLN Jeffries Simulation Theory: Brief Narrative Description. *Nursing Education Perspectives, 36*(5), 292–293. https://doi.org/10.1097/00024776-201509000-00004

Juchli, L. (1997). *Pflege: Praxis und Theorie der Gesundheits- und Krankenpflege* (8. Aufl.). Georg Thieme Verlag.

Khudadad, S., Barnett, S. & Campbell, L. (2020). A tool to prevent and manage contractures in care home residents. *Nursing Times, 116*(4), 57–59.

Kleina, T. (2014). Mobilität und Bewegungsfähigkeiten von Nutzern stationärer Langzeitversorgung – Ergebnisse einer Analyse von Studienergebnissen und Versorgungsdaten. *Pflege & Gesellschaft, 19*(2), 101–112.

Kuhlmey, A. (2009). Multimorbidität und Pflegebedürftigkeit im Alter – Herausforderungen für die Prävention. *Pflege & Gesellschaft, 14*(4), 293–305.

Lee, J., Lee, H., Kim, S., Choi, M., Ko, I.S., Bae, J. & Kim, S.H. (2020). Debriefing methods and learning outcomes in simulation nursing education: A systematic review and meta-analysis. *Nurse Education Today* [Online Journal], *87*, 104345. https://doi.org/10.1016/j.nedt.2020.104345

Offenbächer, M., Sauer, S., Rieß, J., Müller, M., Grill, E., Daubner, A., Randzio, O., Kohls, N. & Herold-Majumdar, A. (2014). Contractures with special reference in elderly: definition and risk factors – a systematic review with practical implications. *Disability and rehabilitation, 36*(7), 529–538. https://doi.org/10.3109/09638288.2013.800596

Prion, S. (2008). A Practical Framework for Evaluating the Impact of Clinical Simulation Experiences in Prelicensure Nursing Education. *Clinical Simulation in Nursing, 4*, 69–78. https://doi.org/10.1016/j.ecns.2008.08.002

Roach, K.E., Tappen, R.M., Kirk-Sanchez, N., Williams, C.L. & Loewenstein, D. (2011). A randomized controlled trial of an activity specific exercise program for individuals with Alzheimer disease in long-term care settings. *Journal of geriatric physical therapy, 34*(2), 50–56. https://doi.org/10.1519/JPT.0b013e31820aabgc

Rutherford-Hemming, T. (2015). Determining Content Validity and Reporting a Content Validity Index for Simulation Scenarios. *Nursing Education Perspectives (National League for Nursing), 36*(6), 389–393. https://doi.org/10.5480/15-1640

Scheffel, S. & Hantikainen, V. (2011). Präventive Maßnahmen zur Kontrakturprophylaxe in der geriatrischen Pflege. Eine systematische Übersichtsarbeit. *Pflege, 24*(3), 183–194. https://doi.org/10.1024/1012-5302/a000119

Schlegel, C. (Hrsg.). (2018). *OSCE – Kompetenzorientiert Prüfen in der Pflegeausbildung. Einführung und Umsetzung von OSCE-Stationen*. Springer. https://doi.org/10.1007/978-3-662-55800-3

Storch, M. (2009). Motto-Ziele, S.M.A.R.T.-Ziele und Motivation. In B. Birgmeier (Hrsg.), *Coachingwissen. Denn Sie wissen nicht, was Sie tun?* (S. 183–205). VS Verlag für Sozialwissenschaften. https://doi.org/10.1007/978-3-531-91766-5_12

Universität Zürich. (Hrsg.). (2008). *Dossier Unididaktik 1/08. Lernziele formulieren in Bachelor- und Masterstudiengängen. Bereich Lehre – Arbeitsstelle für Hochschuldidaktik*. Zugriff am 14. Oktober 2022 unter https://www.uni-greifswald.de/storages/uni-greifswald/2_Studium/2.1_Studienangebot/2.1.4_Qualitaet_in_Studium_und_Lehre/Hochschuldidaktik/Dokumentationen/DU_Lernziele_11_08.pdf

Wagner, L.M., Capezuti, E., Brush, B.L., Clevenger, C., Boltz, M. & Renz, S. (2008). Contractures in frail nursing home residents. *Geriatric nursing, 29*(4), 259–266. https://doi.org/10.1016/j.gerinurse.2007.09.002

Watt, J.R., Jackson, K., Franz, J.R., Dicharry, J., Evans, J. & Kerrigan, D.C. (2011). Effect of a Supervised Hip Flexor Stretching Program on Gait in Frail Elderly Patients. *Journal of Injury, Function and Rehabilitation, 3*(4), 330–335. https://doi.org/10.1016/j.pmrj.2011.01.006

4.3 Enterale Sondenernährung in der Neonatologie

Debora Küllsen

Abstract

Jede zwölfte Geburt in Deutschland ist eine Frühgeburt – eine der höchsten Frühgeburtenrate in ganz Europa. Umso relevanter ist es, die gesundheitliche Versorgung der Frühgeborenen nach der Geburt zu optimieren, um Komplikationen zu minimieren. Da die pflegerische Versorgung eines Frühgeborenen sehr umfassend ist, konzentriert sich dieses Kapitel auf einen Aspekt der Versorgung – die enterale Ernährung des Frühgeborenen. Basierend auf einer systematischen Literaturanalyse und der Betrachtung des aktuellen Forschungsstands wurde ein evidence-basiertes Szenario zum Thema „Sondieren eines Frühgeborenen" entwickelt. Die Teilnehmenden sollen durch das Simulationslernen ihre Fähigkeiten beim Sondieren vertiefen und diese auf andere Situationen transferieren können. Somit leistet die Pflegepädagogik einen Beitrag zur Verbesserung der pflegerischen Versorgung Frühgeborener.

Schlüsselbegriffe: Frühgeborene, Neonatologie, Enterale Ernährung, Sondieren, Magensonde

4.3.1 Bezugsrahmen und theoretischer Hintergrund

Jede zwölfte Geburt (Erhebungszeitpunkt 2017) in Deutschland ist vor der 37ten Schwangerschaftswoche (SSW) und gilt als Frühgeburt. Damit sind Frühgeborene die größte Patientengruppe im pädiatrischen Bereich der deutschen Gesundheitsversorgung (DGGG et al., 2020).

Kasten 4-11: Präimplantationsdiagnostik und In-Vitro-Fertilisation

Laut dem Bundesministerium für Familie, Senioren, Frauen und Jugend ist fast jedes zehnte Paar in Deutschland ungewollt kinderlos. Um dem entgegenzuwirken, nehmen manche Paare medizinische Hilfe in Anspruch (Bundesministerium für Familie, Senioren, Frauen und Jugend, 2020). Hier zeigt eine Statistik des Bundesministeriums für Gesundheit, dass die Zahl der Anträge für eine Präimplantationsdiagnostik steigt (Bundesministerium für Gesundheit, 2020). Diese findet oft im Zusammenhang eines Kinderwunsches statt und ist ein ethisch umstrittenes Thema. Einerseits können durch die genetische Untersuchung des Embryos mögliche Erkrankungen ausgeschlossen werden (Lemke & Rüppel, 2017), anderseits steigt durch die damit einhergehende In-Vitro-Fertilisation (dt.: Befruchtung im Glas) auch die Wahrscheinlichkeit einer Mehrlingsschwangerschaft von sonst 1.2% auf fast 25% an. Dadurch erhöht sich auch das Risiko einer Frühgeburt (Lemke & Rüppel, 2017).

Kasten 4-12: Perinatale Mortalität

Die perinatale Mortalität bei Frühgeborenen unter der 28ten SSW beträgt knapp 34%. Das ist fast dreihundertmal so hoch als bei reifgeborenen Säuglingen. Im ersten Lebensmonat sterben weltweit fast eine Millionen Säuglinge, die zu früh geboren wurden (Erhebungszeitpunkt 2017) (DGGG et al., 2020). Mit einer Frühgeburt geht oft ein geringes Geburtsgewicht einher. Fast 1.2% der Lebendgeburten in Deutschland haben ein Geburtsgewicht von unter 1500 Gramm (Bührer, 2016). Dies ist problematisch, da die Überlebenswahrscheinlichkeit mit geringerem Gewicht sinkt. Während die Sterblichkeit bei einem Geburtsgewicht zwischen 1000 bis 1500 Gramm noch bei knappen 5% liegt, steigt sie bei Frühgeborenen unter 500 Gramm auf 80% an. Dies betrifft hauptsächlich die sehr unreifen Frühgeborenen, deren Häufigkeit in den letzten 20 Jahren auch zugenommen hat (Erhebungszeitpunkt 2010) (Bührer, 2016).

Weitere Ursachen für eine Frühgeburt sind Infektionen der Mutter oder des Kindes während der Schwangerschaft, Uterusfehlbildungen, eine Zervixinsuffizienz oder Fehlbildungen des Kindes. Außerdem können frühzeitige Wehen, ein frühzeitiger Blasensprung sowie eine Unterversorgung des Kindes durch eine Plazentainsuffizienz die Schwangerschaft verkürzen (Feydt-Schmidt & Dehning, 2015). Trotz erfolgreicher Schwangerschaft ist es noch ein langer, risikoreicher Weg, bis der Kinderwunsch endgültig erfüllt wird. Bei der Geburt kann es zu Komplikationen oder sogar zu einer Frühgeburt kommen. Umso relevanter ist die Optimierung der Versorgung von Frühgeborenen nach der Geburt, um ein Risiko für Komplikationen und Spätfolgen, wie Retinopathien, pulmonale Dysplasien oder Zerebralparesen, zu senken. Die Prognose des Kindes ist u.a. abhängig von der Qualität der perinatalen Versorgung sowie des Gestationsalters und des Geburtsgewichtes (Feydt-Schmidt & Dehning, 2015).

Pflegediagnosen

Die pflegerische Versorgung von Frühgeborenen setzt sich u.a. aus der Sicherstellung der Atmung, der Inkubatorpflege (für einen guten Wärmehaushalt, zum Hautschutz und der Gewährleistung von Schlaf), der Ernährung des Neugeborenen und dem frühzeitigen Kontakt mit den Eltern zusammen (Feydt-Schmidt & Dehning, 2015). Die Gesundheitsversorgung von Patienten und Patientinnen, auch die der Frühgeborenen, setzt sich aus der Zusammenarbeit verschiedener Berufsgruppen zusammen. Jede bringt ihr eigenes Wissen zur Sicherstellung der Versorgung ein. Pflegediagnosen sind die Sprache der Pflegefachpersonen, um ihre professionellen Beurteilungen ausdrücken zu können (Gallagher-Lepak, 2019; Herdman, 2019b).

Kasten 4-13: Evidence-basierte Pflegediagnosen

Die NANDA-I hatte es sich zur Aufgabe gemacht, eine einheitliche Formulierung von Pflegeproblemen anhand medizinischer Fachsprache zu entwickeln und sie mit Terminologien auszuweiten. Dabei entstand eine standardisierte pflegediagnostische Terminologie. Diese evidence-basierten Pflegediagnosen bieten einen direkten Transfer in die Praxis und eine mögliche Basis für die Finanzierung des Pflegeaufwands und der Forschung. Außerdem belegen Studien, dass durch die Anwendung dieser die Pflegequalität steigt (Herdman, 2019b; Müller Staub & König, 2016; Stefan et al., 2006) (**Kap. 1**).

Auch für die Ernährung von Frühgeborenen lassen sich in der NANDA-I-Taxonomie Pflegediagnosen finden. Zutreffend wäre die Diagnose „Ineffektives Ernährungsmuster des Säuglings" (Diagnosecode 00107) – diese lautet wie folgt:

„Beeinträchtigte Fähigkeit eines Säuglings zu saugen oder den Saug-Schluckvorgang zu koordinieren, die zu einer unzureichenden oralen Ernährung führt, um den Stoffwechselbedarf zu decken" (Herdman & Kamitsuru, 2019, S. 203).

Unter anderem sind Frühgeborene als Risikopopulation angegeben. Weitere mögliche Diagnosen wären:

- „Unzureichende Muttermilchproduktion" (Diagnosecode 00216) (Herdman & Kamitsuru, 2019, S. 209)
- „Beeinträchtigtes Schlucken" (Diagnosecode 00103) (Herdman & Kamitsuru, 2019, S. 210) oder
- „Risiko einer Aspiration" (Diagnosecode 00039) (Herdman & Kamitsuru, 2019, S. 444).

Jedoch verläuft der den NANDA-Pflegediagnosen zugrundeliegende Pflegeprozess nach einem strukturierten Schema ab, um die Diagnosen individuell auf das Frühgeborene abzustimmen: Zuerst sammelt die Pflegefachperson Daten über den Patienten bzw. die Patientin (erstes Assessment) und wertet sie anschließend aus. Danach werden die gewonnenen Informationen geclustert. Das führt zu möglichen diagnostischen Hypothesen. Das folgende vertiefte Assessment (zweites Assessment) soll die hypothetischen Diagnosen nun bestätigen oder widerlegen. Abschließend priorisiert die Pflegefachperson noch die bestätigten Diagnosen individuell passend für den Patienten bzw. die Patientin (Herdman, 2019a).

„Ohne eine angemessene pflegerische Beurteilung (Assessment) kann es keine patientenzentrierte Pflegediagnose und ohne eine geeignete Pflegediagnose keine evidenzbasierten, patientenzentrierten, eigenständigen Pflegemaßnahmen geben" (Herdman, 2019a, S. 76).

Das bedeutet, die konkreten Pflegediagnosen werden erst in der praktischen pflegerischen Versorgung des konkreten Frühgeborenen, entsprechend dem beschriebenen Pflegeprozess, festgelegt (**Abb. 4-16**). Nur so können passende Diagnosen für genau diesen Säugling gefunden werden. Noch bleiben die vorhin aufgeführten Diagnosen solche, die in der Theorie möglich wären und auf diesen Säugling zutreffen könnten (Herdman, 2019a). Welche Diagnose nun im Einzelfall zutrifft, ist individuell bei dessen Pflege zu entscheiden. Jedoch ist davon auszugehen, dass die meisten Frühgeborenen vor der 32ten SSW ein Defizit bei der Nahrungsaufnahme haben, wie nun im weiteren Verlauf des Kapitels (**Kap. 4.3**) erklärt wird (Gießen-Scheidel, 2018).

Da die pflegerische Versorgung eines Frühgeborenen sehr umfassend ist, konzentriert sich die Simulationseinheit auf einen Aspekt der Versorgung – die enterale Ernährung des Frühgeborenen. Zuerst wird auf den aktuellen Stand der Literatur und der Forschung eingegangen, um einen Überblick zur enteralen Ernährung Frühgeborener zu schaffen. Anschließend wird auf dieser Grundlage das Szenario „Baby Leo hat Hunger" erläutert. Ziel ist, das Thema passend zum Ausbildungsstand für Aus-

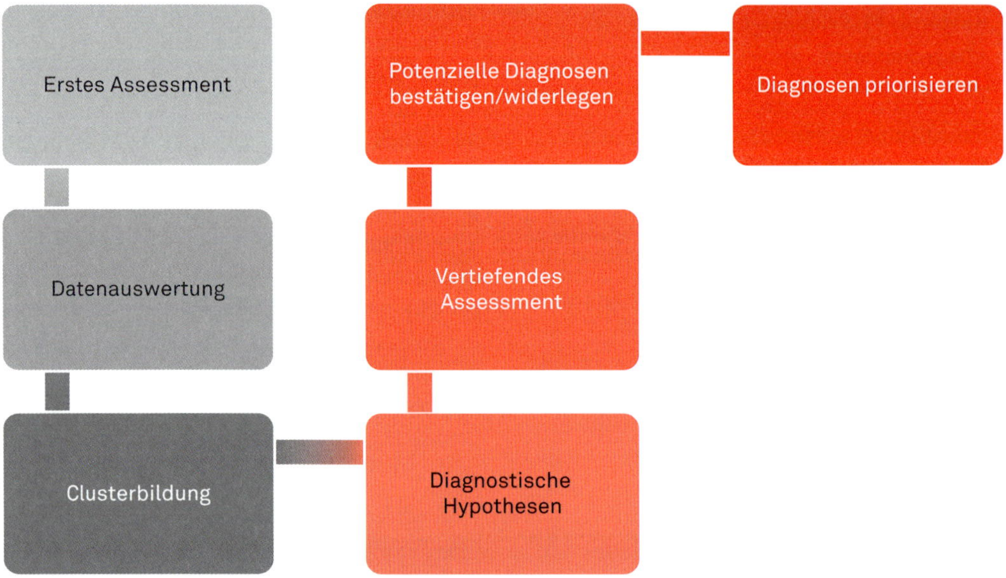

Abbildung 4-16: Darstellung des Pflegeprozesses bei NANDA-Pflegediagnosen (Quelle: Eigendarstellung in Anlehnung an Herdman, 2019a, S. 89)

zubildende und Studierende aufzubereiten und durch das praktische Üben, in Form des Simulationslernens, Routine zu entwickeln. Eine Übersicht des gesamten Szenarios ist in der Kurzanleitung (**Kap. 6.3.2**) vorzufinden, ebenso eine Handlungsbewertungsliste (**Kap. 6.3.5**), die verdeutlicht, auf was die Lehrenden und Lernenden in diesem Szenario achten sollten (ausführlicher in **Kap. 4.3.7**).

Enterale Ernährung eines Frühgeborenen
Der enterale Nahrungsaufbau von Frühgeborenen ist komplex. Von der Wahl der Lage der Magensonde – transoral oder transnasal, über die Methode des Sondierens bis hin zur Lagerung des Säuglings, gibt es viele Teilaspekte, die zu beachten sind. Aufgrund der Frühgeburt ist einerseits der Gastrointestinaltrakt noch unreif, andererseits haben Frühgeborene einen hohen Energie- und Nährstoffbedarf. Somit entsteht ein Ungleichgewicht. Nach der Geburt wird deswegen oft mit einer medizinisch indizierten parenteralen Ernährung begonnen, um den Nährstoffbedarf abzudecken. Stück für Stück steigert sich dann auch die enterale Nahrungszufuhr. Das ist wichtig, da durch einen frühen Beginn der enteralen Ernährung das Risiko von Komplikationen, wie einer nekrotisierenden Enterokolitis verringert, die Gehirnentwicklung gefördert sowie das Immunsystem unterstützt wird (Gießen-Scheidel, 2018; Maier, 2011; Schuppke, 2017). Problematisch ist jedoch, dass Frühgeborenen noch die notwendige Koordination von Atmen, Saugen und Schlucken, die für das Trinken notwendig wäre, fehlt. Der sogenannte „Such-Saug-Schluck-Reflex" wird meistens erst ab der 32ten SSW ausgebildet. Um nun die Vorteile der enteralen Ernährung zu nutzen, wird das Frühgeborene über eine Magensonde ernährt. Wichtig ist, das bestehende Saugbedürfnis des Neugeborenen trotzdem zu befriedigen und die Mundmotorik zu stimulieren. So kann der Saugreflex durch einen mit Muttermilch benetztem Schnuller oder Watteträger gefördert werden. Außerdem regt es den Speichelfluss und somit die Verdauung an. Das Frühgeborene stellt eine Verbindung zwischen dem Saugen und einem Sättigungsge-

fühl her. Abhängig des Wachzustands und der Stabilität der Atmung kann diese Stimulation gesteigert werden: von mehreren Tropfen, über erste Trinkversuche bis hin zum Stillen (Gießen-Scheidel, 2018; Wagner, 2019).

Vorteile der Muttermilch

Wichtig zu erwähnen ist, dass die Muttermilch dem Frühgeborenen durch frühzeitiges regelmäßiges Abpumpen der Mutter auch über die Sonde verabreicht werden kann bzw. sollte. Unabhängig des Gestationsalters ist Muttermilch die erste Wahl bei der Ernährung von Säuglingen (**Kasten 4-14**). Die Nährstoffe sind dort optimal für das Kind zusammengesetzt und fördern somit die Verdauung, erhöhen den Schutz vor Infektionen, reduzieren das Risiko einer nekrotisierenden Enterokolitis und begünstigen die neurologische, kognitive und visuelle Entwicklung (Kämmerer, 2017).

Die Vorteile der Muttermilch überwiegen, weswegen die Verabreichung unter den meisten Umständen ermöglicht, aber bei Frühgeborenen unter der 32ten SSW mit Eiweiß, Kohlenhydraten, Mineralstoffen, Spurenelementen und Vitaminen angereichert werden sollte (Kämmerer, 2017).

Überprüfung der Magensonde

Vor dem Sondieren der Nahrung sollte zuerst die Lage der Magensonde überprüft werden. Das ist wichtig, da trotz guter Fixierung das Risiko einer Dislokation der Sonde besteht. Dabei könnte der Säugling Magenrest aspirieren oder auch der Ösophagus, der Magen oder das Duodenum perforiert werden (Proquitté, 2019). Es gibt nun verschiedene Methoden, die Lage der Magensonde zu testen. Etwa kann der Magensaft oder -rest abgezogen und der pH-Wert (lat.: potentia hydrogenii; dt.: Konzentration des Wasserstoffs) bestimmt werden. Eigentlich ist Magensekret stark sauer, falls jedoch Medikamente oder Muttermilch beigemischt sind, wird der Wert alkalischer. Daher muss auf eine richtige Interpretation geachtet werden. Eine aktuelle Studie von 2019 stellte jedoch fest, dass trotz der Gaben von verschiedenen Medikamenten der pH-Wert stets unter sechs bleibt und es somit ein sicherer Parameter für den Alltag darstellt (Kemper et al., 2019). Eine weitere Methode der Lageüberprüfung ist die Insufflation von ungefähr einem Milliliter Luft und der gleichzeitigen Auskultation des Abdomens. Auf diese Möglichkeit wird meistens zurückgegriffen, falls kein Magenrest abzuziehen ist. Eine sehr seltene Variante ist die Aufnahme eines Röntgenbildes, welches aber durch einen anderen Grund, bspw. die Beurteilung der Lunge, indiziert sein muss (Fickus, 2018). Zum Teil wird in der Literatur auch ausschließlich das Abziehen des Magenrests als Überprüfung der Lage genannt: Hierbei sollte nur eine zwei bis fünf Milliliter große Spritze verwendet werden, um die Schleimhaut nicht durch einen zu großen Sog zu verletzen. Denn je kleiner die Spritze ist, desto geringer ist der Sog. Nur wenn viel Magenrest abgezogen werden muss, wird eine größere Spritze benötigt (Gießen-Scheidel, 2018; Proquitté, 2019).

Kasten 4-14: Muttermilch

Es gibt kaum einen Grund, der gegen die Verabreichung von Muttermilch spricht. Sogar die Gefahr des möglicherweise übertragbaren Zytomegalie-Virus (CMV) kann durch die Pasteurisierung der Milch bei sehr unreifen Frühgeborenen so verringert werden, dass eine Sondierung der Muttermilch möglich wird. Eine eindeutige Kontraindikation gibt es nur bei einer Infektion der Mutter mit dem Humanen Immundefizienz-Virus (HIV) (Hilgendorff et al., 2019).

Verabreichungsmethoden

In der Literatur wird zwischen der intermittierenden und der kontinuierlichen Verabreichung unterschieden. Bei Letzterem wird die Nahrung mittels einer Ernährungspumpe über mehrere Stunden appliziert. Die Lage der Magensonde sollte trotzdem regelmäßig überprüft sowie die Nahrung alle zwei Stunden wegen möglicher

Keimbildung frisch aus dem Kühlschrank geholt und angewärmt gegeben werden (Gießen-Scheidel, 2018). Hingegen wird bei der intermittierenden Verabreichung, auch Bolusgabe genannt, eine gewisse Menge der Nahrung mehrmals täglich mit anschließender Ernährungspause verabreicht (Stasik, 2017). Am sechsten Lebenstag sollte ein Frühgeborenes eine Flüssigkeitsmenge von 130–150 Milliliter pro Kilogramm Körpergewicht am Tag erreichen. Die Menge wird bei der intermittierenden Methode zu Beginn auf 8 bis 12 Mahlzeiten verteilt, d.h. eine Nahrungsverabreichung alle drei oder zwei Stunden (Hilgendorff et al., 2019).

Literaturanalyse zu den Verabreichungsmethoden

Da diese Thematik in der pflegewissenschaftlichen Forschung umstritten ist, wurde eine eigene systematische Literaturanalyse zu der Frage „Fördert die kontinuierliche oder intermittierende Sondierung den enteralen Nahrungsaufbau bei Frühgeborenen?" durchgeführt.

Dabei wurde mit dem in **Tabelle 4-10** dargestellten Suchstring auf MEDLINE (gesundheitswissenschaftliche Datenbank) und mit angepasstem Suchstring auf CINAHL (gesundheitswissenschaftliche Datenbank) für den Zeitraum von Januar 2010 bis Januar 2021 gesucht.

In der anschließenden Ergebnisauswertung wurden nur Studien betrachtet, die auf die gestellte Fragestellung eingehen und gewisse Qualitätskriterien erfüllen: Orientiert wurde sich an der Tabelle „Stufen der Evidence" für Interventionsstudien nach Behrens und Langer (**Kap. 1**). Eingeschlossen wurden Studien bis zum Grad 2b, d.h. Metaanalysen und homogene systematische Übersichtsarbeiten, randomisierte kontrollierte Studien sowie einzelne Kohortenstudien (Behrens & Langer, 2016). Die Suche wurde im Verlauf nochmals ausgeweitet, indem das Ergebnismaß in der zweiten Suche herausgenommen wurde. Insgesamt konnten aus den 16 themenrelevanten Studien zwei Metaanalysen (Premji & Chessell, 2011; Wang et al., 2020), ein systematischer Review (Richards et al., 2014), eine randomisierte kontrollierte Studie (Rövekamp-Abels et al., 2015) und eine Kohortenstudie (Dani et al., 2013) eingeschlossen werden. Anschließend wurden noch jene Studien betrachtet, die nicht den gesetzten Qualitätskriterien entsprachen, sich jedoch mit der gestellten Frage befassten, um die Menge der Erkenntnisse zu vergrößern. Werden nun alle Studien gemeinsam betrachtet und analysiert scheint sich eine Tendenz zur intermittierenden Bolusfütterung zu ergeben: Die Nahrungsverabreichung wirkt verträglicher, hängt mit einem geringeren Verlust von Fettsäuren und Energie zusammen, verbessert die Auswirkung auf den Hormonhaushalt, weniger kardiorespiratorische Ereignisse sind zu beobachten sowie ein schneller Nahrungsaufbau. Jedoch betonen viele der bis jetzt durchgeführten Studien (Bozzetti & Tagliabue, 2017; Castro et al., 2019; Dani et al., 2013; Martini et al., 2019;

Kasten 4-15: Systematische Literaturanalysen

In systematischen Literaturanalysen werden bestehende, ähnliche Studien zusammengeführt, um zu neuen Erkenntnissen zu gelangen. Ihnen wird mehr Genauigkeit und Aussagekraft zugeschrieben, weil hauptsächlich durch die nun größere Stichprobenzahl, Verzerrungen und Bias („methodische Fehler") minimiert werden können (Behrens & Langer, 2016). Außerdem entsteht so eine adäquate Darstellung des aktuellen Forschungsstands, es werden unnötige klinische Studien verhindert und eine Grundlage für einen möglichen Forschungsbedarf geboten (Behrens & Langer, 2016). Sie unterscheiden sich, durch eine vorher festgelegte systematische Suchstrategie, von herkömmlichen Übersichtsarbeiten. Dadurch wird ausgeschlossen, bestehende Studien – also bereits bestehendes „Wissen" – nicht zu erfassen und somit das Ergebnis durch fehlende Erfassung zu verfälschen (Behrens & Langer, 2016) (**Kap. 3**).

Tabelle 4-10: Suchstring auf MEDLINE und CINAHL nach PIKE-Schema (Eigendarstellung)

PIKE	Begriff	Suchstring MEDLINE	Suchstring CINAHL
Population	Frühgeborene	(„preterm" OR „Premature Birth"[MeSH Terms] OR „Gestational Age"[MeSH Terms] OR „neonate" OR „Intensive Care, Neonatal"[MeSH Terms] OR „Infant, Premature"[MeSH Terms]) **AND**	[(MH „Infant, Premature") OR (MH „Infant, High Risk") OR „preterm" OR „neonat*"] **AND**
Intervention	Intermittierende Bolusgabe	(„enteral nutrition"[MeSH Terms] OR „Intubation, Gastrointestinal"[MeSH Terms] OR „feeding methods"[MeSH Terms] OR „Infant, Premature/growth and development"[Mesh Terms] OR „Nutritional Status/physiology"[Mesh Terms] OR „bolus feeding") **AND**	[(MH „Feeding Tubes") OR (MH „Feeding Tube Care") OR (MH „Enteral Nutrition") OR (MH „Infant Feeding") OR „bolus feed*"] **AND**
Kontroll-intervention	Kontinuierliches Sondieren	(„feeding pump*" OR „continuous feeding" OR „Energy Metabolism/physiology") **AND**	[(MH „Enteral Feeding Pumps") OR „continuous feed*"] **AND**
Ergebnis-maß	Verbesserter oder vollständiger Nahrungsaufbau und Verbesserung der Gesundheit im Allgemeinen	(„Health Promotion"[MeSH Terms] OR „Length of Stay"[MeSH Terms] OR „feeding promotion" OR „full enteral feeding")	[(MH „Length of Stay") OR (MH „Health Promotion") OR (MH „Infant Nutritional Physiology") OR „full enteral feeding"]
Studien-design	Metaanalysen, homogene systematische Übersichtsarbeiten, randomisierte kontrollierte Studien, einzelne Kohortenstudien		

Premji & Chessell, 2011; Richards et al., 2014; Rövekamp-Abels et al., 2015; Thomson, 2016; Wang et al., 2020), dass weitere klinische Belege fehlen, um eine klare Aussage treffen zu können (**Abb. 4-17**).

Schlussendlich besteht evidence-based Nursing aus den bestmöglichen wissenschaftlichen Belegen sowie der Erfahrung der Pflegekräfte und den Wünschen und Bedürfnissen des Pflegebedürftigen.

„Dass eine Maßnahme anderen geholfen hat, heißt nicht notwendigerweise, dass sie uns oder unseren Klienten hilft" (Behrens & Langer, 2016, S. 29).

In der Praxis muss nun die Entscheidung getroffen werden, mit welcher Methode sondiert wird. Das heißt, trotz einer Tendenz ist es in der praktischen Umsetzung wichtig, einen Blick auf die individuelle Situation zu haben. Somit sollte das Frühgeborene von der Pflegefachperson beobachtet werden, ob es die Nahrung verträgt. Anzeichen einer möglichen Unverträglichkeit können Spucken, Erbrechen, vermehrter oder blutiger Magenrest, Abwehrspannung sowie Tachykardie oder Verschlechterung der Atmung sein (Messall, 2017; Schuppke, 2017). Dadurch kann individuell entschieden werden, ob der Nahrungsaufbau angepasst werden sollte und eventuell auch die Methode des Sondierens geändert werden muss.

Beispiel
Ein Frühgeborenes wird in der 32ten SSW mit acht Mahlzeiten am Tag ernährt. Laut dem Ergebnis der eigenen Literaturanalyse sollte die Bolusfütterung eigentlich eine bessere Verträglichkeit als die kontinuierliche Nahrungszufuhr zur Folge haben. Auch könnte dieses Baby auf Grund der moderaten SSW bald mit Trinktraining beginnen, so dass ein Dreistunden-Rhythmus auch mehr dem natürlichen Trinkmuster eines Neugeborenen entsprechen würde. Das heißt laut externer Evidence, also den aktuellen Studienergebnissen, wäre dies hier die bevorzugte Methode. Jedoch spuckt das Frühgeborene seit ein paar Tagen, somit hat es auch schon vermehrt Sättigungsabfälle geboten, die durch das erhöhte Aspirationsrisiko steigen. Auch ist der Bauch des Kindes dauerhaft gebläht. Dadurch wird deutlich, falls eine Magendarmerkrankung ausgeschlossen werden kann, die zunächst „beste Methode" funktioniert hier nicht. Es muss sich auf die interne Evidence gestützt werden. Das heißt: eine mögliche Lösung wäre statt acht Mahlzeiten den Rhythmus auf zweistündlich, also 12 Mahlzeiten täglich umzustellen. Somit müsste das Frühgeborene nicht auf einmal so viel Nahrung verdauen und würde einer kontinuierlichen Fütterung näherkommen, auf die, falls es nicht besser wird, auch noch umgestellt werden könnte. Eine erneute Evaluation, nach der Nahrungsumstellung darf nicht fehlen.

Die Ergebnisse der Forschung werden immer eine Annäherung an die Wahrscheinlichkeit der Mehrheit sein. Auch wenn das Ergebnis der Recherche durch und durch mit signifikanten Zahlen belegt wäre, gäbe es trotzdem den Einzelfall, auf den jene Methode nicht zuträfe. Sich diese Tatsache bewusst zu machen, ist Teil von evidence-basierter Pflege und vereint die externe Evidence – die „besten wissenschaftlichen Belege" – mit der internen Evidence – die Individualität des Einzelnen (Behrens & Langer, 2016, S. 25–28) (**Kap. 1**).

Anhand dieser Erkenntnisse wird nun das Szenario dargestellt. Die Verbindung der internen und externen Evidence findet auch im Simulationslernen statt.

Rahmenbedingung
Wie am Anfang des Kapitels erwähnt, ist die Prognose der Frühgeborenen auch abhängig von der Qualität der perinatalen Versorgung, da so Komplikationen und Spätfolgen vermieden werden können. Dabei spielt die Ernährung der Säuglinge eine wichtige Rolle (Feydt-Schmidt & Dehning, 2015). Gesamtgesellschaftlich gesehen werden somit die Sustainainable Developement Goals der United Nations unterstützt. Teil des dritten Ziels „Good health and wellbeing" ist die Säuglingssterblichkeit zu senken (United Nations, 2020, S. 1). Das heißt, eine

	Studie	Ausschluss Titel	Ausschluss Abstract	Ausschluss Volltext	Einschluss Volltext	Explorativ Suche MEDLINE	MEDLINE Suche I system.	MEDLINE Suche II	CINAHL Suche I	CINAHL Suche II	Handsuche	Jahr	Land	Evidencegrad	Ergebnis
1	(Premji und Chessell 2011)				x						x	2011	Kanada	1a	0
2	(Wang, Zhu et al. 2020)				x			x				2019	China	1a/2b	TBF
3	(Richards, Foster et al. 2014)				x	x	x	x				2014	Australien	2a	0
4	(Rövekamp-Abels, Hogewind-Schoonenboom et al. 2015)				x	x	x	x	x	x		2015	Niederlande	2b	TBF
5	(Dani, Pratesi et al. 2013b)				x			x		x		2013	Italien	2b	TCF
6	(Martini, Aceti et al. 2019)				x	x		x		x		2019	Italien	3b	BF
7	(Castro, Asbury et al. 2019)				x			x	x	x		2019	Kanada	4	BF
8	(Bozzetti und Tagliabue 2017)				x	x						2017	Italien	4	0
9	(Thomson 2016)				x						x	2016	USA	4	0
10	(Davis, Fiorotto et al. 2015)				x			x	x	x		2015	USA	4	0
11	(Corvaglia, Martini et al. 2014a)				x	x						2014	Italien	4	BF
12	(Corvaglia, Martini et al. 2014b)				x	x		x		x		2014	Italien	4	BF
13	(Dani, Pratesi et al. 2013a)				x		x	x				2013	Italien	4	TCF
14	(Rogers, Hicks et al. 2010)				x					x		2010	USA	4	BF
15	(Klingenberg, Embleton et al. 2012)				x			x	x	x		2012	Norwegen	5	0
16	(D. Mitanchez, V. Champion et al. 2010)				x			x				2010	Frankreich	5	0
17	(Dani, Corsini et al. 2015)			Thema: Futerintoleranz			x	x				2015	Italien		
18	(Dawson, Summan et al. 2012)			Thema: Schwerkraft vs. Drucksondieren		x						2012	Australien		
19	(Silva, Oliveira et al. 2021)		Thema: Stillen								x	2021	Brazilien		
20	(Cresi, Maggiora et al. 2019)		Thema: Beatmung									2019	Italien		
21	(Kemper, Haney et al. 2019)		Thema: Magensondenlage							x		2019	USA		
22	(Abranches, Soares et al. 2018)		Thema: Energieverbrauch					x				2018	Brazilien		
23	(Hanson, Sundermeier et al. 2011)		Thema: Vergleich parenteraler und enteraler Ernährung					x				2011	USA		
24	(Lubetzky, Mimouni et al. 2010)		Thema: Gewichtszunahme durch Musik					x				2010	Israel		
25	(Sluncheva 2010)		Thema: Ernährung allgemein			x		x				2010	Bulgarien		
26	(El-Kadi, Boutry-Regard et al. 2020)	Population: Schweine						x		x		2018	USA		
27	(Chandran, Chua et al. 2017)	Thema: Medikation						x				2017	Singapur		
28	(El-Kadi, Gazzaneo et al. 2013)	Population: Schweine								x		2013	USA		
29	(Kaffashi, Scher et al. 2013)	Thema: Kangaroo care						x				2013	USA		
30	(Siahanidou, Garatzioti et al. 2012)	Thema: Wachstum allgemein						x				2012	Griechenland		
31	(Marom, Shedlisker-Kening et al. 2012)	Thema: Auswirkungen von Geruchsstimulation						x				2012	Israel		
32	(Gazzaneo, Suryawan et al. 2011)	Population: Schweine								x		2011	USA		
33	(Pridham, Brown et al. 2011)	Thema: geographische Analyse allgemein						x				2011	USA		

BF	signifikant für Bolusfütterung
CF	signifikant für kontinuierliche Fütterung
TBF	Tendenz zur BF
TCF	Tendenz zur CF
0	kein eindeutiges Ergebniss

In der Auflistung sind Studien mit einer Veröffentlichung vor 2010 bereits ausgeschlossen.

Abbildung 4-17: Suchverlaufsübersicht mit Ausschlussbegründung. In der Auflistung sind Studien mit einer Veröffentlichung vor 2010 bereits ausgeschlossen. (Quelle: Eigendarstellung)

hohe Qualität in der Versorgung von Frühgeborenen würde die Säuglingssterblichkeit erheblich senken. Laut einer Umfrage des Georg Thieme Verlags 2019 ist ein starker Rücklauf des Personals auf neonatologischen und pädiatrischen Intensivstationen in Deutschland zu erkennen. Daraus folgt erwiesenermaßen eine geringere Qualität der Patientenversorgung (Michel et al., 2019). Somit wäre es hilfreich, gut ausgebildetes Personal einzusetzen sowie das Interesse des zukünftigen Personals für dieses Fachgebiet zu wecken. Erwartet wird, dass die Teilnehmenden durch das Szenario ihre Fähigkeiten beim Sondieren vertiefen und diese auf andere Situationen transferieren können. Außerdem sollen sie in Zukunft mit mehr Selbstsicherheit eigene Entscheidungen treffen und Angehörige beraten können. So könnte die Versorgung von Frühgeborenen im klinischen Alltag verbessert und wissenschaftlich fundiertes Wissen umgesetzt werden.

4.3.2 Anforderungen und Zielsetzung des Szenarios

Einbettung in das Curriculum

Werden die Rahmenpläne der Fachkommission nach § 53 PflBG betrachtet, kann das Thema „Sondieren bei Frühgeborenen“ in das Modul CE 10 „Entwicklung und Gesundheit in Kindheit und Jugend in pflegerischen Situationen fördern“ integriert werden. Das gewählte Modul ist verteilt auf alle Ausbildungsabschnitte. Bei den Handlungsanlässen des ersten und zweiten Ausbildungsdrittels sind u. a. auch Probleme oder Komplikationen bei der Ernährung eines Säuglings genannt. So kann das Szenario hier passend eingeordnet werden. Wichtig ist, dass die Auszubildenden oder Studierenden bereits über gewisse Grundkenntnisse der Anatomie des Magendarmtrakts und der Säuglingspflege verfügen. Zusätzlich ist der Einbezug der Mutter in dem Szenario passend für das Üben der Interaktion mit Angehörigen. Es handelt sich hierbei um eine einfache Beratungssituation der Mutter und ist somit auch geeignet für den ersten oder zweiten Ausbildungsabschnitt. Um jedoch eine Überforderung der Teilnehmenden zu vermeiden, kann hier individuell entschieden werden. Möglicherweise ist das Szenario im zweiten Ausbildungsjahr besser gesetzt. Als Vorbereitung auf dieses Szenario sollte ein theoretischer Input über Frühgeborene, Sondieren, Stillmanagement sowie das Beraten von Angehörigen stattgefunden haben. Außerdem wurde das Sondieren in Form eines Skillstrainings geübt. Somit haben die Teilnehmenden schon Vertrauen in ihre Fähigkeiten und können sich auch einer komplexen Situation ohne Angst stellen. Grundsätzlich greift es viele Punkte der Rahmenpläne auf, wie:

- Erleben einer Geburt/einer moderaten Frühgeburt mit leichter Unreife
- Wahrnehmung von kindlicher Verletzlichkeit und Schutzbedürftigkeit
- Beobachtung des Interaktionsverhaltens zwischen Neu-/Frühgeborenen und deren Bezugspersonen
- Pflege des Neugeborenen/Frühgeborenen und der Wöchnerin oder
- Stärkung des Saug- und Schluckreflexes.

Konkret ist sogar exemplarisch die „Lernsituation eines moderat zu früh geborenen Kindes mit Trinkschwäche und besonderen Anforderungen an die Ernährung“ für das erste und zweite Ausbildungsdrittel genannt (Fachkommission nach § 53 PflBG, 2020, S. 162–172).

Ziele des Szenarios

Lernziele bilden die Grundlage für die Entwicklung einer Simulationssituation. Sie sollten klar formuliert werden und basieren auf der Vorerfahrung der Teilnehmenden. Anhand dieser Ziele kann der Lernerfolg gemessen werden (Schwermann & Loewenhardt, 2021). Es bringt Vorteile, vorher festzulegen, welches Wissen und welche Fähigkeiten die Lernenden am Ende der Lehrveranstaltung erlangt haben sollen. Lernziele können aber nur von den Lernenden selbst gebildet werden, da Lernen immer ein „selbstständiger Akt“ bleibt (Böss-Ostendorf & Senft, 2018). Oft bestehen stets Anforderungen des Curriculums und der Lehrenden. Diese können den Lernenden durch vorformulierte Ziele mitgeteilt werden. So entsteht eine gewisse Orientierung, welche Anforderungen existieren. Außerdem bieten diese Ziele eine Struktur für die Veranstaltung, anhand dieser die Lernenden für sich nun eingeständig Lernziele formulieren oder umformulieren können (Böss-Ostendorf & Senft, 2018).

In der deutschen Pädagogik hatte die Lernzielorientierung in den 1970-er Jahren ihren Durchbruch. Dabei fingen einige Pädagogen und Pädagoginnen an, diese Lernziele in Taxonomien einzuteilen, um alle Lernziele in einer Hierarchie ordnen zu können. Am bekanntesten wurde die kognitive Taxonomie von Bloom et al. (1978). Auch die INACSL empfiehlt, sich an dieser Taxonomie zu orientieren. Aus den Rahmenplänen der Fachkommission nach § 53 PflBG und einer Orientierung an der Taxonomie für Lernziele von Bloom ergeben sich folgende Lernziele (Böss-Ostendorf & Senft, 2018; Schröppel, 2021):

1. *Wissen:* Die Teilnehmenden können das Wissen über Ernährung und Sondieren von Frühgeborenen wiedergeben.
2. *Verstehen:* Die Teilnehmenden können das Wissen über Ernährung und Sondieren von Frühgeborenen im Kontext erklären und Angehörige zu diesem Thema beraten.
3. *Anwendung*: Die Teilnehmenden können fachgerecht und hygienisch sondieren.
4. *Analyse:* Die Teilnehmenden verstehen den Zusammenhang zwischen einer Frühgeburt und einem notwenigen Sondieren vor der 32ten SSW sowie einer Übertragung der Tätigkeit auf Menschen anderer Altersgruppen.
5. *Synthese:* Die Teilnehmenden haben die nötigen Fähigkeiten, eine Magensonde zu testen und entsprechend der Situation die adäquate Methodik zu wählen sowie das Wissen auf mögliche Komplikationen reagieren zu können.
6. *Evaluation:* Die Teilnehmenden sind nach Abschluss des Szenarios in der Lage, ihr Handeln zu reflektieren und ihre Entscheidungen zu evaluieren.

Die Teilnehmenden

Ein Faktor, den die Lehrperson nicht beeinflussen kann, ist die Bereitschaft und Motivation sich auf die Situation einzulassen (Adamson & Rodgers, 2015). Motivation teilt sich in die intrinsische Motivation, d.h. den Wunsch nach Kompetenz, und in die extrinsische Motivation, d.h. den Wunsch nach „Beziehung und sozialer Eingebundenheit“, ein (Schrader, 2018, S. 110). Daraus ergeben sich klare Mechanismen: Ist eine lernende Person sehr selbstbestimmt, besteht der Wunsch aus sich selbst heraus zu lernen, d.h. die Motivation ist intrinsisch. Ist dies jedoch nicht der Fall, kann die extrinsische Motivation entweder positiv oder negativ aufgefasst werden. Haben die Lernenden noch das Gefühl, das angebotene Ziel selbst wählen zu können und es erscheint ihnen sinnvoll, dann ist die Wirkung entsprechend der intrinsischen Motivation. Fühlt es sich hingegen für die Lernenden wie ein Zwang oder Druck an, sich nun in die Situation zu begeben, kann dies negativ aufgefasst werden (Schrader, 2018). Die Teilnehmenden dieser Lernsituation befinden sich im zweiten Ausbildungsabschnitt, d.h. es ist davon auszugehen, dass sie eine grundsätzliche Motivation haben, in diesem Fachbereich zu lernen. Außerdem sind sie schon vertraut mit Lernen im CSL und haben, entsprechend der Forschung, schon positive Erfahrungen für ihren Lernprozess gemacht. Schlussfolgern ließe sich daraus, dass einige Teilnehmende selbstbestimmt motiviert sind, ihre Kompetenzen durch die Simulationseinheit zu fördern. Bei denjenigen Teilnehmenden, die keine intrinsische Motivation mitbringen, kann eine negative Wirkung vermieden werden, indem sie ihre Lernziele selbst wählen können und durch vorherige Erfahrung wahrscheinlich auch wissen, dass Lernen in einer Simulation sinnvoll ist.

Sicherheits- und Hygienehinweise

Da es sich um eine Übungssituation handelt, dürfen und sollen Fehler gemacht werden. Die Lehrperson hat hierbei die Aufgabe dies zu vermitteln, um so Selbstsicherheit zu schaffen und Entscheidungskompetenz zu fördern. Wenn sich Teilnehmende unwohl fühlen, kann jederzeit die Situation verlassen werden. Sie können entsprechend der Einfrier-Methode laut „Einfrieren" rufen und ihre Gefühle schildern **(Kap. 2)**. So kann entweder gemeinsam eine Lösung für Unsicherheiten gefunden werden oder der durchführende Teilnehmer oder die Teilnehmerin tauscht mit einer Beobachterrolle. Beobachtende Teilnehmende dürfen ebenso den Raum verlassen. Das ist wichtig, da durch das Szenario möglicherweise Erinnerungen an ähnliche Situationen im klinischen Alltag auftreten, die belastend für die Lernenden gewesen sein könnten. Trotz hoher „Fidelity" sollte zum Schutz der Studierenden oder Auszubildenden das Bewusstsein der Übungssituation vorhanden sein. Belastende Situationen müssen im weiteren Verlauf – dem Debriefing – aufgegriffen und besprochen werden. Dasselbe gilt auch für die im Szenario beteiligte Schauspielerin; ihre psychische oder physische Sicherheit könnte beeinträchtigt werden, bspw. durch ganz persönliche Erfahrungen mit Schwangerschaft, Geburt und Mutterschaft. Hier kann auch das Chairperson-Postulat der themenzentrierten Interaktion – kurz TZI-Methode – als Maßstab den Teilnehmenden auf den Weg gegeben werden **(Abb. 4-18; Kasten 4-16)**.

Die Situation bietet keine offensichtlichen physiologischen Gefahren: es muss weder schwer gehoben, hautschädigende Medikamente aufgezogen, noch mit spitzen Gegenständen hantiert werden. So können auch Teilnehmende, die schwanger sind oder anderweitig physisch beeinträchtigt sind, dieses Szenario bewältigen. Hier ist es viel wichtiger, die psychische Ebene im Blick zu haben: Mögliche Ängste über eine Frühgeburt oder anderen Geburtskomplikationen könnten auftreten. So sollte es jeder teil-

Kasten 4-16: Die TZI-Methode

„Themenzentrierte Interaktion ist eine auf Gruppenprozesse ausgerichtete Konzeption, die darauf abzielt, vier Faktoren gleichermaßen Beachtung zu schenken: dem Ich (jeder einzelnen Person mit ihren Eigenschaften, ihrer Geschichte und momentanen Verfassung), dem Wir (der Gruppeninteraktion), dem Es (dem Thema oder der Aufgabe) und dem „Globe" (dem Umfeld im engeren und weiteren Sinne)." (Schäfer, 2012, S. 72).

Die Psychotherapeutin Ruth C. Cohn entwickelte die Methode auf Basis von Psychoanalyse und Gruppentherapie. Anwendung findet die Methode mittlerweile in vielen Bereichen, sei es in der Bildung, in Selbsthilfegruppen, in Vereinen oder Teamsitzungen (Löhmer & Standhardt, 2015). Das Chairperson – Postulat der TZI-Methode besagt, dass jeder eine gewisse Selbstverantwortung hat. Jeder muss für seine Bedürfnisse selbst einstehen. Wichtig hierbei ist es, ein Umfeld zu schaffen, das die Äußerung solcher Gefühle zulässt. Das heißt, die Lehrperson bietet auch den nötigen Raum, sodass jeder sagen kann, was in ihm gerade vorgeht (Röhling, 2017).

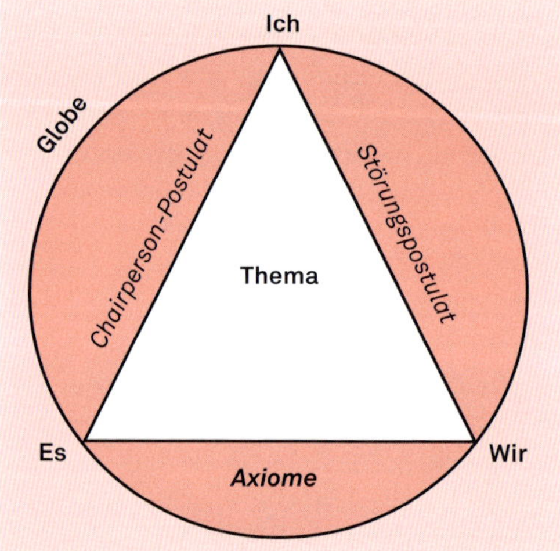

Abbildung 4-18: System der TZI (Quelle: Eigendarstellung in Anlehnung an Löhmer & Standhardt, 2015, S. 17)

nehmenden Person möglich sein, ihre Grenzen zu kommunizieren. Außerdem ist es wichtig, solche Ängste ebenfalls im Debriefing aufzugreifen und zu besprechen.

Auf der anderen Seite sollen sich die Lernenden einer hygienischen Arbeitsweise und der Verantwortung bewusstwerden, die sie beim Testen einer Magensonde und dem Sondieren tragen. Es könnte zu fatalen Folgen, wie einer Aspiration oder Perforation kommen, falls im echten klinischen Arbeitsalltag die Kontrolle der Sonde mangelhaft ist oder die regelmäßige Kontrolle des Kindes fehlt (Proquitté, 2019). Das Bewusstmachen eines gesunden Gleichgewichts ist hier entscheidend: sich der Verantwortung und möglicher Folgen und der menschlichen Fehlbarkeit bewusst zu sein. Das heißt, der Schwerpunkt sollte darauf liegen, eine Sicherheit in der Tätigkeit zu erlangen und sich eine Routine der Selbstkontrolle anzugewöhnen, ganz nach dem Motto: „Lieber ein Blick zu viel als zu wenig!“

4.3.3 Design und Simulationserfahrung

Fallbeispiel

Bei dem Szenario „Baby Leo hat Hunger“ geht es um den frühgeborenen Leo Huber. Er ist nun neun Tage alt und befindet sich in der 31ten SSW. Somit wird er noch komplett enteral über die Magensonde ernährt. Eine teilnehmende Person soll nun in dem Szenario die Rolle seiner zuständigen Pflegefachperson übernehmen und ihm die Nachmittagsmahlzeit sondieren. Dabei kommt Leos Mutter zu Besuch, die einige Fragen zu seinem aktuellen Zustand und der Ernährung hat.

Methodik und Didaktik

Beim Simulationslernen sollte nach Jeffries et al. (2015) eine Lernumgebung geschaffen werden, in der erfahrungsorientiertes, interaktives und kollaboratives Lernen möglich wird. Streben sowohl Teilnehmende als auch Lehrpersonen eine solche positive Simulationserfahrung an, steigt die Qualität des Simulationserlebnisses. Entscheidend ist unter anderem eine Vertrauensbasis, welche die Lehrende schafft. Einerseits sollten sich die Teilnehmenden sicher fühlen, um ganz in die Situation eintauchen zu können, andererseits ist es Ziel des Szenarios eine herausfordernde Situation zu schaffen, um somit eine sowohl psychisch als auch physisch realistische Situation üben zu können (Cowperthwait, 2020; Jeffries et al., 2015).

Didaktik im Simulationsablauf

Im Szenario müssen die Teilnehmenden selbst entscheiden, wie sie agieren. Wie im klinischen Alltag auch, betritt die Pflegefachperson das Zimmer und weiß noch nicht, was sie erwartet. Mit einer Einschätzung des Kindes und der Situation, müssen weitere Entscheidungen selbstständig getroffen werden. Da in diesem Szenario das Kind ruhig schläft und stabile Vitalzeichen aufweist, kann zum Testen der Magensonde übergegangen werden. Hier kommt es zu der ersten wichtigen Entscheidung. Das Abziehen des Magensafts wird nicht möglich sein, da keiner vorhanden ist. Die durchführende Teilnehmerin oder der Teilnehmer können also die Lage der Magensonde nur durch Abhören mit dem Stethoskop herausfinden. Darauf folgt die Einschätzung, ob die Magensonde auch wirklich richtig liegt und das Sondieren begonnen werden kann. Hier wäre auch ein Blick auf das Kind wichtig: Liegt es richtig – eventuell Oberkörper hoch gelagert? Sind die Vitalzeichen weiterhin stabil? Die Lernenden machen dabei die Erfahrung, selbst Entscheidungen treffen zu müssen, sich selbst Sicherheit zu geben und ihr theoretisches Wissen in der Praxis umzusetzen. Sie werden gefordert, selbst die Verantwortung zu tragen und sich nicht rückversichern zu können. Das kollaborative Lernen findet im Austausch mit der Mutter sowie beim gemeinsamen Lernen mit den Kommilitonen statt. Im Gespräch mit der Mutter könnte die (gespielte) Pflegefachperson auf die Gesprächsführung von Carl Rogers (**Kasten 4-17**) zurückgreifen.

Kasten 4-17: Personenzentrierte Gesprächsführung

Durch Kongruenz, Empathie und Wertschätzung entsteht eine vertrauensvolle Gesprächsatmosphäre (Kreuziger, 2000). Die sogenannte „personenzentrierte Gesprächsführung" ist in der humanistischen Psychologie in ihrer Anwendung sehr verbreitet. Auch in der Pflege kommt dieser Gesprächsstil speziell in Alltags- oder helfenden Gesprächen zum Tragen (Mamerow, 2013). Im Jahr 2014 belegte eine Studie die Wirksamkeit dieser Gesprächsmethode (Naser & Mohammad, 2014).

In der Situation ist es außerdem wichtig, dass die Studierenden auf bekanntes Wissen zurückgreifen sowie neue Erfahrungen machen, als auch beides zusammen neu strukturieren.

Konstruktivistische Didaktik

Bei der konstruktivistischen Didaktik, auf dem Simulationslernen basiert, wird die Wirklichkeit selbst konstruiert. Wichtig bei diesem lern theoretischen Ansatz ist „Selbstorganisation, Selbstproduktion [und] Selbstreferenzialität" (Sahmel, 2015; Schwermann & Loewenhardt, 2021, S. 7). Ziel ist es, durch ein Lernangebot das autonome Lernen zu fördern, um eine Selbstverwirklichung zu erreichen. Bei Kersten Reich, einem Vertreter der systemischen-konstruktivistischen Konzeption, reiht sich an die Konstruktion noch die Rekonstruktion und Dekonstruktion. Das heißt, einerseits werden Kultur und soziale Konstrukte angeeignet, aber nicht neu erfunden, anderseits besteht jedoch das Bewusstsein, dass seine Realität nur ein Konstrukt – ein möglicher Blickwinkel – und die Erfassung der ganzen Wirklichkeit nicht möglich ist. Die Lehre wird in den Kontext der Praxis gebracht. So entsteht Realitätsnähe, ohne dass ein Risiko für den Patienten entsteht (Forneris & Fey, 2015; Sahmel, 2015). Reich's Theorie gegenüber stehen die Ansätze von Rolf Arnold und Horst Siebert. Sie legen den Schwerpunkt auf das Lernen. Es geht nicht mehr um die „Vermittlung objektiven Wissens" und die „Belehrung", sondern das selbstbestimmte Lernen. Das Lehrangebot kann mit den benötigten Informationen auf die eigene Art und Weise verarbeitet werden. Das heißt, die lehrende Person wird zum Lernbegleiter, indem sie die Lernenden in ihrem individuellen Prozess unterstützt, berät, plant, fördert und fordert (Adamson & Rodgers, 2015; Sahmel, 2015; Schwermann & Loewenhardt, 2021). Simulationslernen beinhaltet also Teile beider Ansätze.

TZI-Methode

Auch in der TZI-Methode lassen sich Parallelen finden: Beim gemeinsamen Lernen zählt nicht nur die objektive Wahrnehmung, sondern auch die subjektive Realität des Einzelnen. Es geht darum sich selbst in seinem Handeln nach seinen individuellen Bedürfnissen zu leiten. Dazu zählt auch, sich seine Ängste oder Bedenken bewusst zu machen und damit selbstverantwortlich umzugehen (Langmaack, 2017). Zum Beispiel sollten die Rollen in der Simulationssituation nach TZI nicht bestimmt, sondern frei gewählt werden. Jede Person sollte für sich entscheiden, was sie sich zutraut: Möchte ich unter Beobachtung aller die Simulationssituation durchführen? Auch bleibt der Umgang mit den eigenen Unsicherheiten der Person selbst überlassen. Falls sie sehr nervös ist, könnte sie entscheiden, sich nicht dieser Situation zu stellen oder ihre Ängste anzusprechen. Eine Stimmungsabfrage durch die Lehrperson kann diesen Prozess unterstützen und mögliche Bedenken aus der Welt schaffen. Der Leiter einer TZI-Einheit soll Emotionen und Konflikte den Teilnehmenden bewusst machen, aber ist nicht dafür da diese aufzuarbeiten. Es geht mehr um die Hilfe zur Selbsthilfe (Löhmer & Standhardt, 2015).

High Fidelity und High Emotion

Wichtig für ein Szenario ist die sogenannte „Fidelity" (dt.: Wiedergabetreue; Realitätsnähe). Sie entsteht nicht nur durch eine realistische Übungspuppe, sondern auch durch die Umgebung und die Situation, welche passend widergespiegelt werden muss. Dazu gehören unter anderem angemessene Kleidung, professioneller Umgang und die realistische Darstellung der zugewiesenen Rollen, in diesem Fall auch jene der Mutter. Wichtig ist, auch die Situation nicht zu unterbrechen oder zu stören (Adamson & Rodgers, 2015). Eine solch gestaltete Lernumgebung entsteht durch drei zentrale Faktoren:

„[...] räumlich-materiell, physisch und/oder psychosoziale Aspekte [...]" (Schröppel, 2021, S. 14).

Die Situation findet in einem Patientenzimmer im Krankenhaus statt. Dementsprechend muss dieses auch eingerichtet sein. Dazu gehören entsprechende Geräte und Möbel, bspw.:

- ein Wickeltisch
- Stühle für die Eltern
- ein Absauger
- ein Beatmungsbeutel
- Pflege und Versorgungsmaterial in Schränken, wie Windeln und Kinderkleidung.

Im Hintergrund könnten passende Geräusche wie andere weinende Babys, Stimmen und Monitorgeräusche abgespielt werden. Auch Atemgeräusche des Frühgeborenen selbst ließen die Puppe realistischer wirken. Gesteigert wird die „Fidelity" noch durch die Schauspielerin der Mutter. Sogenannte simulierte Schauspieler und Schauspielerinnen sollten nur in der Simulationssituation selbst mit den Teilnehmenden in Kontakt treten. Das heißt: eine Begegnung davor oder in einem anderen Kontext sollte vermieden werden. Dies würde sonst möglicherweise die „Fidelity" wieder aufheben. Wichtig ist auch hier auf entsprechende Kleidung oder Eigenschaften zu achten.

Beispiel

Die Mutter befindet sich noch kurz nach der Geburt im Wochenbett, d.h. der Schwangerschaftsbauch hat sich noch nicht ganz zurückgebildet, sie trägt eventuell eher gemütliche Kleidung. Außerdem sollte das Alter der Rolle mit dem der Schauspielerin übereinstimmen.

Wichtig ist hier aber auch auf die emotionale Sicherheit solcher Teilnehmenden zu achten. Auch die Schauspielerin sollte die Möglichkeit haben, die Situation verlassen zu können, falls diese zu belastend wäre. Die aktuelle Forschung belegt, dass simulierte Schauspieler die Kommunikation, Empathie und das Selbstbewusstsein der Lernenden fördern, weswegen es sich lohnt dies umzusetzen. Erst durch eine hohe „Fidelity" und durch das Fordern der Auszubildenden oder Studierenden entsteht eine erfolgreiche Simulationserfahrung (Cowperthwait, 2020).

Jedoch darf man sich nicht dem Missverständnis hingeben, dass „High Fidelity" bedeutet „[...] in jeder Hinsicht die höchste physische Realitätstreue zu erreichen [...]" (Kerres et al., 2021, S. 23).

Zum Beispiel ist die Übungspuppe „Preemie-Natalie©", die hier verwendet werden könnte, auf das Üben von Sondieren eines Frühgeborenen ausgelegt, jedoch nicht auf eine veränderte Hautfarbe oder Atmung. Das ist aber auch nicht unbedingt notwendig. In diesem Szenario geht es um das Sondieren bei einem Frühgeborenen mit stabilen Vitalzeichen. Durch das Einspielen von Atemgeräuschen könnte die Situation realistischer dargestellt werden, muss aber nicht unbedingt der Schlüssel für eine „High Fidelity" sein.

„Fidelity kann ebenso mit geeignetem Prebriefing gefördert werden, das Lernende sorgfältig in die Möglichkeiten und Grenzen einer Simulationsrealität einführt" (Kerres et al., 2021, S. 23).

Das heißt, werden die Auszubildenden oder Studierenden hier über die Realitätsgrenze der Puppe in Bezug auf Atmung und Hautfarbe aufgeklärt, sind sie in dem Szenario darüber informiert und lassen sich dadurch auch nicht aus dem Simulationserleben herausbringen. Das ermöglicht auch eine Umsetzung dieses Szenarios in einem Setting, das nicht alle vorgegebenen Anforderungen erfüllt. Schlussendlich bleibt es eine simulierte Situation in der gelernt und geübt werden soll. Vollkommene Realität wird nur in einer echten pflegerischen Handlung im Praxiseinsatz möglich sein (Kerres et al., 2021).

4.3.4 Briefing

Einarbeitung in das Thema vor dem Szenario

Ziel des Szenarios ist es, die Tätigkeit des Sondierens in einer komplexen Situation bei den Teilnehmenden zu fordern. Entgegen eines einfachen Skillstrainings, bei dem Grund- bzw. Teilfertigkeiten störungsfrei erlernt und geübt werden, stellt die Simulation eine Situation mit komplexer Problemstellung, in der die Selbständigkeit des Lernenden gefordert wird, sowie der Umgang mit Stress oder möglichen Risiken, dar. Durch das sogenannte geplante Szenario wird eine Lernumgebung geschaffen, die der Realität möglichst ähnlich wird, um sich somit risikofrei solchen Situationen stellen zu können und dabei Erfahrung zu sammeln und Kompetenzen und Fähigkeiten zu gewinnen (Schroppel, 2021).

Das heißt, das fachliche Wissen über Frühgeborene, Sondieren und Stillmanagement sollte schon vorhanden sein, bevor das Szenario durchgeführt wird. Möglich wäre, den Wissenstransfer in Form einer Gruppenarbeit durch die Teilnehmenden selbst erarbeiten zu lassen, um sich anschließend im Plenum darüber auszutauschen. Das fördert unter anderem die methodische Kompetenz im Bereich der Medienarbeit. Die Auszubildenden und Studierenden könnten durch Literatur- und Studienarbeit lernen das nötige Wissen zu erlangen. Hier entsteht ein Bezug zum wissenschaftlichen Arbeiten: Es ist wichtig, dass die Teilnehmenden lernen zwischen Inhalten hoher und niedriger Aussagekraft zu unterscheiden und einen Umgang mit unterschiedlichen Studienergebnissen zu finden.

Beispiel

Die Forschung der Neonatologie hat sich in den letzten zehn Jahren stark verändert. Das hat zur Folge, dass Fachliteratur von vor 20 Jahren sehr wahrscheinlich veraltet ist. Auch sollten die Lernenden wissen, dass eine Studie noch kein Fakt ist, der eins zu eins umgesetzt werden sollte (**Kap. 3**).

Durch die anschließende Kontrolle und Diskussion im Plenum ist somit auch eine Überprüfung gewährleistet und kann zu einem Austausch führen, welches Wissen wie stark gewichtet werden sollte und wie mit unterschiedlichen Meinungen umgegangen wird.

Diese Form der Gruppenarbeit könnte mit der TZI-Methode gestaltet werden. Wie schon erwähnt, ist das Ziel der TZI die vier Faktoren – ICH, WIR, ES und den Globe – in eine „dynamische Balance" zu bringen. Würde die Lehrperson nur auf eine gute Gruppenzusammenarbeit achten, wäre das nicht möglich, ohne die Bedürfnisse der einzelnen Gruppenmitglieder zu berücksichtigen. Oder wäre das Ziel den theoretischen Stoff der Ernährung des Frühgeborenen auf Grund von Zeitmangel so schnell wie möglich den Lernenden zu vermitteln, käme wahrscheinlich nur ein Bruchteil des wertvollen Wissens an (Langmaack, 2017). Ziel der TZI ist es, sowohl die Sach- als auch die Beziehungsebene in Balance zu halten. Der Sachinhalt soll weder trocken und fade vermittelt werden, noch sollen, wie in einer Selbsthilfegruppe, nur die Emotionen der Einzelnen und das Gruppenerlebnis im Mittelpunkt stehen. Durch die Balance beider Seiten entsteht eine qualitative Lehr- und Lernatmosphäre (Löhmer & Standhardt, 2015).

Tabelle 4-11 zeigt einen möglichen Ablaufplan zu einer 180-minütigen Unterrichtseinheit mit Fokus auf die Ernährung des Frühgeborenen. Ähnlich könnten auch die Unterrichtseinheiten zu den Themen Stillen und Gesprächsführung gestaltet werden.

Als nächster Schritt wird ein Skillstraining als wichtig erachtet. Hier sollen die Teilnehmenden mit Magensonde und oralen Spritzen

Tabelle 4-11: Möglicher Ablaufplan nach TZI (Eigendarstellung)

Zeit	Thema	Arbeits-/Sozialform	Vier-Faktoren	Ziel
5	Begrüßung: Kurze einleitende Worte der Lehrperson	Plenum	WIR	Ankommen
10	Jetzt bin ich hier, was wäre sonst?	TZI-Ei im Plenum: d.h., beliebiger Gegenstand wird herum gereicht, wer etwas zu der Frage sagen möchte, erzählt	ICH, WIR	auf die jetzige Situation und das gemeinsame Lernen einstellen, anderes zurückstellen
15	Welche Erlebnisse aus meinem letzten Klinikeinsatz beschäftigen mich noch? – Ich erzähle euch davon	Dreier-Gruppen (im Plenum eventuell zu persönlich und jede Person hat mehr Zeit von seinen Erlebnissen zu berichten)	WIR, ICH, Globe	Überleitung zum Thema, Raum für Schwierigkeiten im Arbeitsalltag geben
15	Frühchen – was fällt mir dazu ein? Was würde ich gerne wissen?	Plenum: Einzelne Begriffe werden auf Karten geschrieben und in der Gruppe präsentiert	ES	Wissensabfrage: Welches Wissen ist schon vorhanden, welches nicht?
10	Warum können Frühgeborene noch nicht trinken? Wie sieht der Nahrungsaufbau aus?	Input der Lehrperson im Plenum	ES	Grundkenntnisse vermitteln
10	Pause		WIR-ICH	
45	Ernährung des Frühgeborenen – Was ist hier wichtig? (Vorteile der Muttermilch, Überprüfung der Magensonde, Verabreichungsmethoden, Legen einer Magensonde, Unterschiede des Sondierens in den verschiedenen Altersgruppen, etc.)	Kleingruppen: Jede Person wählt eines der Themen und in der nun entstandenen Kleingruppe wird durch Literaturarbeit das Thema bearbeitet	ES	Spezifische Themen
5	Was wusste ich davor? Was weiß ich jetzt?	Plenum: soziometrische Übung – Mittelpunkt als Expertenwissen über Frühgeborene festlegen	ICH – ES	Bewegungsübung, Wissensabfrage
10	Pause		WIR-ICH	

Zeit	Thema	Arbeits-/Sozialform	Vier-Faktoren	Ziel
10	Unser Thema – wir präsentieren es euch!	Die einzelnen Themen werden in kurzen Vorträgen der Kleingruppen vorgestellt	ES – WIR	Wissensvermittlung
10	Was habe ich gelernt und was sollst du mir nochmal erklären?	Dreiergruppen: Sich gegenseitig offene Fragen beantworten und unklare Fragen aufschreiben	ES – WIR	Wissensüberprüfung
10	Ich erkläre es nochmal!	Fragen im Plenum gemeinsam beantworten	ES-WIR	
5	Jetzt weiß ich schon viel – was macht mir noch Angst?	Jeder geht in sich und schreibt seine Ängste oder Befürchtungen in Bezug auf den Arbeitsalltag auf	ICH	Zulassen der eigenen Emotionen, vertrauensvolle Umgebung schaffen
10	Was beschäftigt mich? Ich erzähle davon!	Wer möchte kann im Plenum über seine Befürchtungen sprechen, anschließend kann die Lehrperson allgemein auf die Beiträge eingehen und Ängste nehmen	ICH-WIR	Fördern der psychologischen Sicherheit
10	Wie gehe ich nach Hause (oder in die Pause/den nächsten Unterricht)?	Blitzlicht im Plenum mit TZI-Ei	ICH-WIR	Abschlussemotionen
180				

das Sondieren ausprobieren und üben dürfen. Dabei geht es darum, ein Gefühl für das Material und die Situation zu erlangen. Diese Teilfertigkeit sollte für die komplexe Situation des Szenarios schon beherrscht werden, damit es zu keiner Überforderung kommt. In ähnlicher Form kann der Inhalt zum Thema Beratung und Gespräche mit Angehörigen vermittelt und geübt werden. Bevor die erste TZI-Einheit stattfindet, ist es wichtig, dass die Gruppe gemeinsame Umgangsregeln findet. Diese können an die Postulate und Axiome der TZI angelehnt sein (Kasten 4-18).

Kasten 4-18: Postulate und Axiome des TZI

Das erste Axiom (existentiell-anthropologisch) beschreibt die Wechselwirkung zwischen dem Unabhängigen (autonom) und dem Abhängigen (interdependent). Jeder Mensch agiert für sich selbst nach seinen eigenen Vorstellungen – und das sollte er auch tun. Jedoch entfaltet er sich erst im Ganzen, wenn er sich auch seine Abhängigkeit bewusst macht und lernt, so seine Autonomie in der Gruppe oder Gesellschaft trotzdem zu entfalten. Das ethische-soziale Axiom be-

schreibt ein ethisches Bewusstsein gegenüber allem Leben und eine Sinnhaftigkeit im Leben zu sehen. Als letztes macht einem das pragmatisch-politische Axiom die inneren und äußeren Grenzen bewusst, die jeder selbst für sich so hinnehmen oder in seinem Möglichen erweitern kann (Löhmer & Standhardt, 2015).
Neben dem Chairperson-Postulat besteht noch das zweite Postulat der Störungen. Im ersten Moment sind „Störungen" etwas, das die Lehrperson nicht haben möchte, speziell nicht in einer Gruppe, die produktiv arbeiten soll. Ruth Cohn betrachtet es jedoch wie folgt: Störungen existieren immer, sei es Unaufmerksamkeit, Langeweile oder Ablenkung von außen. Sie sind Bestandteil unseres täglichen Lebens. Deswegen sollten wir sie nicht ignorieren, sondern damit umgehen. Somit sagt das Postulat, dass Störungen immer Vorrang haben. Sobald eine Person in der Gruppe durch etwas anderes abgelenkt wird – dies kann auch ein privates Erlebnis sein, steht sie der Gruppe nicht mehr als Mitglied zur Verfügung. Die Erfahrung zeigt, dass wenn die Störung angesprochen wird, arbeitet die Gruppe danach besser zusammen, als wenn dies unausgesprochen bleibt und die Gruppendynamik weiter unterschwellig gestört wird. Hier wird anerkannt, dass das Erleben der einzelnen Person keine „Störung" ist, sondern eine „menschliche Reaktion". Hier kann der Bogen wieder zu dem Chairperson-Postulat gespannt werden: Die Person selbst entscheidet, ob es ihr gerade möglich ist an der Gruppenaktion teilzunehmen. Damit umzugehen ist eine Herausforderung für die Lehrperson und erwartet viel Flexibilität (Löhmer & Standhardt, 2015).

Gestaltung des Briefings

Der Simulationsablauf beginnt mit dem Prebriefing (**Tab. 4-12**). Dies ist eine kurze Einweisung vor dem Szenario. Grundregeln, die durch vorherige TZI-Einheiten bereits besprochen wurden, werden geklärt, Ausrüstung, Situation und Rollen eingeführt. Außerdem werden allgemeine und spezifische Lernziele festgelegt, die unter dem Punkt „Ziele des Szenarios" bereits beschrieben wurden. Die Teilnehmenden bekommen eine Vorstellung über den Verlauf und die aktuelle Situation des Patienten. In Form einer Übergabe – zwischen „durchführender Pflegefachperson" und Lehrperson – erhalten die Teilnehmenden die nötigen Informationen über den Patientenfall und die Szenariosituation. Ihnen werden dabei alle wichtigen Informationen, über die eine zuständige Pflegefachperson in der Situation auch Bescheid wüsste, mitgeteilt. Dazu zählt zum Beispiel, dass die Mutter ihren Besuch angekündigt hat, wie es dem Patienten die letzten Tage erging sowie die Vorgeschichte. Ein möglicher Übergabedialog ist in **Kapitel 6.3.4** hinterlegt. Anschließend wird den Lernenden erklärt, wie die Räumlichkeiten aufgebaut sind und wo die Möglichkeiten und Grenzen der Simulation liegen. Die Teilnehmenden sollen sich auf die Situation des Sondierens konzentrieren. Deswegen wird vorher festgelegt, dass alle Notfallgerätschaften kontrolliert sind, funktionieren und richtig eingestellt sind. Außerdem befindet sich der Patient in einem Einzelzimmer, um andere Störquellen auszuschließen.

Durch das Schaffen einer Orientierung für die Situation, die sie gleich erwartet, gewinnen die Teilnehmenden Sicherheit und Vertrauen.

Die Lernenden sollen während des Szenarios für sich selbst interagieren. Wie oben schon erwähnt, sollten die Teilnehmenden und die schauspielende Mutter die Situation verlassen können, falls sie sich unwohl oder überfordert fühlen. Dies kann durch eine gute Einweisung vor der Simulation verringert werden: Ein Drehbuch (**Kap. 6.3.5**), das einige Wochen zuvor der schauspielenden Mutter ausgehändigt wird, sollte auf jeden Fall vor der Simulation besprochen und geübt werden. Die Betreuung der Schauspielerin sollte eine pädagogische Fachperson übernehmen, die Erfahrung mit Schauspiel und Erwachsenenbildung hat. Außerdem wird mit den Teilnehmenden abgeklärt, ob die

Tabelle 4-12: Ablauf des Prebriefing (Eigendarstellung)

Zeit	Arbeitsform	Anmerkung
10	Erarbeitung der Grundregeln	Evtl. nach TZI
5	kurze Einführung in die Situation, Räumlichkeiten, Ausrüstung, High Fidelity Grenzen	
10	Rollenverteilung	Verhaltensanweisungen klären: keine Störungen durch beobachtende Personen, Hinweise durch Schauspielerin/Lehrperson während der Simulation?
10	Erarbeitung der Lernziele	
5	Übergabedialog (in Kurzanleitung vorzufinden) mit der durchführenden Teilnehmerin	danach nahtloser Übergang in die Simulation
40		

Lehrperson kleine Hinweise einfließen lassen soll, falls Unsicherheiten zu spüren sind. Die Schauspielerin der Mutter kann ebenfalls instruiert werden, mögliche Hinweise (**Kap. 6.3.8**) in das Gespräch, welche in der Kurzanleitung (**Kap. 6.3.1**) hinterlegt sind, einfließen zu lassen, falls die Teilnehmende nicht mehr weiterweiß. Zwei weitere Lernende, welche die Situation beobachten sollen, halten sich unauffällig im Hintergrund, um die Situation nicht zu stören. Durch das gemeinsame Festlegen von Lernzielen wird eine lernfördernde Umgebung geschaffen. Durch diese Maßnahmen entsteht Transparenz und Offenheit (Jeffries et al., 2015; Schröppel, 2021; Schwermann & Loewenhardt, 2021).

Rollenverteilung

Studien belegen, dass es besser ist, in einer Gruppe als allein zu lernen (Adamson & Rodgers, 2015). Es sollten maximal vier bis sechs Teilnehmende auf eine Lehrperson gerechnet werden. Die Situation dieses Szenarios verlangt, dass eine teilnehmende Person die Rolle der Pflegefachperson übernimmt. Wie schon beschrieben, ist eine Schauspielerin als Mutter eingewiesen. Aufgrund begrenzter Faktoren, wie Geld und Zeit, könnten hier auch Auszubildende aus einer höheren Ausbildungsstufe oder Studierende aus anderen Studiengängen in Form eines Wahlkurses als Schauspielerinnen mit eingebunden werden (Cowperthwait, 2020). Um trotzdem den Vorteil des Gruppenlernens zu nutzen, werden zwei weitere Lernende als Beobachter eingesetzt, um im Debriefing Feedback geben zu können. Dies verbessert den Lernerfolg genauso wie das Feedback einer Lehrperson. Es ist wichtig, die Teilnehmenden darüber zu informieren, dass eine Schauspielerin am Szenario teilnimmt und welche Ausmaße die Person im Feedback einnehmen wird. Die Möglichkeit für Fragen sollte gegeben sein. Das erhöht die psychische Sicherheit der Lernenden. Wie bereits erwähnt, steigt die Fidelity durch solche zugewiesenen Rollen. Dies wird maximiert, wenn die Schauspielerin selbst vollständig in ihren Charakter eintaucht. Durch Schauspielerfahrung, einer genauen Charakterbeschreibung und einem Drehbuch (**Kap. 6.3.5**) kann dies gewährleistet werden (Cowperthwait, 2020; Jeffries et al., 2015).

4.3.5 „Baby Leo hat Hunger“

Fallsituation

Im fiktiven Szenario handelt es sich um den neun Tage alten Leo Huber. Er ist am 09.03.2021 um 12:39 Uhr in der 30+2 SSW geboren, befindet sich nun somit in der 31+4 SSW. Geburtsrisiken waren Zustand nach einer Sectio caesarea, vorzeitiger Blasensprung, Nabelschnurumschlingung und ein pathologisches CTG. Somit wurde Leo per sekundärer Misgav-Ladach-Sectio geboren. Nach kurzer Unterstützung der Atmung mit einer Sauerstoffvorlage von 30 % stabilisierte sich der Säugling und konnte ohne Atemhilfe auf Station aufgenommen werden. In den ersten Tagen des Nahrungsaufbaus wurde die enterale Ernährung mit zwölf mal acht Millilitern am Tag gestartet und durch eine parenterale Ernährung unterstützt. Diese wurde Stück für Stück reduziert und die enterale Milchmenge gesteigert. Nun ist die Ernährung von Leo voll enteral mit einer Bolusfütterung von acht Mal 32 Millilitern am Tag Muttermilch plus fünf Gramm Frauenmilchsupplement 85 pro 100 Millilitern aufgebaut. Er hat gestern sein Geburtsgewicht von 1 556 Gramm erreicht, aber leider mehrmals gespuckt. Abends hat er die Nahrungsmenge dann wieder gut vertragen. Seine Monitorwerte waren stabil und er schlief zwischen den Mahlzeiten ruhig. Nun kommt die Pflegeperson (durchführender Teilnehmer) zum Spätdienst und soll Leo Huber betreuen. Die 26-jährige Mutter wurde schon nach Hause entlassen und hat angekündigt, Leo am Nachmittag zu besuchen. Nach der Übergabe um 14:00 muss Leo mit der bereits warmgestellten Milch nun von der Pflegefachperson des Spätdienstes sondiert werden.

Zeitlicher Rahmen

Eine Simulationseinheit teilt sich in das Prebriefing, das Szenario und das Debriefing ein. Der Zeitrahmen des ganzen Szenarios ist auf 120 Minuten festgelegt. Für das Prebriefing sind 40 Minuten eingeplant, für die Simulation selbst 30 Minuten und abschließend dauert das Debriefing ebenfalls 40 Minuten. So bleiben zehn Minuten als Puffer für Verzögerungen und einer abschließenden Evaluation. In der Simulation selbst sind ungefähr zehn bis 15 Minuten für einen Situationsüberblick, das Testen der Magensonde und den Beginn des Sondierens eingeplant. In den anschließenden 15 Minuten kommt die Mutter des Patienten zu Besuch und es findet ein kurzes Beratungsgespräch zwischen ihr und der Pflegefachperson zur Ernährung ihres Kindes statt. Die Zeit des Debriefings ist im Umfang mit 40 Minuten gewählt, da die Teilnehmenden nur durch eine abschließende Besprechung der Erfahrungen fundiert daraus lernen können (Adamson & Rodgers, 2015; Schröppel, 2021).

Die Lehrperson bereitet den Simulationsraum vor dem Training vor. Dafür sollte die verwendete Puppe für das Sondieren vorbereitet, die Einrichtung überprüft, eventuell der Monitor drapiert, Materialien überprüft und die Übungspuppe richtig gelagert werden. Dafür wird ein Zeitrahmen von 30 bis 45 Minuten erwartet. Außerdem ist Teil der Vorbereitung die Instruktion der Schauspielerin und Auseinandersetzung mit dem Fallbeispiel und den didaktisch-pädagogischen Methoden. Nach dem Debriefing sollte die Puppe entsprechend den Herstellungshinweisen wieder gereinigt und eventuell Materialien entsorgt und aufgeräumt werden. Das könnte weitere 30 Minuten in Anspruch nehmen. Außerdem sollte sich, wie im weiteren Verlauf berichtet wird, mit der Evaluation befasst werden. Hier ist ein zeitlicher Rahmen schwer festzulegen, da Evaluation zeitlich nicht begrenzt werden sollte (Schröppel, 2021).

Ablauf des Szenarios

Nachdem die „Pflegefachperson“ sich mit den Räumlichkeiten vertraut gemacht hat, geht sie nun zu dem schlafenden Kind. Sie sollte hier die Vitalzeichen und die Lage des Kindes überprüfen. Eine Beobachtung der Atmung oder Hautkolorit ist je nach Übungspuppe nur bedingt möglich. Nun kann zu dem Testen der Magensonde übergegangen werden. Bei der Kontrolle der Magensonde lassen sich keine Magenreste oder Magensaft abziehen, d.h. die Magensonde muss mit Insufflation von Luft kontrolliert werden. Hierbei benötigt die Teilnehmende ein Stethoskop, das während der Insufflation auf die linke Bauchhälfte des Kindes gelegt wird, da sich hier der Magen befindet. Die Sonde liegt richtig und es kann mit dem Sondieren begonnen werden. Hier kann die Spritze nun aufgehängt werden und die Flussgeschwindigkeit und das Kind regelmäßig beobachtet oder per Hand sondiert werden. Währenddessen schläft Leo ruhig weiter. Dabei betritt seine Mutter das Zimmer. Diese möchte darüber informiert werden, wie es Leo geht. Gestern hatte dieser mehrmals gespuckt, aber abends seine Nahrungsmenge wieder gut vertragen. Seine Monitorwerte waren stabil und er hat zwischen den Mahlzeiten ruhig geschlafen. Außerdem fragt die Mutter, wann er das erste Mal aus der Flasche trinken darf. Hier soll die „Pflegefachperson" die Mutter über den Saug-Such-Schluck-Reflex informieren, der erst ab der 32ten SSW ausgebildet ist. Davor sei die Gefahr der Aspiration noch zu hoch (Gießen-Scheidel, 2018). Sind alle Fragen der Mutter beantwortet, wird das Szenario von der Lehrperson beendet.

Die Lehrperson achtet während des Szenarios auf die Zeit und leitet immer die nächste Phase ein, z.B. die Simulation nach dem Prebriefing. Während des Szenarios verhält sich die Lehrperson und die beobachtenden Teilnehmenden unauffällig am Rand des Geschehens. Die schauspielende Person soll nach Beginn des Sondierens den Raum betreten. Hier könnte entweder ein konkreter Zeitpunkt, z.B. nach einer Viertelstunde vereinbart werden oder die Lehrperson informiert die Schauspielerin unauffällig, z.B. über eine Textnachricht.

Umsetzung

Für das Szenario wird eine Frühgeborene-Übungspuppe notwendig sein. Eine Möglichkeit ist die „PreemieNatalie©" vom Unternehmen Laerdal Medical, welche speziell für das Üben des Sondierens ausgelegt ist und ein Frühgeborenes ungefähr in der 32ten SSW darstellt (Laerdal Medical, 2020). Hier kann selbstverständlich auch auf ähnliche Puppen von anderen Herstellern zurückgegriffen werden. Zu achten ist jedoch auf die passende Darstellung der Größe und des Gewichtes der Puppe, um den Realitätsbezug zu wahren (Adamson & Rodgers, 2015). Außerdem wird für den Sondiervorgang folgendes Material benötigt (**Abb. 4-19; Kap. 6.3.3**) (Gießen-Scheidel, 2018; Proquitté, 2019):

- eine gelegte Magensonde
- Frühgeborenen-Kleidung
- orale Spritzen – zwei oder fünf Milliliter zum Testen der Sonde
- sowie 20 Milliliter zum Sondieren
- pH-Papier
- Stethoskop zum Abhören der Lage
- Hand- und Flächendesinfektionsmittel
- unsterile Handschuhe
- Einmalschürze

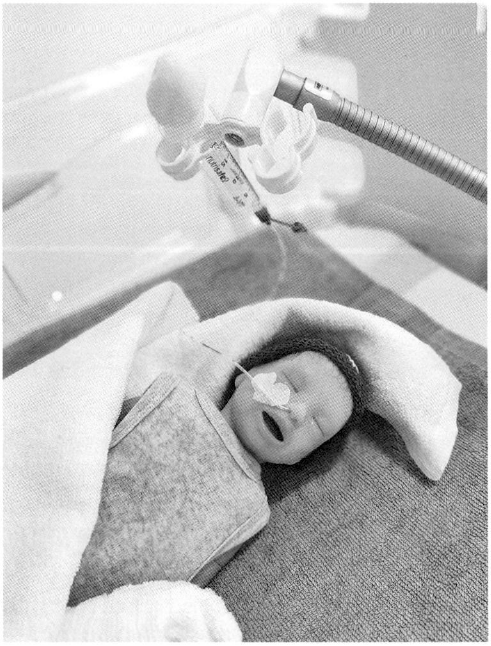

Abbildung 4-19: Simulationspuppe mit gelegter Magensonde und aufgehängter Spritze (Foto: D. Küllsen)

- Milchflasche mit Milch (bzw. Simulationsflüssigkeit)
- Milchwärmer
- Patientendokumentationskurve
- evtl. ein steriler Wattetupfer und eine Möglichkeit, die Spritze aufzuhängen
- evtl. ein Schnuller (Frühgeborenen-Größe).

Benötigt wird u.a. ein simuliertes Patientenzimmer mit entsprechender Ausrüstung einer Intensiv- oder IMC-Station der Neonatologie mit Mülleimer, evtl. Schränken und Wickeltisch, Tür, Waschbecken mit Seife, Pflegewagen oder abwischbarer Pflegefläche sowie einer Uhr. Optimal wäre hier eine Darstellung der Monitorüberwachung. Baby Leo zeigt im Szenario keine Komplikationen, daher müssen keine Vitalzeichenveränderungen von der Lehrperson gesteuert werden.

Werden die Materialien und die Einrichtung des Zimmers in Bezug auf das Szenariobudget betrachtet, läuft es fast ausschließlich auf eine einmalige Anschaffung hinaus. Nur solche Materialien, wie Spritzen und Handschuhe, müssten bei mehrmaliger Durchführung des Szenarios nachgekauft werden. Unter anderem kann eine Kooperation mit einem benachbarten Krankenhaus in Erwägung gezogen werden, welches Material, das funktionsuntüchtig oder abgelaufen ist, zur Verfügung stellt. Außerdem können fast alle Materialien und Gegenstände, wie das Bett, die Puppe, das Stethoskop oder auch die Einmalmaterialien in anderen oder ähnlichen Szenarien wiederverwendet werden. Die Kosten können somit auf eine breitgefächerte Nutzung verteilt werden.

Ereigniskarten
Falls die Simulationssituation ins Stocken gerät, hat die Lehrperson verschiedene Möglichkeiten, diese am Laufen zu halten. Zunächst könnte die Schauspielerin informiert werden, früher das Zimmer zu betreten, falls die „Pflegeperson" schon früher mit dem Testen der Magensonde fertig ist. Scheint das Gespräch der Mutter und der „Pflegeperson" am Ende des Szenarios als beendet, kann das Szenario auch früher beendet werden. Weitere Möglichkeiten für die Entwicklung des Szenarios bietet das Einfließen-Lassen von unvorhergesehenen Ereignissen. Hier sollte aber unbedingt eine Abwägung entsprechend dem Ausbildungsstand mit bedacht werden. Die Teilnehmenden sollen nicht überfordert werden. Mögliche Beispiele wären:

- Mutter betritt aufgelöst das Zimmer und berichtet von ihren Sorgen
- Leos Monitorwerte werden instabil
- Leo fängt an zu spucken
- die Magensonde liegt nicht richtig – eine Neue muss gelegt werden, etc.

Einige Ereigniskarten sind ausführlich in **Kapitel 6.3.7** zu finden.

Ebenso kann die familiäre Situation nach Belieben geändert werden, z.B. beide Elternteile kommen zu Besuch oder eine Sprachbarriere der Eltern könnte miteinfließen, um die Vielfältigkeit der Gesellschaft zu repräsentieren.

4.3.6 Debriefing

Im Debriefing geht es nun darum, das Erlebte in angeleiteter Selbstreflexion zu verarbeiten. Die Erfahrung soll mit bekanntem und neuerlerntem Wissen verknüpft sowie Kognitionen und Emotionen evaluiert werden.

„Diese Möglichkeiten machen das Debriefing zur wahrscheinlich wichtigsten Schlüsselkomponente im simulationsbasierten Lernen" (Schröppel, 2021, S. 28).

So können in Zukunft Handlungen und Entscheidungen mit erhöhter Kompetenz durchgeführt und getroffen werden (Schröppel, 2021).

Ablegen der Rollen
Der durchführende Teilnehmer zieht sich kurz um oder legt einen bestimmten Gegenstand wie das Stethoskop ab, um aus seiner Rolle herauszuschlüpfen. Die Schauspielerin kann, nachdem sie sich ebenfalls kurz umgezogen

hat, beim Debriefing teilnehmen. Damit die Teilnehmenden diese nun nicht mehr als Leos Mutter sehen und den durchführenden Teilnehmer nicht mehr als Pflegefachperson, ist es wichtig, aus der Situation herauszutreten und sich in einem anderen Raum zu treffen.

Reflexionsdidaktik

Durch Reflexion im Debriefingprozess soll den Lernenden das „ungedacht Gewusste" offenbart werden. Dadurch können sie ihr Wissen reorganisieren und in Zukunft flexibler anwenden (Schröppel, 2021, S. 28). Das Debriefing sollte von einer Lehrperson, die in solchen Techniken ausgebildet ist, durchgeführt werden. Das Geben von konkreten Beispielen kann den Prozess der Selbstreflexion unterstützen und somit die Selbstwirksamkeit steigern. Außerdem werden die am Anfang aufgestellten Ziele mit dem Ergebnis verglichen. Oft werden Lernsituationen beim Simulationslernen gefilmt. Beim Debriefing kann so auf einzelne Situationen der Teilnehmenden genauer eingegangen werden. Untersuchungen haben gezeigt, dass sich die Teilnehmenden dadurch eher bedroht fühlen. Um dieser Bedrohung auszuweichen, wird die Situation als nicht real eingestuft. Einerseits fühlen sie sich wieder sicherer, andererseits geht dadurch die „Fidelity" verloren. Deswegen wird in diesem Szenario auf das Filmen verzichtet und auf die Beobachtungen der Lehrperson und Mitlernenden zurückgegriffen (Adamson & Rodgers, 2015; Schröppel, 2021; Schwermann & Loewenhardt, 2021).

Reflexion bleibt ein individueller Prozess. Deswegen ist es zum Teil schwierig, ihn als lehrende Person konkret umzusetzen. Aber durch das Einüben von lautem Denken, Selbstreflektion und Geben von Feedback kann die Entwicklung einer Selbstreflexionskompetenz unterstützt werden. Zur Stärkung der psychischen Sicherheit im Debriefing sollte eine Kombination aus veränderungsfördernden und vertrauensfördernden Kommunikationsstrategien verwendet werden. Das bedeutet, dass einerseits Feedback gegeben und anderseits ermutigt wird (Schröppel, 2021). Bei einem mittleren Kompetenzniveau der Lernenden, wie es in diesem komplexen Szenario vorzufinden ist, sollte das Debriefing vermehrt selbstgesteuert ablaufen. In Selbstreflexion, durch das Stellen von offenen Fragen durch die Lehrende, gelangen die Teilnehmenden selbst zu ihren Reflexionsergebnissen. Mögliche Fragen könnten über

- die Beschreibung des Erlebten leiten,
- dann zur Reflektion des Gedachten gelangen,
- als nächstes die Wirkung dessen feststellen,
- und schlussendlich zum Transfer in zukünftige Situationen kommen.

Durch die Gestaltung eines offenen Gesprächs können die Beobachterrollen ebenfalls Feedback einfließen lassen (Adamson & Rodgers, 2015; Schröppel, 2021).

Beispiel

Die „Pflegeperson" soll beschreiben, wie sie die Magensonde getestet hat und danach den anderen mitteilen, was ihre Gedanken dabei waren, die sie zu möglichen Entscheidungen geleitet hat. Anschließend stellt die Teilnehmende fest, welche Konsequenz das hatte: Wurde sie richtig getestet? Haben möglicherweise Arbeitsschritte gefehlt? Wurde vergessen, auf bestimmte Aspekte zu achten? Was war richtig? Dabei können auch die Kommilitonen miteinbezogen werden: Was ist ihnen aufgefallen? Was hätten sie anders gemacht? Welche Möglichkeiten gäbe es noch? Bis hin zum Transfer wie das Wissen in anderen Situationen anzuwenden wäre: Oder wie würde sich bspw. das Handeln verändern, falls Magenrest abzuziehen wäre? Dabei kann auch bewusst das aktuelle wissenschaftliche Wissen, wie unterschiedliche Methoden des Sondierens, angesprochen werden: Was sagt die aktuelle Studienlage? Wie geht man mit Wissenslücken um?

Unter anderem kann hier die Schauspielerin der Mutter miteinbezogen werden. Durch ihr persönliches Feedback kann sie beschreiben, wie sie die Situation als zweite Akteurin empfunden hat und ggf. als Laie mit der Kommunikation zurechtgekommen ist. Wichtig dabei ist es – wie oben schon beschrieben – den Teilnehmenden genügend Zeit zu geben, aus ihren Rollen herauszuschlüpfen und auch die Schauspielerin nicht mehr als Mutter, sondern außerhalb dieser Situation zu sehen. In Studien wurde festgestellt, dass Teilnehmende das Feedback solcher Schauspieler und Schauspielerinnen wertschätzen, die Kommunikationsfähigkeit verbessert wird und Selbstvertrauen für ähnliche Situationen im klinischen Alltag schafft (Cowperthwait, 2020).

Hier ist es nochmals wichtig hervorzuheben, dass die Lehrperson die notwendigen Qualifikationen und Erfahrungen haben sollte, eine Simulationseinheit einschließlich des Debriefings durchzuführen. Durch mangelnde Qualität in dieser Rolle könnte die psychische Sicherheit der Beteiligten gefährdet werden (Schröppel, 2021). Von der Lehrperson wird erwartet, dass sie stabil in ihrer Persönlichkeit ist, fachlich kompetent, zwischenmenschlich adäquat agieren kann, selbstbewusst ist und Lehrfähigkeiten vorweist. Sie muss viele Fähigkeiten mitbringen: Von der pädagogischen Leistung, Vorerfahrung mit Simulationstraining, Emotionsarbeit, Debriefingstrategien bis zum Umgang mit den Schauspielerinnen. Eine Möglichkeit wäre, diese Aufgaben auf verschiedene Experten und Pädagogen zu verteilen und das Szenario gemeinsam durchzuführen (Adamson & Rodgers, 2015; Cowperthwait, 2020; Forneris & Fey, 2015; Schröppel, 2021; Schwermann & Loewenhardt, 2021).

Kasten 4-19: Feedbackregeln nach TZI

Auch in der TZI sind Kommunikationsregeln abzuleiten, die in einer Feedbackrunde eingeführt werden könnten. Hier ist jedoch zu betonen, dass sie in der TZI-Methode als Angebot gelten. Wichtig ist es eine ständige Reflexion des Kontextes und der Gegebenheiten durchzuführen. Schlussendlich sollte sich die Gruppe mit ihren eigenen Regeln und ihrer Kommunikation wohl fühlen (Löhmer & Standhardt, 2015):

- Jeder spricht in einer ICH-Perspektive
- Jede Frage, die gestellt wird, sollte eine Begründung beinhalten
- jeder vermeidet Interpretationen so weit wie möglich
- selektive Authentizität: ehrlich sein, aber nicht alles muss gesagt werden
- Gefühlen und Körpersignalen sollte Beachtung geschenkt werden, sie sind ein Teil von uns.

4.3.7 Lern-/Lehrzielerreichung

Überprüfung der Lernziele: Handlungsbewertungsliste

Die Lernziele, die Entwicklung und Förderung von Kompetenzen bilden die Grundlage des Simulationslernens (Schwermann & Loewenhardt, 2021). Zur Evaluation des Szenarios ist es nun wichtig, die Lernergebnisse zu überprüfen. Gießen-Scheidel (2018) gibt in ihrem Kapitel über die Nahrungsaufnahme einen guten Überblick, welche Kriterien bei der intermittierenden Sondiermethode zu beachten sind. Anhand dieses Lehrbuchwissens wurde eine Handlungsbewertungsliste entworfen (**Kap. 6.3.6**), die zur Überprüfung des Sondierens abgehakt werden kann. Ergänzt wird diese Liste durch weiteres Lehrbuchwissen und die aktuelle Forschung. So entsteht eine interne Qualitätssicherung (Mamerow, 2013). Die Theorie von Jeffries (Jeffries et al., 2015) legt unter anderem Wert auf die Ergebnisse für den Leistungsempfänger. In diesem Fall kann das in Form eines Feedbacks der schauspielenden Mutter überprüft werden. Wie hat sie die Situation empfunden? Wurden ihre Fragen beantwortet? Unter anderem wurden auch Aspekte der Gesprächsführung in die Handlungsbewertungsliste mit aufgenommen, z. B. jene von Carl Rogers (Kreuziger, 2000).

Creighton Competency Evaluation Instrument (C-CEI®)
Jeffries und Kollegen merken in ihrer Simulationstheorie an, dass es wichtig sei, die Lernergebnisse mit validen Assessmentinstrumenten zu überprüfen (Jeffries et al., 2015). Hier werden die Grenzen dieses Szenarios deutlich, da ein solches Instrument für diese Situation noch nicht existiert. Es kann, wie geschildert, auf interne Qualitätssicherung zurückgegriffen werden (Mamerow, 2013) oder auf bestehende valide Messinstrumente. Das Creighton College of Nursing hat das Creighton Competency Evaluation Instrument (C-CEI®) entworfen, welches die Wirksamkeit des Lernens von klinischen Fähigkeiten und Kompetenzen in einer simulierten Umgebung (engl.: effectiveness of clinical learning in simulation environments) bei Pflegestudierenden messen soll. Die NLN hat auf dieses Instrument ebenfalls schon zurückgegriffen. Dabei geht das Evaluationsinstrument auf 23 Kriterien im Pflegeverhalten ein, die sich in vier Kategorien einteilen: Assessment, Kommunikation, klinische Beurteilung und Patientensicherheit (Todd et al., 2021a). Es ist darauf ausgelegt, Pflegestudierende mit unterschiedlichsten Kompetenzniveaus und Szenariosituationen mit Patienten und Patientinnen jeden Alters beurteilen zu können. Vor der Simulationseinheit wählt die Lehrperson jene Kriterien aus, die in dem Szenario behandelt und bewertet werden können. Während der Simulationssituation können diese Kriterien nun entweder mit „zeigt keine Kompetenz“ (0) oder „zeigt Kompetenz“ (1) bewertet werden (Todd et al., 2021b). Wichtig ist davor im Austausch mit mehreren lehrenden Personen entsprechend dem Ausbildungsstand festzulegen, welches Kompetenzniveau für welches Kriterium erwartet wird. Durch die Division der erreichten Kriterien und den allgemein festgelegten Kriterien kann die Kompetenz der Teilnehmenden eingeschätzt werden. Ergänzt wird die Bewertung durch Kommentare, die während und nach der Simulation gegeben werden können, sowie dem mündlichen Debriefing. Das Creighton College weist darauf hin, sich vor der Verwendung dieses Instruments in die Anwendung einweisen zu lassen (Todd et al., 2021b).

Gesundheitssystem
Ein weiterer Aspekt in der Evaluation ist die Wirkung auf das Gesundheitssystem: Wie im Hintergrund erwähnt, ist die Qualität der Frühgeborenenpflege entscheidend (Feydt-Schmidt & Dehning, 2015). Auch gesamtgesellschaftlich gesehen wird die Erreichung der Sustainainable Developement Goals der United Nations unterstützt, indem die Säuglingssterblichkeit gesenkt wird (United Nations, 2020). In einem größeren Rahmen wird sich schwer überprüfen lassen, ob durch das Szenario die Pflegequalität an den jeweiligen Stationen steigt. Aber im Verlauf kann ein Feedback der Teilnehmenden eingeholt werden: Konnten sie im klinischen Setting mit mehr Selbstsicherheit, Wissen und Fähigkeiten agieren? Bekommen die Teilnehmenden positives Feedback von ihren Praxisanleitern im klinischen Setting (Jeffries et al., 2015)?

Lehrevaluation
Neben dem Feedback an die Teilnehmenden ist es auch wichtig, die Simulation aus Sicht der Studierenden oder Auszubildenden zu evaluieren. Hier wird deutlich, ob diese selbst der Meinung sind durch die Simulation ihre Lernziele erreicht zu haben. Hat der Aufbau sie in ihrem persönlichen Lernprozess unterstützt oder eher gehindert? Nur so können in Zukunft Faktoren des Szenarios und somit das Outcome verbessert werden (Böss-Ostendorf & Senft, 2018; Schwermann & Loewenhardt, 2021). Für die Umsetzung ist eine mündliche Blitzlichtrunde eine geeignete Möglichkeit. So haben die Lernenden die Gelegenheit, ihre Kritik frei zu äußern, aber negative Aspekte auch genau zu erklären und zu relativieren. Oft wird durch ein mündliches Feedback die Kritik sachlicher. Ergänzt werden könnte dies noch durch eine genauere schriftliche Evaluation, die am besten beim nächsten Treffen besprochen wird. Das kann auch nach der Veranstaltung in eigener

Nacharbeit geschehen. So können konkrete Fragen an die Auszubildenden oder Studierenden gestellt werden, die ausführlich beantwortet werden können (Böss-Ostendorf & Senft, 2018).

4.3.8 Literatur

Adamson, K. A. & Rodgers, B. (2015). Systematic Review of the Literature for the NLN Jeffries Simulation Framework: Discussion, Summary, and Research Findings. In P. R. Jeffries (Hrsg.), *The NLN Jeffries Simulation Theory* (S. 9–38). Wolters Kluwer. https://doi.org/10.5480/15-1655

Behrens, J. & Langer, G. (2016). *Evidence based Nursing and Caring: Methoden und Ethik der Pflegepraxis und Versorgungsforschung – Vertrauensbildende Entzauberung der „Wissenschaft"* (4. Aufl.). Hogrefe Verlag.

Bloom, B., Krathwohl, D. & Masia, B. (1978). *Taxonomie von Lernzielen im affektiven Bereich*. Beltz.

Böss-Ostendorf, A. & Senft, H. (2018). Einführung in die Hochschul-Lehre: Der Didaktik-Coach (3. Aufl.). *UTB Schlüsselkompetenzen: Bd. 3447*. Verlag Barbara Budrich. https://doi.org/10.36198/9783838549200

Bozzetti, V. & Tagliabue, P. E. (2017). Enteral nutrition for preterm infants: by bolus or continuous? An update. *La Pediatria medica e chirurgica: Medical and surgical pediatrics, 39*(2), 159. https://doi.org/10.4081/pmc.2017.159

Bührer, C. (2016). Epidemiologie und Outcome von Risikoneugeborenen und neonatologischer Intensivmedizin. In G. Hansmann (Hrsg.), *Neugeborenen-Notfälle: Erstversorgung und Intensivmedizin* (2. Aufl., S. 4–6). Schattauer.

Bundesministerium für Gesundheit. (2020). *Zweiter Bericht der Bundesregierung über die Erfahrungen mit der Präimplantationsdiagnostik*. Zugriff am 13. Oktober 2022 unter https://www.bundesgesundheitsministerium.de/ministerium/meldungen/2020/2-bericht-praeimplantationsdiagnostik.html

Bundesministerium für Familie, Senioren, Frauen und Jugend. (2020). *Schwangerschaft und Kinderwunsch: Hilfe und Unterstützung bei ungewollter Kinderlosigkeit*. Zugriff am 02. März 2021 unter https://www.bmfsfj.de/bmfsfj/themen/familie/schwangerschaft-und-kinderwunsch/ungewollte-kinderlosigkeit

Castro, M., Asbury, M., Shama, S., Stone, D., Yoon, E. W., O'Connor, D. L. & Unger, S. (2019). Energy and Fat Intake for Preterm Infants Fed Donor Milk Is Significantly Impacted by Enteral Feeding Method. *Journal of parenteral and enteral nutrition, 43*(1), 162–165. https://doi.org/10.1002/jpen.1430

Cowperthwait, A. (2020). NLN Jeffries Simulation Framework for Simulated Participant Methodology. *Clinical Simulation in Nursing, 42*(5), 12–21. https://doi.org/10.1016/j.ecns.2019.12.009

Dani, C., Pratesi, S., Barp, J., Bertini, G., Gozzini, E., Mele, L. & Parrini, L. (2013). Near-infrared spectroscopy measurements of splanchnic tissue oxygenation during continuous versus intermittent feeding method in preterm infants. *Journal of pediatric gastroenterology and nutrition, 56*(6), 652–656. https://doi.org/10.1097/MPG.0b013e318287e9d7

DGGG, OEGG & SGGG. (2020). *Leitlinienprogramm der DGGG, OEGG, SGGG: Prävention und Therapie der Frühgeburt*. Verfügbar unter https://register.awmf.org/assets/guidelines/015-025l_S2k_Praevention-Therapie-Fruehgeburt_2022-09.pdf

Fachkommission nach § 53 Pflegeberufegesetz. (2020). *Rahmenpläne der Fachkommission nach § 53 PflBG* (2. Aufl.). Verlag Barbara Budrich.

Feydt-Schmidt, A. & Dehning, K. (2015). *Pädiatrie: Kurzlehrbuch für Pflegeberufe* (3. Aufl.). Elsevier Urban & Fischer.

Fickus, P. (2018). Pflegerische Interventionen im Zusammenhang mit Sonden und Drainagen. In A. Lauber & P. Schmalstieg (Hrsg.), *Pflegerische Interventionen (Verstehen & Pflegen)* (4. Aufl., S. 472–505). Georg Thieme Verlag.

Forneris, S. G. & Fey, M. (2015). NLN Vision: Teaching with Simulation. In P. R. Jeffries (Hrsg.), *The NLN Jeffries Simulation Theory* (S. 43–50). Wolters Kluwer.

Gallagher-Lepak, S. (2019). Grundlagen der Pflegediagnosen. In H. T. Herdman & S. Kamitsuru (Hrsg.), *Pflegediagnosen: Definitionen und Klassifikation 2018–2020* (S. 60–72). RECOM.

Gießen-Scheidel, M. (2018). Pflegerische Interventionen im Zusammenhang mit der Nahrungsaufnahme: Besonderheiten bei Kindern. In A. Lauber & P. Schmalstieg (Hrsg.), *Pflegerische Interventionen (Verstehen & Pflegen): Bd. 3.* (4. Aufl., S. 180–201). Georg Thieme Verlag.

Herdman, H. T. (2019a). Klinische Entscheidungsfindung: Vom Assessment bis zur Diagnosestellung. In H. T. Herdman & S. Kamitsuru (Hrsg.), *Pflegediagnosen: Definitionen und Klassifikation 2018–2020* (S. 73–105). RECOM. https://doi.org/10.1055/b-0039-171540

Herdman, H.T. (2019b). Steuerung und Organisation. In H.T. Herdman & S. Kamitsuru (Hrsg.), *Pflegediagnosen: Definitionen und Klassifikation 2018–2020* (S. 49–57). RECOM. https://doi.org/10.1055/b-0039-171538

Herdman, H.T. & Kamitsuru, S. (Hrsg.). (2019). *Pflegediagnosen: Definitionen und Klassifikation 2018–2020*. RECOM.

Hilgendorff, A., Mihatsch, W. & Genzel-Boroviczény, O. (2019). Ernährung. In O. Genzel-Boroviczény & R. Roos (Hrsg.), *Checklisten der aktuellen Medizin. Checkliste Neonatologie* (6. Aufl., S. 178–207). Georg Thieme Verlag. https://doi.org/10.1055/b-006-162305

Jeffries, P.R., Rodgers, B. & Adamson, K. (2015). NLN Jeffries Simulation Theory: Brief Narrative Description. *Nursing Education Perspectives, 36*(5), 292–293. https://doi.org/10.1097/00024776-2015 09000-00004

Kämmerer, B. (2017). Ernährung: Stillförderung. In A. Messall & U. Stein (Hrsg.), *German Medical Collection: Bd. 61. Fachpflege Neonatologische und Pädiatrische Intensivpflege* (3. Aufl., S. 99–105). Elsevier, Urban & Fischer. https://doi.org/10.1016/B978-3-437-27102-1.00008-5

Kemper, C., Haney, B., Oschman, A., Lee, B.R., Lyman, B., Parker, L. & Brandon, D. (2019). Acidity of Enteral Feeding Tube Aspirate in Neonates: Do pH Values Meet the Cutoff for Predicting Gastric Placement? Advances in neonatal care. *Official journal of the National Association of Neonatal Nurses, 19*(4), 333–341. https://doi.org/10.1097/ANC.0000000000000591

Kerres, A., Wissing, C. & Wershofen, B. (Hrsg.). (2021). *Studium Pflege, Therapie, Gesundheit. Skillslab in Pflege und Gesundheitsfachberufen: Intra- und interprofessionelle Lehrformate*. Springer. https://doi.org/10.1007/978-3-662-61928-5

Kreuziger, A. (2000). *Carl Rogers: Die Grundhaltungen der Personenzentrierten Gesprächstherapie*. Zugriff am 14. April 2021 unter https://www.carlrogers.de/grundhaltungen-personenzentrierte-gespraechstherapie.html

Laerdal Medical. (2020). *PreemieNatalie Preterm Simulator*. Verfügbar unter Zugriff am 24. März 2021 unter https://laerdal.com/us/products/simulation-training/obstetrics-paediatrics/preemienatalie/

Langmaack, B. (2017). *Einführung in die Themenzentrierte Interaktion (TZI): Das Leiten von Lern- und Arbeitsgruppen erklärt und praktisch angewandt*. Beltz.

Lemke, T. & Rüppel, J. (2017). *Reproduktion und Selektion: Gesellschaftliche Implikationen der Präimplantationsdiagnostik*. Springer. https://doi.org/10.1007/978-3-658-17841-3

Löhmer, C. & Standhardt, R. (2015). *TZI – die Kunst, sich selbst und eine Gruppe zu leiten: Einführung in die Themenzentrierte Interaktion*. Klett-Cotta.

Maier, R.F. (2011). Ernährung. In R.F. Maier & M. Obladen (Hrsg.), *Neugeborenenintensivmedizin: Evidenz und Erfahrung* (S. 35–66). Springer. https://doi.org/10.1007/978-3-642-01069-9_2

Mamerow, R. (2013). *Praxisanleitung in der Pflege* (4. Aufl.). Springer. https://doi.org/10.1007/978-3-642-36938-4

Martini, S., Aceti, A., Furini, M., Munarini, A., La Riccia, C., Mantovani, V., Faldella, G. & Corvaglia, L. (2019). Effect of Different Tube Feeding Methods on the Delivery of Docosahexaenoic and Arachidonic Acid: An In Vitro Pilot Study. JPEN. *Journal of parenteral and enteral nutrition, 43*(4), 550–556. https://doi.org/10.1002/jpen.1448

Messall, A. (2017). Erkrankungen beim Früh- und Neugeborenen. In A. Messall & U. Stein (Hrsg.), *German Medical Collection: Bd. 61. Fachpflege Neonatologische und Pädiatrische Intensivpflege* (3. Aufl., S. 357–359). Elsevier, Urban & Fischer.

Michel, J., Hofbeck, M., Gerster, L. & Neunhoeffer, F. (2019). Personalsituation auf neonatologischen und pädiatrischen Intensivstationen – eine europaweite Umfrage [Medical Staffing in Neonatal and Pediatric Intensive Care Units – an European Survey]. *Klinische Pädiatrie, 231*(5), 255–261. https://doi.org/10.1055/a-0991-0336

Müller Staub, M. & König, P. (2016). Die Pflegediagnosenklassifikation NANDA International. In M. Müller Staub, K. Schalek & P. König (Hrsg.), *Pflegeklassifikationen und pflegerische Begriffssysteme* (11. Aufl., S. 63–82). Verlag Hans Huber.

Naser, Y. & Mohammad, A.K. (2014). The Study of Two Psychotherapy Approaches (Rogers Self Theory and Ellis Rational Theory) in Improvement of Bowen Self-differentiation and Intimacy. *Iranian journal of psychiatry and behavioral sciences, 8*(1), 32–41.

Premji, S.S. & Chessell, L. (2011). Continuous nasogastric milk feeding versus intermittent bolus milk feeding for premature infants less than 1500 grams. *The Cochrane database of systematic reviews, 9*(11), 1–43. https://doi.org/10.1002/14651858.CD001819.pub2

Proquitté, R. (2019). Legen einer Magensonde. In O. Genzel-Boroviczény & R. Roos (Hrsg.), *Checklisten der aktuellen Medizin. Checkliste Neonatologie* (6. Aufl., S. 26–27). Georg Thieme Verlag.

Richards, R., Foster, J. P. & Psaila, K. (2014). Continuous versus bolus intragastric tube feeding for preterm and low birth weight infants with gastro-oesophageal reflux disease. *The Cochrane database of systematic reviews, 12*(7), 1–10. https://doi.org/10.1002/14651858.CD009719.pub2

Röhling, J. G. (2017). The Chairperson Postulate. In M. Schneider-Landolf, J. Spielmann & W. Zitterbarth (Hrsg.), *Handbook of Theme-Centered Interaction (TCI)* (S. 89–94). Vandenhoeck & Ruprecht. https://doi.org/10.13109/9783666451904.89

Rövekamp-Abels, L.W., Hogewind-Schoonenboom, J.E., de Wijs-Meijler, D.P. M., Maduro, M.D., Jansen-van der Weide, M.C., van Goudoever, J.B. & Hulst, J.M. (2015). Intermittent Bolus or Semicontinuous Feeding for Preterm Infants? *Journal of pediatric gastroenterology and nutrition, 61*(6), 659–664. https://doi.org/10.1097/MPG.0000000000000888

Sahmel, K.-H. (2015). *Lehrbuch kritische Pflegepädagogik* (1. Aufl.). Hogrefe.

Schäfer, A. (2012). Ruth Cohn: „Ich möchte, dass jeder Mensch ganz ‚Ich' sagen lernt". *Psychologie Heute, 36*(2), 72–76.

Schrader, J. (2018). *Lehren und Lernen in der Erwachsenen- und Weiterbildung. Erwachsenen- und Weiterbildung, Befunde – Diskurse – Transfer: Bd. 1.* wbv Publikation. https://doi.org/10.36198/9783838552835

Schröppel, H. (2021). Theoretische Grundlagen zur Methode. In A. Kerres, C. Wissing & B. Wershofen (Hrsg.), *Studium Pflege, Therapie, Gesundheit. Skillslab in Pflege und Gesundheitsfachberufen: Intra- und interprofessionelle Lehrformate* (S. 13–34). Springer. https://doi.org/10.1007/978-3-662-61928-5_2

Schuppke, J. (2017). Besonderheiten der Ernährung Frühgeborener. In A. Messall & U. Stein (Hrsg.), *German Medical Collection: Bd. 61. Fachpflege Neonatologische und Pädiatrische Intensivpflege* (3. Aufl., S. 233). Elsevier, Urban & Fischer.

Schwermann, M. & Loewenhardt, C. (2021). SimNAT Pflege – Simulations-Netzwerk Ausbildung und Training in der Pflege. In A. Kerres, C. Wissing & B. Wershofen (Hrsg.), *Studium Pflege, Therapie, Gesundheit. Skillslab in Pflege und Gesundheitsfachberufen: Intra- und interprofessionelle Lehrformate* (S. 1–12). Springer. https://doi.org/10.1007/978-3-662-61928-5_1

Stasik, H. (2017). Künstliche enterale Ernährung. In A. Messall & U. Stein (Hrsg.), *German Medical Collection: Bd. 61. Fachpflege Neonatologische und Pädiatrische Intensivpflege* (3. Aufl., S. 105–112). Elsevier, Urban & Fischer.

Stefan, H., Eberl, J., Schalek, K., Streif, H. & Pointner, H. (2006). *Praxishandbuch Pflegeprozess: Lernen – verstehen – anwenden.* Springer.

Thomson, B. (2016). Feeding in the NICU: Comparing Bolus and Continuous Feedings. *Newborn and Infant Nursing Reviews, 16*(3), 126–128. https://doi.org/10.1053/j.nainr.2016.08.006

Todd, M., Hawkins, K., Hercinger, M., Manz, J., Tracy, M. & Iverson, L. (2021a). *Competency Evaluation Instrument.* Zugriff am 13. April 2021 unter https://nursing.creighton.edu/academics/competency-evaluation-instrument

Todd, M., Hawkins, K., Hercinger, M., Manz, J., Tracy, M. & Iverson, L. (2021b). *Training for using the C-CEI.* Zugriff am 13. April 2021 unter https://nursing.creighton.edu/academics/competency-evaluation-instrument/training

United Nations. (2020). *Department of Economic and Social Affairs: Sustainable Development – Ensure healthy lives and promote well-being for all at all ages.* Zugriff am 13. April 2021 unter https://sdgs.un.org/goals/goal3

Wagner, E.-M. (2019). Pflege von Frühgeborenen. In M.S. Hoehl, P. Kullick & C. Aßmann (Hrsg.), *Gesundheits- und Kinderkrankenpflege* (5. Aufl., S. 510–525). Georg Thieme Verlag.

Wang, Y., Zhu, W. & Luo, B.-R. (2020). Continuous feeding versus intermittent bolus feeding for premature infants with low birth weight: a meta-analysis of randomized controlled trials. *European journal of clinical nutrition, 74*(5), 775–783. https://doi.org/10.1038/s41430-019-0522-x

4.4 Aseptischer Verbandswechsel zentralvenöser Katheter

Kathrin Hofmann

Abstract

Nosokomiale Infektionen gefährden die Gesundheit von pflegebedürftigen Menschen und belasten das Gesundheitssystem. Zentralvenöse Katheter stellen einen Risikofaktor dafür dar. Pflegefachpersonen können durch die aseptische Arbeitsweise im Umgang mit zentralvenösen Kathetern, etwa beim Verbandswechsel, einen Beitrag zur Infektionsprävention leisten. Zur konkreten Vorgehensweise herrscht jedoch eine breite Variation an Begriffsdefinitionen und Theorien. Im Rahmen einer systematischen Literaturrecherche wurde die Aseptic Non Touch Technique ANTT® (The-ASAP, 2015) als theoretisches Rahmenwerk zur aseptischen Vorgehensweise identifiziert und empfohlen.

Um angehenden Pflegefachpersonen für eine korrekte Durchführung des aseptischen Verbandswechsels anzuleiten, eignet sich die simulationsbasierte Lehre. Dafür wurden die Ergebnisse der systematischen Literaturrecherche in die Simulationseinheit „Bitte nicht berühren" eingebettet.

Diese evidence-basierte Simulationseinheit zum aseptischen Verbandswechsel zentralvenöser Katheter für das Clinical Simulation Lab eignet sich für die hochschulische und berufsschulische Pflegeausbildung gleichermaßen. In diesem Kapitel werden zu Beginn der theoretische Hintergrund sowie Anforderungen, Zielsetzungen und das Design der Einheit dargestellt. Es folgen Erklärungen zur Durchführung inklusive Briefing, Simulation und Debriefing. Abschließend wird die Überprüfung von Lern- und Lehrzielen thematisiert. Die Zusammenfassung der Simulationseinheit in Form einer Kurzanleitung bietet eine Übersicht und soll Lehrende in der Umsetzung der Einheit unterstützen.

Schlüsselbegriffe: Infektionsprävention, nosokomiale Infektionen, zentralvenöse Katheter, aseptische berührungsfreie Technik, Aseptic Non Touch Technique ANTT®

4.4.1 Bezugsrahmen und theoretischer Hintergrund

Nosokomiale Infektionen

Krankenhäuser und Pflegeheime haben das Ziel, ein positives Ergebnis für Patientinnen, Patienten und pflegebedürftige Menschen zu generieren. Behandlung und Pflege, Heilung sowie Lebensqualität sind vereinfachte, übergreifende Schlagworte für einige der Aufgaben, die es vor dem Hintergrund ökonomischer und politischer Ansprüche umzusetzen gilt. Doch nicht immer sind die aus einem Aufenthalt in solchen Einrichtungen resultierenden Ergebnisse erwünscht, etwa dann, wenn eine nosokomiale Infektion entsteht.

In deutschen Krankenhäusern sind die am häufigsten auftretenden nosokomialen Infekti-

Kasten 4-20:
Definition der nosokomialen Infektion

Eine Infektion ist der „Vorgang des Eindringens und der Entwicklung oder Vermehrung eines infektiösen Agens (z. B. Virus, Bakterium, Pils, Parasit [eigene Anmerkung]) in einen Organismus mit der Folge einer symptomatischen oder asymptomatischen (aber nachweisbaren) Reaktion" (RKI, 2015, S. 67). Eine Infektion gilt dann als nosokomial, wenn sie in einem Krankenhaus oder in einer anderen medizinischen Einrichtung erworben wird und sich während der Behandlung oder nach der Entlassung manifestiert. Umgangssprachlich wird sie auch Krankenhausinfektion genannt. Endogene Erreger aus dem eigenen Organismus und exogene Erreger von außen spielen dabei gleichermaßen eine verursachende Rolle (RKI, 2015).

onen die Atemwegsinfektionen, die postoperative Wundinfektion, die Harnwegsinfektionen, die Clostridioides difficile-Infektion und die Sepsis (Behnke et al., 2017). In derselben Vielfalt, in der die nosokomiale Infektion auftritt, kommt es auch zu unterschiedlichen Folgen. Sie sind mitunter schwerwiegend. Betroffene können etwa durch die medikamentöse Behandlung Arzneimittelresistenzen entwickeln oder müssen sich verlängerten Krankenhausaufenthalten unterziehen. Das Risiko für die Entstehung von Langzeitbehinderung und ein vorzeitiges Lebensende durch eine Sepsis mit Multiorganversagen steigt. Gleichzeitig beschränken sich die negativen Auswirkungen nicht nur auf die Leidtragenden mit ihren Angehörigen und ihrem sozialen Umfeld. Auch aus der Metaperspektive betrachtet bedeuten nosokomiale Infektionen eine erhebliche Belastung, etwa als Kostenfaktor für das Gesundheitssystem. Angesichts dieser Umstände ist der Primärprävention nosokomialer Infektionen eine hohe Bedeutung zuzuschreiben. In Deutschland gibt das Infektionsschutzgesetz § 23 dafür den gesetzlichen Rahmen vor. Das Robert Koch-Institut (RKI) ist dabei die zentrale Einrichtung der deutschen Bundesregierung für die Krankheitsüberwachung und Krankheitsprävention.

Der zentralvenöse Katheter als Risikofaktor

So vielfältig nosokomiale Infektionen mitsamt ihren Folgen sind, so sind auch die Risikofaktoren. Ein Beispiel aus dem klinischen Bereich ist der zentralvenöse Katheter (ZVK) mit einem erhöhten Risiko für die Entstehung einer Sepsis (NRZ, 2020). Diese umgangssprachlich genannte Blutvergiftung oder Blutstrominfektion ist eine komplexe systemische Entzündung als deregulierte Reaktion auf eine Infektion. Es handelt sich dabei um einen klinischen Notfall, da eine lebensbedrohliche Lebensorgandysfunktion, ein septischer Schock oder der Tod die Folge sein kann.

Zentrale Venenkatheter sind Gefäßkatheter, die für die Durchführung bestimmter Infusionstherapien indiziert sind, etwa für die Anwendung gefäßwandreizender, hypertoner Infusionslösungen im Rahmen der intensivmedizinischen Behandlung. Sie eignen sich auch für diagnostische Zwecke wie der Messung des zentralvenösen Drucks in der Kardiologie. Als Medizinprodukt unterliegt der Umgang mit dem ZVK den Regularien des Medizinprodukte-Durchführungsgesetz (MPDG). Die Artikel von verschiedenen Herstellern ähneln sich in ihrem Aufbau, Variationen wie in der Anzahl der Katheterlumen sind jedoch möglich.

Die Anlage von ZVK erfolgt im Rahmen eines invasiven medizinischen Eingriffs. Dabei wird der Katheter transkutan in eine menschliche Körpervene eingebracht und von dort in die Vena cava superior bis unmittelbar vor das Herzatrium geschoben. Der Katheter wird an der Eintrittsstelle durch eine Hautnaht und Verbände fixiert.

Der zentralvenöse Katheter wird v. a. in der Intensivmedizin routinemäßig angewendet, kann jedoch über verschiedene Wege zur Infektionsquelle werden und Infektionen assoziieren. Möglich wird das z. B. dann, wenn durch kontaminierte Lösungen und Anschlusstücke intraluminal Mikroorganismen in den Katheter gelangen. Von der Haut des Trägers können Mikroorganismen in die Einstichstelle gelangen und extraluminal entlang der Katheteraußenseite wandern. Durch eine Kontamination der Eintrittsstelle, etwa während des Verbandswechsels, kann sich eine hämatogene Besiedlung entwickeln.

Zahlen zur Einschätzung des nosokomialen Infektionsrisikos der verschiedenen Katheterarten bietet das am RKI angesiedelte Nationale Referenzzentrum für Surveillance nosokomialer Infektionen (NRZ, 2020). Die vom konventionellen zentralvenösen Katheter assoziierte primäre Sepsisrate beträgt im arithmetischen Mittel 1, 26 Sepsisfälle pro 1000 Kathetertage und ist somit die Größte unter allen Venenkathetern. Zum Vergleich: In der Anwendung peripherer Venenverweilkanülen treten im Mittel 0,07 Sepsisfälle pro 1000 Kathetertage auf (NRZ, 2020).

Prävention als Aufgabe der Pflegeprofession

Die Prävention katheterassoziierter Infektionen in Einrichtungen des Gesundheitssystems ist eine Herausforderung und Aufgabe verschiedener Berufsgruppen, etwa Medizinern in der Einhaltung von Hygienerichtlinien bei der Katheteranlage oder Reinigungsfachpersonen bei der Gewährleistung einer keimarmen Umgebung der pflegebedürftigen Menschen.

Von welcher Relevanz ist die Thematik für die Pflegeprofession? Welche Aufgaben, ja sogar Verpflichtungen kommen einer Pflegefachperson zu und wie begründen sich diese theoretisch?

Der Thematik der ZVK in Verbindung mit dem Infektionsrisiko und der daraus resultierenden Pflegepraxis ist in verschiedenen Pflegeklassifikationen verordnet. Die NANDA-I-Pflegediagnoseklassifikation verzeichnet die Diagnose „Risiko einer Infektion“ und wird folgendermaßen definiert: „Anfälligkeit für ein Eindringen und die Vermehrung pathogener Organismen, welche die Gesundheit beeinträchtigen können“ (Herdman & Kamitsuru, 2019, S. 442). In der Pflegeinterventionsklassifikation (NIC) ist die entsprechende Intervention „Management des Zentralvenenzugangs“ (Bulechek et al., 2016, S. 831) genannt. Als eine von mehreren Pflegeaktivitäten wird dabei der sachgerechte Verbandswechsel angeführt.

Zusammenfassend ist der sachgerechte Verbandswechsel also eine beispielhafte pflegerische Aufgabe im Rahmen der Prävention katheterassoziierter Infektionen.

Für die Bewältigung beruflicher Aufgaben benötigt eine Pflegefachperson theoretisches Wissen, Fähigkeiten sowie praktische Fertigkeiten (engl.: skill) und Erfahrung. Studierende und Auszubildende der Pflegeprofession müssen evidence-basiertes Wissen aufbauen und die Möglichkeit bekommen, Fähigkeiten und Skills zu trainieren und prüfen zu lassen.

Der ZVK-Verbandswechsel steht deshalb im Fokus der evidence-basierten Simulationseinheit. Weiteren Pflegeaktivitäten der NIC-Intervention „Management des Zentralvenenzugangs“ (Bulechek et al., 2016, S. 831) kann in dieser Einheit aus dem Grund begrenzter Möglichkeiten keine Aufmerksamkeit zukommen. Deshalb wird an dieser Stelle dringlich darauf hingewiesen, dass auch sie im Sinne der Prävention korrekt eingeübt und ausgeführt werden müssen.

Prävention als Verpflichtung der Pflegeprofession

Pflegefachpersonen, die den Verbandswechsel von ZVK durchführen, sind aus verschiedenen Gründen dazu verpflichtet, über entsprechendes Wissen, Fähigkeiten und Skills zu verfügen (**Abb. 4-20**).

Die Verpflichtung ergibt sich zum einen aus den Anforderungen, welche die Pflegeaktivität mit sich bringt. Laut der gültigen evidence-basierten Empfehlung der Kommission für Krankenhaushygiene und Infektionsprävention (KRINKO) verlangt die Erhaltungspflege von Gefäßkathetern „[...] ein breites Wissen über die hiermit verbundenen Risiken und den Hintergrund/die Evidenz infektionspräventiver Maßnahmen“ (KRINKO, 2017, S. 176). Sie fordert das Einüben und Trainieren der dabei erforderlichen Tätigkeiten.

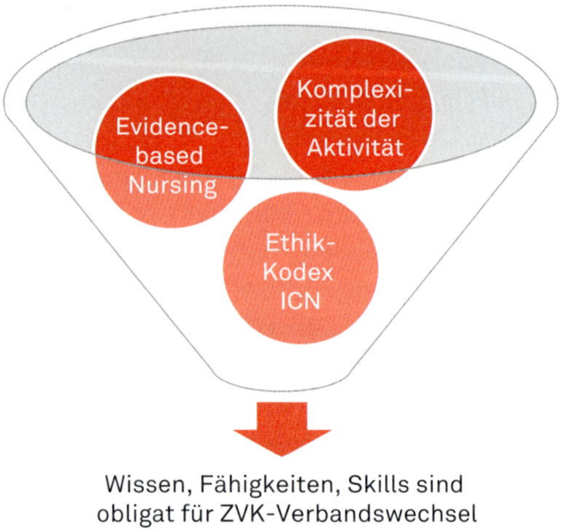

Abbildung 4-20: Prävention als Verpflichtung der Pflegeprofession (Quelle: Eigendarstellung)

Die Verpflichtung ergibt sich zum anderen aus der Charakteristik und dem Verständnis von professioneller Pflege. Im Sinne des Evidence-based Nursing gilt es, die „[...] derzeit besten, wissenschaftlich belegten Erfahrungen Dritter im individuellen Arbeitsbündnis zwischen einzigartigen Pflegebedürftigen [...] und professionell Pflegenden" (Behrens & Langer, 2016, S. 25) zu nutzen. Pflegefachpersonen müssen demnach Kenntnis über den aktuellen wissenschaftlichen Stand zur Durchführung der Pflegeaktivität haben und diese angepasst an die Bedarfe und Bedürfnisse pflegebedürftiger Personen einsetzen.

Darüber hinaus darf die Verpflichtung aus ethischer Sicht nicht vernachlässigt werden. Denn wie im Ethik-Kodex des International Council of Nurses (ICN) festgelegt, tragen Pflegefachpersonen Verantwortung dafür, „eine qualitativ hochwertige und sichere Pflege zu gewährleisten" (ICN, 2021, S. 13). Diese ethische Verpflichtung verstärkt sich mit dem Bewusstsein, dass pflegebedürftigen Menschen mit der Katheteranlage durch Akteure des Gesundheitswesens aktiv eine Verletzung zugefügt wird.

Evidence zum Verbandswechsel zentralvenöser Katheter

In **Kapitel 1** dieses Buches werden die Begriffe Evidence-based Nursing sowie interne und externe Evidence erläutert. Nach diesem Verständnis ist der Einbezug externer Evidence in der Pflegepädagogik obligat und findet auch in der Simulationseinheit „Bitte nicht berühren!" Berücksichtigung. Für die Erschließung externer Evidence zur sachgerechten Durchführung des Verbandswechsels zentralvenöser Katheter ist die Empfehlung KRINKO zu beachten. Die Empfehlungen dieser Kommission, welche dem Robert Koch-Institut angehört, zählen zu den Vorgaben zur Krankenhaushygiene auf Bundes- und Landesebene. Gemäß dem Infektionsschutzgesetz (IfSG) müssen Einrichtungsleitende sicherstellen, „dass die nach dem Stand der medizinischen Wissenschaft erforderlichen Maßnahmen getroffen werden, um nosokomiale Infektionen zu verhüten und die Weiterverbreitung von Krankheitserregern [...] zu vermeiden" (§ 23 Abs. 3 IfSG).

Die aktuelle Empfehlung zur Prävention von Infektionen, die von Gefäßkathetern ausgehen, wurde 2017 veröffentlicht (KRINKO, 2017). Diese Inhalte werden nun, im Anschluss an die Definition zentraler Begriffe (**Kasten 4-21**), zusammengefasst dargestellt.

Kasten 4-21: Definition zentraler Begriffe

Das RKI erklärt, definiert und interpretiert zentrale Fachwörter, um eine klare Kommunikation und ein einheitliches Verständnis zu ermöglichen. Für die Simulationseinheit sind folgende Begriffsdefinitionen von zentraler Bedeutung:

- *Asepsis* (Aseptik) (engl.: aseptic): „Prinzip zur Beseitigung infektionstüchtiger Erreger zur Verhütung von Infektionen oder Kontaminationen in medizinischen Einrichtungen und alle Maßnahmen zur Verhütung einer mikrobiellen Kontamination und zur Einhaltung notwendiger steriler Bedingungen. Sterilität wird durch Sterilisation erreicht und durch Distanzierung bewahrt." (RKI, 2015, S. 15)
- *Antiseptik* (Antisepsis) (engl.: antisepsis): „erfolgt hauptsächlich durch die topische (lokale) Anwendung von Antiseptika, aber auch durch physikalische oder biologische Verfahren." (RKI, 2015, S. 15)
- *Antiseptika* (engl.: antiseptics): „Wirkstoffe gegen Bakterien oder Viren zur prophylaktischen oder therapeutischen Anwendung auf Haut und Schleimhäuten, in Körperhöhlen oder freigelegtem Gewebe." (RKI, 2015, S. 15)
- *Sterilität* (engl.: sterility): „Zustand, in dem Materialien, Gegenstände oder Geräte mit an Sicherheit grenzender Wahrscheinlichkeit [...] frei von vermehrungsfähigen bzw. infektionstüchtigen Mikroorganismen in allen ihren Entwicklungsstadien sind." (RKI, 2015, S. 122).

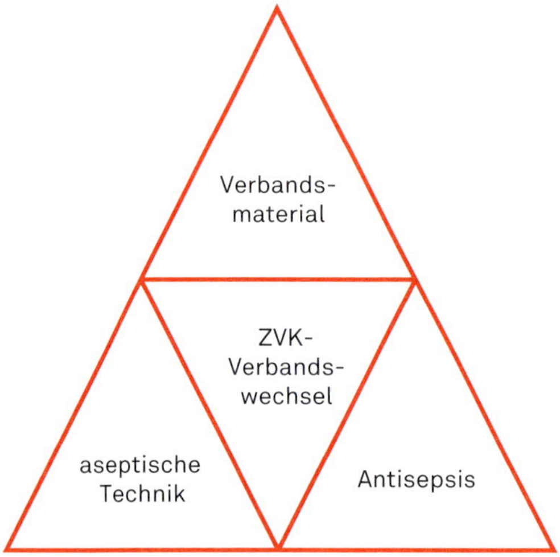

Abbildung 4-21: Aspekte der Infektionsprävention bei ZVK-Verbänden (Quelle: Eigendarstellung)

In der KRINKO-Empfehlung sind drei Aspekte von zentraler, infektionspräventiver Bedeutung (**Abb. 4-21**): das Verbandsmaterial, das konkrete Vorgehen sowie die Antisepsis (KRINKO, 2017). Vor einer praktischen Umsetzung der Aspekte sollte unbedingt die Aktualität der Empfehlung geprüft werden.

Verbandsmaterial

Die Auswahl von geeignetem Verbandsmaterial muss mit Bedacht erfolgen, denn Durchfeuchtung, Ablösung oder Materialmakel erhöhen das Infektionsrisiko. Grundsätzlich kann zwischen Gaze-Pflaster und Folienverbände unterschieden werden. Folienverbände haben neben dem Schutz vor Feuchtigkeit den Vorteil, dass die Inspektion der Eintrittsstelle durch den Verband möglich ist und der Verband deshalb, sofern intakt und keine Blutung aus der Eintrittsstelle, nur einmal wöchentlich gewechselt werden muss. Dagegen können sich jedoch durch Schweiß feuchte Kammern bilden. Gaze-Verbände haben diese Vorteile nicht, können dafür jedoch Exsudat aus der Eintrittsstelle aufnehmen. Bei sachgerechter Anwendung besteht zwischen Gaze Pflastern und Folienverbänden laut KRINKO „[...] vermutlich kein Unterschied[...]" (KRINKO, 2017, S. 179) bezüglich des Blutstrominfektionsrisikos, das von der Kathetereintrittsstelle ausgeht. Diese Einschätzung der KRINKO muss durch die Ergebnisse eines Cochrane Reviews ergänzt werden. Denn dieses berücksichtigt Studien, die von höherer zeitlicher Aktualität sind und beachtet weitere Bewertungsaspekte über das Blutstrominfektionsrisiko hinaus, wie Hautreizungen und Infektionen an der Ein- und Austrittsstelle. Verbände, die mit Chlorhexidingluconat imprägniert sind, könnten demnach im Vergleich zu Standard-Polyurethanverbänden und nicht imprägnierten Verbänden das Risiko von Blutstrominfektionen verringern (Ullman et al., 2016). Die Ergebnisse der ebenso aufgrund ihrer zeitlichen Aktualität zu berücksichtigende Metaanalyse von Wei et al. (2019) bestätigen dies. Eine solche Imprägnierung führe zur Reduzierung des Risikos einer Katheterkolonisation und der Verringerung der Inzidenz von katheterassoziierten Blutstrominfektionen. Wie bereits erwähnt, bestehen weitere Anforderungen an den ZVK-Verband über den Infektionsschutz hinaus. So sollte er komfortabel und reizlos für den Träger sein sowie einfach in der Anbringung und kostengünstig in der Anschaffung. Außerdem sollte der Verband den Katheter ausreichend dahingehend fixieren, sodass Dislokation oder Herausrutschen nicht möglich sind. Zu einer solchen optimalen Sicherung besteht laut Ullman et al. (2016) keine ausreichende Evidence. Bei der Verwendung von Verbänden ist stets auf die Hinweise des Herstellers zu achten.

Antisepsis während des Verbandswechsels

Laut der Empfehlung der KRINKO (2017) sollte bei jedem Verbandswechsel die Keimanzahl an der Kathetereintrittsstelle mittels antiseptischer Behandlung vermindert werden. Dafür wird die umgebende Haut bei Bedarf mit steriler Kochsalzlösung gereinigt und anschließend mit einem Hautantiseptikum behandelt. Hierfür eignen sich alkoholbasierte Formulierungen mit Zusatz von Chlorhexidin oder Octenidin. Bei fehlender Toleranz dieser Antiseptika durch

Missempfindungen wie brennen oder Schmerz, insbesondere bei Kindern, kann auch Octenidin-Dihydrochlorid 0,1% in Kombination mit Phenoxyethanol 2% verwendet werden, die Zulassung als Wundantiseptikum und eine ärztliche Anordnung vorausgesetzt.

Aseptische Technik

Die Durchführung des Verbandswechsels muss mit einer aseptischen Technik erfolgen. Eine konkrete Vorgehensweise für den Verbandswechsel wird in der Empfehlung der KRINKO (2017) nicht näher erläutert.

Für die Entwicklung der Simulationseinheit „Bitte nicht berühren!" stellen sich folgende Fragen:

- Was genau wird unter dem Begriff der aseptischen Technik verstanden?
- Wie ist sie anzuwenden?
- Welches Wissen, welche Fähigkeiten und welche Fertigkeiten sind für Pflegefachpersonen notwendig, um sie korrekt durchzuführen?

Die explorative Literaturrecherche in gängigen Datenbanken zeigt: Bereits seit den 1970-er Jahren werden Untersuchungen zur aseptischen Technik durchgeführt. Seitdem herrscht eine breite Variation an Begriffsdefinitionen und Theorien zur konkreten Vorgehensweise. Laut Experten muss eine aseptische Technik jedoch theoretisch fundiert sein sowie korrekt durchgeführt werden, um der Infektionsprävention gerecht zu werden (Aziz, 2009; Rowley et al., 2010). In der Recherche kristallisiert sich lediglich eine Vorgehensweise als theoretisch fundiert heraus: die Aseptic Non Touch Technique (ANTT®) nach The-ASAP (2015) (deutsch: *aseptische berührungsfreie Technik*). Für die Entwicklung der Simulationseinheit wurde die Wirksamkeit dieser Technik im Hinblick auf die Infektionsreduktion untersucht. Dies erfolgte, wie im **Kapitel 3** beschrieben, anhand einer systematischen Literaturanalyse. Die Spezifika der Analyse sind am Ende von 4.4.1 dargelegt. Zusammenfassend konnten wenige hochwertige Studien identifiziert werden, die eine Wirksamkeit belegen und jene, die eine Wirksamkeit belegen, sind methodisch schwach. Gleichzeitig bleiben alternative, fundierte Theorien aus. Für die Wirksamkeit der ANTT® im Hinblick auf die Infektionsreduktion liegt demnach ein mittlerer Evidencegrad vor. Diese Erkenntnisse begründen die Empfehlung für die Anwendung der ANTT® als aseptische Technik.

Aseptische berührungsfreie Technik: Aseptic Non Touch Technique (The-ASAP, 2015)

Kasten 4-22: Rowley und das Rahmenwerk ANTT®

Ab dem Jahr 1993 rationalisierte der Pflegewissenschaftler Stephen Rowley aus verschiedenen Begrifflichkeiten und Theorien das Rahmenwerk ANTT® (The-ASAP, 2015). Seitdem arbeitet er als Mitglied der Vereinigung The Association for Safe Aseptic Practice (The-ASAP) stetig daran, die Theorie zu erforschen, weiterzuentwickeln und weltweit in der klinischen Praxis zu implementieren. Unter gewissen Voraussetzungen, darunter die Lehre der ANTT® und Überwachung der Durchführung, erhalten Gesundheitseinrichtungen die ANTT® Akkreditierung für Patientenschutz. Ursprünglich in England entwickelt, wird die Technik mittlerweile in über 30 Ländern angewendet und international als Standard anerkannt. Im deutschsprachigen Raum hat sie bisher wenig Anklang gefunden, weshalb schriftliches Material zur Theorie bisher nicht in deutscher Sprache existiert. Informationen und Publikationen stehen online zur Verfügung.

Grundlage der ANTT® sind evidence-basierte Verfahrensrichtlinien, die unabhängig vom Setting der aseptischen Tätigkeit umsetzbar sind. The-ASAP (2015) schreibt dabei der richtigen Definition und Verwendung bestimmter zentraler Begriffe eine wichtige Bedeutung zu: Der Ausdruck *Steril* beschreibt die Freiheit von Mikroorganismen. In einer luftgefüllten Umgebung kann der sterile Zustand also nicht erreicht werden. Somit dient dieser Ausdruck lediglich als Qualitätsstandard für sterilisierte Objekte, die, sobald sie in der Luft befindlichen Organismen ausgesetzt werden, als aseptisch gelten. Hingegen kann *Asepsis*, also die Freiheit von pathogenen Mikroorganismen, durch bestimmte Vorkehrungen wie berührungsfreier Technik bei einem Verbandswechsel erreicht werden. Die Asepsis ist das übergeordnete Ziel der ANTT®. *Sauber* bedeutet Freiheit von Schmutz und Verunreinigung und ist eine wichtige Komponente zum Erreichen der Asepsis.

The-ASAP beschreibt die Asepsis beziehungsweise die aseptische Technik folgendermaßen:

„Asepsis bzw. die aseptische Technik beschreibt das Ziel und die Methode der Infektionsprävention, die von Fachleuten des Gesundheitswesens bei der Durchführung invasiver klinischer Verfahren verwendet werden. Unabhängig vom Setting oder der Diagnose ist es immer das Ziel, die Übertragung pathogener Mikroorganismen in der Anzahl zu verhindern, die dafür ausreicht, Infektion zu verursachen und vom Gesundheitspersonal, dem Arbeitsmaterial oder der unmittelbaren Arbeitsumgebung in und auf den Patienten zu übertragen " (The-ASAP, 2015, S. 6) (Übers. K. Hofmann).

Der Theorie zufolge ist die Asepsis nur dann möglich, wenn Schlüsselteile (engl.: *Key-Parts*) und Schlüsselstellen (engl.: *Key-Sites*) stets aseptisch bleiben. Unter Schlüsselstellen werden in diesem Zusammenhang Wunden, Insertionsstellen oder invasive Medizinprodukte verstanden. Schlüsselteile sind Instrumente oder Materialien, die mit Schlüsselstellen oder anderen Schlüsselteilen in Kontakt kommen. Zum Schutz der Schlüsselteile und -stellen eignen sich verschiedene Methoden, darunter grundlegende Infektionspräventionsmaßnahmen wie die Händedesinfektion und Verwendung von Einmalhandschuhen zu geeigneten Zeitpunkten. Eine weitere Methode ist die berührungslose Vorgehensweise oder alternativ die Verwendung steriler Handschuhe etwa bei Verbandswechseln.

Ein weiterer Aspekt der Theorie ist die Nutzung aseptischen Felder (**Tab. 4-13**). Es geht darum, einen kontrollierten Arbeitsraum zu schaffen, der die Asepsis gewährleistet oder die Asepsis fördert.

Neben der Unterscheidung von Schlüsselteilen und -stellen sowie aseptischer Bereiche grenzt die Theorie auch zwei Vorgehensweisen voneinander ab. Deren Unterschied liegt in der Art und Verwaltung der aseptischen Felder. Die Standard-ANTT® bietet sich bei Eingriffen mit kleinen Schlüsselstellen und -teilen und einer Dauer von maximal 20 Minuten sowie bei Eingriffen, während denen Asepsis unkompliziert umsetzbar ist, an. Die chirurgische ANTT® sollte bei Eingriffen über 20 Minuten Dauer mit vielen und großen Schlüsselteilen zum Einsatz kommen. Das schrittweise Vorgehen der ANTT® beinhaltet folgende Vorgehensweise (Übersicht in **Abb. 4-22**):

1. Die Entscheidung für die jeweilige Vorgehensweise inklusive der notwendigen Ausstattung wird vor jedem Eingriff von der durchführenden Person getroffen. Hierfür erfolgt im ersten Schritt das Risikoassessment. Dabei muss die Schwierigkeit des Schutzes von Schlüsselteilen und -stellen im Hinblick auf folgende Faktoren bewertet werden:
   - Umgebung
   - Grad der Invasivität
   - technische Schwierigkeit
   - Anzahl und Größe von Schlüsselteilen und -stellen
   - Kompetenz der durchführenden Person.

   Anschließend muss bewertet werden, ob für die Asepsis von Schlüsselteilen und -stellen ein kritisches Management notwendig ist, also nur sterilisiertes und aseptisches Material mit dem aseptischen Feld in Berührung kommen darf. Wenn ja, ist die chirurgische ANTT® anzuwenden, wenn nein, ist die Standard-ANTT® anzuwenden.

Tabelle 4-13: Aseptische Bereiche laut ANTT® (Eigendarstellung, vereinfachte Aufstellung in Anlehnung an The-ASAP, 2015, S. 6)

Ziel	Kritischer aseptischer Bereich Gewährleistung von Asepsis	Allgemeiner aseptischer Bereich Förderung von Asepsis
Voraus-setzung	• viele und/oder große Schlüsselteile und -stellen • Schlüsselteile/-stellen können nicht durch Abdeckungen, Kappen o.ä. geschützt werden • invasive Verfahren, die großen aseptischen Arbeitsbereich erfordern	• Schlüsselteile können durch kritische mikroaseptische Bereiche und berührungsfreiem Vorgehen geschützt werden • kritische mikroaseptische Felder sind Schlüsselteile, die durch Spritzenkappen, Abdeckungen oder Verpackungen geschützt werden können
Handhabung	• Bereich wird wie Schlüsselteil verwaltet • ausschließlich Kontakt zu sterilem Arbeitsmaterial • sterile Handschuhe und Schutzmaßnahmen notwendig (sterile Einweghandschuhe, Nasen-Mundschutz, Haarnetz, sterile Abdeckungstücher) • Vorgehen laut chirurgischer ANTT®	• Bereich wird nicht wie Schlüsselteil verwaltet • unsterile Einweghandschuhe sind ausreichend • bei notwendiger Berührung von Schlüsselteilen: sterile Einweghandschuhe notwendig • Vorgehen Standard-ANTT®

2. Im Falle einer Entscheidung für die chirurgische ANTT® (engl.: Surgical ANTT®) beginnt nun im zweiten Schritt die Vorbereitung der Umgebung, indem alle Risikofaktoren ausgeschlossen (z.B. Fenster schließen) und die Arbeitsbereiche sowie Oberflächen desinfiziert werden. Im dritten Schritt erfolgen Dekontamination und Schutz im Sinne von Händedesinfektion oder chirurgischer Handwäsche sowie dem Anlegen steriler Schutzausrüstung (z.B. Handschuhe, Kittel, Mund-Nasenschutz). Im vierten Schritt werden die Schlüsselteile in ihrer Gesamtheit geschützt, indem ein kritischer aseptischer Bereich ausgewählt und als solcher vorbereitet wird. Das bedeutet, dieser Bereich wird durch sterile Abdeckungen geschützt, dort dürfen nur sterile Gegenstände platziert werden. Hier ist das Tragen steriler Handschuhe notwendig. Laut dem fünften Schritt ist die Anwendung der Non-Touch-Technik trotz steriler Handschuhe wünschenswert. Schlüsselteile und -stellen werden also nicht berührt, es sei denn, dies ist unumgänglich. Im sechsten und letzten Schritt wird durch Dekontamination des Bereichs, der Ausrüstung und des medizinischen Personals die Entstehung von Kreuzinfektionen verhindert.
3. Im Falle einer Entscheidung für die Standard-ANTT® beginnt im zweiten Schritt die Vorbereitung der Umgebung, indem alle Risikofaktoren ausgeschlossen (z.B. Fenster schließen) und die Arbeitsbereiche sowie Oberflächen desinfiziert werden. Anschließend erfolgt im dritten Schritt die Dekontamination durch Reinigung der Hände und der Schutz durch persönliche Schutzausrüstung (z.B. Schürze, Handschuhe). Sterile Handschuhe sind nur notwendig, wenn Schlüsselteile berührt werden müssen. Im vierten Schritt werden aseptische Felder ausgewiesen und strukturiert. Es wird ein asep-

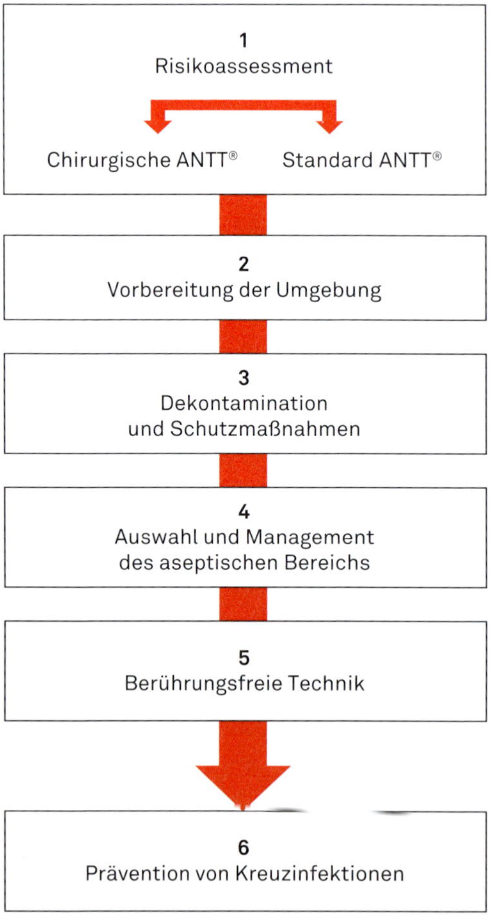

Abbildung 4-22: Der ANTT®-Ansatz (Quelle: vereinfachte Eigendarstellung in Anlehnung an The-ASAP, 2015, S. 20)

tisches Feld z. B. in Form eines desinfizierten Tabletts vorbereitet. Durch den Schutz von Schlüsselteilen mit kritischen mikroaseptischen Feldern ist es bei Bedarf möglich, unsterile Gegenstände in das aseptische Feld zu stellen. Die berührungsfreie Technik ist im fünften Schritt jedoch unerlässlich, Schlüsselteile und -stellen dürfen also nicht berührt werden. Im sechsten und letzten Schritt wird durch Dekontamination des Verfahrensbereichs, der Ausrüstung und des medizinischen Personals der Entstehung von Kreuzinfektionen vorgebeugt.

Umsetzung der ANTT® in der Pflegepraxis

Mit der Empfehlung der ANTT® als aseptische Technik und damit geeignete Vorgehensweise für den ZVK-Verbandswechsel stellt sich die Frage nach dem Theorie-Praxis-Transfer.

Für die Lehre und Implementierung der ANTT® in Einrichtungen des Gesundheitswesens stellt The-ASAP u. a. E-Learning-Einheiten, illustrierte Vorgehensweisen und eine Trainerausbildung zur Verfügung. Berufsfachschulen und Hochschulen, die die ANTT® im Clinical Simulation Lab lehren möchten, sollten diese Angebote wahrnehmen. Gleichzeitig erfordern diese Strukturen finanzielle und zeitliche Ressourcen.

Umso notwendiger ist es, dass sich Pflegepädagogen, welche die Durchführung der Simulationseinheit in Erwägung ziehen, akribisch mit der ANTT® in Verbindung mit dem ZVK-Verbandswechsel auseinandersetzen. Unterstützung soll der beispielhafte Handlungsablauf in **Kapitel 6.4.5** bieten, welcher die Inhalte der KRINKO-Empfehlung, der ANTT® sowie Expertenwissen von Akteuren der Pflegepraxis berücksichtigt. Als weitere Quelle eignet sich die elektronische Datenbank VAR Healthcare (2022). Sie stellt evidence-basiertes Wissen und Handlungsempfehlungen für das Gesundheitswesen zur Verfügung, auch für Verbände sowie die Versorgung und Kontrolle von Einstichstellen bei Gefäßkathetern.

Systematische Literaturanalyse zur Evidence der ANTT®

Nachfolgend wird auf die Spezifika der systematischen Literaturanalyse zur ANTT® eingegangen (Hofmann, 2021). Dadurch soll einerseits die Transparenz als Qualitätsmerkmal wissenschaftlicher Arbeit erfüllt und andererseits den Interessierten möglich sein, Forschungsschritte selbst nachzuempfinden oder auf der Forschung aufzubauen.

Als Vorbereitung für die systematische Literaturanalyse wurde im Herbst 2020 eine explorative Literaturrecherche zum Themenkomplex aseptische Technik durchgeführt. Dafür wurden die Datenbanken CINAHL, PubMed und Google Scholar genutzt sowie in den Literaturverzeichnissen anderer Veröffentlichungen und in Lehrbüchern für Pflegeberufe in deutscher Sprache gesucht. Im Rahmen dieser Recherche wurde die ANTT® als einzige theoretisch fundierte Vorgehensweise identifiziert. Zudem ließ sich ein erster Hinweis auf positive Effekte für die Infektionsprävention erfassen. In einer Stichprobenuntersuchung untersuchten Rowley und Clare (2009) sieben Einrichtungen, die die ANTT® standardmäßig umsetzen und konnten dort einen Rückgang der nosokomialen Infektionen von Krankenhauspatienten beobachten. Die Forschenden wiesen jedoch auf die Notwendigkeit weiterer kontrollierter Studien zum Beleg dieses Ergebnisses hin.

Diese Resultate der explorativen Recherche gaben Anlass, die Forschung dahingehend zu vertiefen. Anhand einer systematischen Literaturanalyse entsprechend den Vorgaben der Cochrane Collaboration (Higgins et al., 2020) sollte geprüft werden, ob die ANTT® tatsächlich zur Reduktion nosokomialer Infektionen beiträgt und sich dadurch für die Lehre des ZVK-Verbandswechsels qualifiziert. Da die ANTT® als grundlegende Technik für aseptisches Arbeiten in verschiedenen Settings und Anwendungen fungiert, wurde der Nutzen der Forschung ausgeweitet und die Wirksamkeit der ANTT® auf den Rückgang nosokomialer beziehungsweise therapieassoziierter Infektionen allgemein hin untersucht. Hieraus ergab sich die Forschungsfrage: *Führt die Vorgehensweise entsprechend der Aseptic Non Touch Technique (ANTT®) bei aseptischen Tätigkeiten in der ambulanten und stationären Versorgung von PatientInnen zur Reduktion therapieassoziierter Infektionen?*

Zur Beantwortung der Frage sollten die Studien folgende Kriterien erfüllen:

- Veröffentlichung vor maximal zehn Jahren in deutscher oder englischer Sprache
- Studiendesign: randomisierte kontrollierte Studien mit engem Konfidenzintervall oder Metaanalysen von randomisierten kontrollierten Studien (Behrens & Langer, 2010)
- Signifikanz p-Wert <0,05, und Follow-up >80 %, Studienqualität Jadad-Score >3 (Behrens & Langer, 2016)
- Anwendung ANTT® nach The-ASAP (2015) im stationären oder ambulanten Setting
- ausführende Person ist Ärztin/Arzt oder Angehörige/Angehöriger von Heilberuf
- Achtung ethischer Implikationen.

Die Publikationssuche fand am 02. Januar 2021 mit den in **Tabelle 4-14** aufgeführten Suchsträngen statt. Sie erfolgte zum einen in der elektronischen Datenbank PubMed/Medline (Medical Literature Analysis and Retrieval System Online), da diese Literatur aus der Medizin und deren Randgebiete umfasst. Zum anderen wurde die Datenbank CINAHL (Cumulative Index to Nursing and Allied Health Literature) durchsucht, welche Literatur aus den Bereichen Pflege und weiteren Heilberufen enthält. Zusätzlich wurde eine unsystematische Suche in weiteren Quellen vollzogen, etwa in Literaturverzeichnissen geeigneter Publikationen.

Mit der vorgestellten Suchstrategie konnte ein Ergebnis von 228 Publikationen erzielt werden. Nach der Entfernung von Duplikaten und der Durchsicht von Titel und Abstracts wurden vier Volltexte anhand der Ein- und Ausschlusskriterien auf ihre Eignung hin überprüft.

Zusammenfassend konnte die Forschungsfrage nicht mit Erkenntnissen aus solchen Studien beantwortet werden, die den Ein- und Ausschlusskriterien entsprechen. Es liegt dementsprechend kein hoher Evidence-Grad dazu vor, ob die Vorgehensweise entsprechend der ANTT® bei aseptischen Tätigkeiten in der ambulanten und stationären Versorgung von Patientinnen und Patienten zur Reduktion therapieassoziierter Infektionen führt. Hierzu bedarf es weiterer Primärforschung.

Die überprüften Volltexte geben jedoch methodisch schwache Hinweise auf die Wirksamkeit der ANTT®. So führte laut Mutalib et al. (2015) die Elternschulung zur häuslichen Nut-

Tabelle 4-14: Suchstränge für die Recherche in elektronischen Datenbanken (Quelle: Eigendarstellung)

Datenbank PubMed	
Search: (((„Asepsis/education“[Mesh] OR „Asepsis/instrumentation“[Mesh] OR „Asepsis/methods“[Mesh] OR „Asepsis/organization and administration“[Mesh] OR „Asepsis/standards“[Mesh] OR „Aseptic non-touch-technique“ OR „Aseptic Non Touch Technique“ OR ANTT)) AND („Cross Infection/nursing“[Mesh] OR „Cross Infection/prevention and control“[Mesh] OR „Cross Infection/statistics and numerical data“[Mesh] OR „infection control“ OR „healthcare associated infection“ OR HCAI OR infection OR prevention OR „patient safety“)) Filters: English, German, from 2010–2021	Results 97
CINAHL	
((MH „Asepsis/ED/ES/MT/PC/ST“) OR „Aseptic non-touch technique“ OR ANTT) AND ((MH „Infection Control/ED/ES/MT/PC/ST“) OR „healthcare associated infection“ OR HCAI OR infection OR prevention OR „patient safety“) Limiters: Published Dare: 20100101–20201231 Expanders: Apply equivalent subjects Narrow by Language: english Search modes: Find all my search terms	Results 131

zung und Pflege des zentralvenösen Katheters von Kindern entsprechend der ANTT® zu einer Senkung der Inzidenz der katheterassoziierten Infektionsrate. Khurana et al. (2018) zufolge wurde nach der Implementierung der ANTT® auf einer neonatologischen Intensivstation ein Rückgang der Inzidenz therapieassoziierter Infektion beobachtet. Zudem gaben keine Studien signifikante Hinweise auf einen Anstieg therapieassoziierter Infektionen unter Anwendung der ANTT®. Es besteht also ein mittlerer Evidence-Grad zur Wirksamkeit der ANTT® im Hinblick auf die Infektionsreduktion. Angesichts dieser Erkenntnisse aus der systematischen Literaturanalyse ergibt sich eine Empfehlung zur Anwendung der ANTT® für den aseptischen Verbandswechsel zentralvenöser Katheter (mögliche Limitationen der Literaturanalyse s. **Kap. 3**).

4.4.2 Anforderungen und Zielsetzung der Simulationseinheit

Simulationslernen eignet sich für die fachpraktische Pflegeausbildung (**Kap. 1**). Die in diesem Kapitel aufgezeigte Simulationseinheit „Bitte nicht berühren!“ wurde für die Lehre des aseptischen Verbandswechsels zentralvenöser Katheter entwickelt.

Einbettung in das Curriculum

Um eine sinnhafte Durchführung zu gewährleisten, muss die Simulationseinheit durchdacht in den Studien- und Ausbildungsaufbau der jeweiligen Lehrstätte integriert sein. Dies ermöglicht, dass Lernende den Anforderungen gerecht und die Ziele der Einheit erreicht werden können.

Grundlage der Einbettung in das Curriculum sind die Rahmenpläne der Fachkommission nach § 53 PflBG. Demnach ist die Simulationseinheit „Bitte nicht berühren!“ zeitlich an das Ende des zweiten bzw. an den Anfang

Kasten 4-23: Simulationseinheit „Bitte nicht berühren!“

Die Simulationseinheit „Bitte nicht berühren!“ ist evidence-basiert. Theoretische Grundlage ist die NLN Jeffries Simulation Theory (Jeffries et al., 2015). Für Differenzierungen über die Theorie hinaus wurde die Leitlinie des Simulations-Netzwerk Ausbildung und Training in der Pflege (SimNAT Pflege) (2019) herangezogen. Sie entspricht den Standards der International Nursing Association of Clinical and Simulation (INACSL, 2016). Zusätzlich enthält die Einheit eigene interne Evidence in Form von Expertenwissen aus eigener pflegerischer Tätigkeit auf einer pädiatrischen Intensivstation. Die Kurzanleitung wurde entsprechend der Content Validity Form der Cleveland Clinic erstellt (Rutherford-Hemming, 2015).

Kasten 4-24: Mittlere Komplexität der Simulationseinheit

Die Simulationseinheit „Bitte nicht berühren!“ ist von mittlerer Komplexität. Sie umfasst die Integration eines instrumentell-technischen Ablaufes in eine professionelle Pflegeaktion: der Verbandswechsel bei gleichzeitiger Kommunikation und Interaktion mit einem pflegebedürftigen Menschen. Die Einheit ist jedoch so gestaltet, dass ihre Komplexität variiert werden kann: Eine Steigerung des Komplexitätsgrades kann durch die Anwendung der Ereigniskarten erreicht werden (**Kap. 4.4.6**). Ebenso ist es möglich, die Simulation in ein mehrstündiges Szenario zu integrieren, etwa in einen kompletten Dienst auf einer Pflegestation. Eine Mäßigung der Komplexität kann stattfinden, wenn der reine instrumentell-technische Ablauf des Verbandswechsel an der Simulator-Puppe geübt wird und dabei die Kommunikation und Interaktion mit der Puppe als pflegebedürftiger Mensch außen vorgelassen wird.

des dritten Ausbildungsjahres eingeordnet. Die für diesem Zeitpunkt vorgesehene Curriculare Einheit CE 05 thematisiert den Komplex „Menschen in kurativen Prozessen pflegerisch unterstützen und Patientensicherheit stärken“ (Fachkommission nach § 53 Pflegeberufegesetz, 2020, S. 69). Mit der Patientensicherheit als Intention werden in dieser Einheit zielführende Kompetenzen fokussiert, darunter präventive Pflegeinterventionen, Anforderungen der Hygiene, Grundregeln der Infektionsprävention und Begründung von Pflegehandeln auf evidenzbasierten Studienergebnissen. Inhalte und Situationsmerkmale der CE 05 sind Handlungsanlässe wie Wundversorgung und Handlungsmuster wie Wundmanagement, Infektionsprävention und Interventionen zur Reduktion von Risiken. Weitere Inhalte und Wissensgrundlagen sind die Infektionsprävention und Hygiene. Als Anregungen für das Lernen in simulativen Lernumgebungen schlägt das Rahmencurriculum den Verbandswechsel von Wunden vor.

Die Simulationseinheit „Bitte nicht berühren!“ bietet sich für die fachpraktische Lehre von Auszubildenden und Studierenden gleichermaßen an. Durch einen zusätzlichen Arbeitsauftrag für Studierende wird die Einheit den in § 37 PflBG geforderten erweiterten Kompetenzen von akademisierten Pflegefachpersonen gerecht.

Um die Simulationseinheit „Bitte nicht berühren!“ in mittlerer Komplexität absolvieren zu können, benötigen die Lernenden theoretisches Vorwissen. Relevant sind Kenntnisse über zentralvenöse Katheter (Indikation, Arten, Risiken), über nosokomiale Infektionen und über den Zusammenhang dieser Themen. Außerdem sollten Kenntnisse zu Mikrobiologie, Infektiologie und Anatomie des Gefäßsystems vorliegen. Des Weiteren müssen den Teilnehmenden die Begriffe und Prinzipien der ANTT® bekannt sein, ebenso der Forschungsstand zur aseptischen Technik und die mittlere Evidence zur ANTT®. Letztlich sollten die Teilnehmenden den theoretischen Ablauf des Verbandswechsels beherrschen. Versierte Kenntnisse in der Kommunikation mit Pflegebedürftigen sowie der Pflegedokumentation sind obligat.

Zielsetzung

Mit der Simulationseinheit werden die in **Abbildung 4-23** definierte Ziele verfolgt. Die Einheit nimmt Einfluss auf Ebene der Lernenden, der pflegebedürftigen Menschen und auf systemischer Ebene.

Auf gesamtgesellschaftlicher, europäischer Ebene trägt die Simulationseinheit den Anstrengungen der Europäischen Union bei, die Gesundheit ihrer Bürgerinnen und Bürger zu verbessern und die Leistungsfähigkeit des Gesundheitssystems zu steigern (OECD/EU, 2018). Global gedacht unterstützt sie die Erreichung der 17 Ziele der Vereinten Nationen zur Sicherung nachhaltiger Entwicklung in ökonomischen, sozialen und ökologischen Bereichen (engl.: Sustainable Development Goals). Dort wirkt sie bei der Sicherung von Gesundheit und Wohlbefinden mit (United Nations, 2016).

Zum Zweck der Zielgerichtetheit sind die erwarteten Lernergebnisse der Simulationseinheit in **Tabelle 4-15** schriftlich festgehalten. Sie bilden die erwünschte Verhaltensänderung der Lernenden ab und ermöglichen Transparenz für alle Beteiligten. Die von Adamson und Rodgers (2015) identifizierten Zielgrößen für das Simulationslernen wurden bei der Entwicklung der Einheit berücksichtigt. Dies spiegelt sich in den kompetenzorientierten erwarteten Lernergebnissen wider:

- Wissenszuwachs
- Umsetzung von Fertigkeiten
- Zufriedenheit
- Kritisches Denken
- Selbstbewusstsein der Teilnehmenden.

Die weitergehende Differenzierung der Ergebnisse basiert auf der Taxonomie nach Bloom et al. (1978). Gemäß dieser sind Lernergebnisse in sechs Verarbeitungsstufen angeordnet: Erinnern (Wissen), Verstehen, Anwenden, Analysieren, (Er-)Schaffen, Beurteilen. Die Stufen bauen aufeinander auf, steigen in ihrer Komplexität und können durch jeweils verwandte Verben beschrieben werden. Die Formulierung der erwarteten Lernergebnisse erfolgte entsprechend den

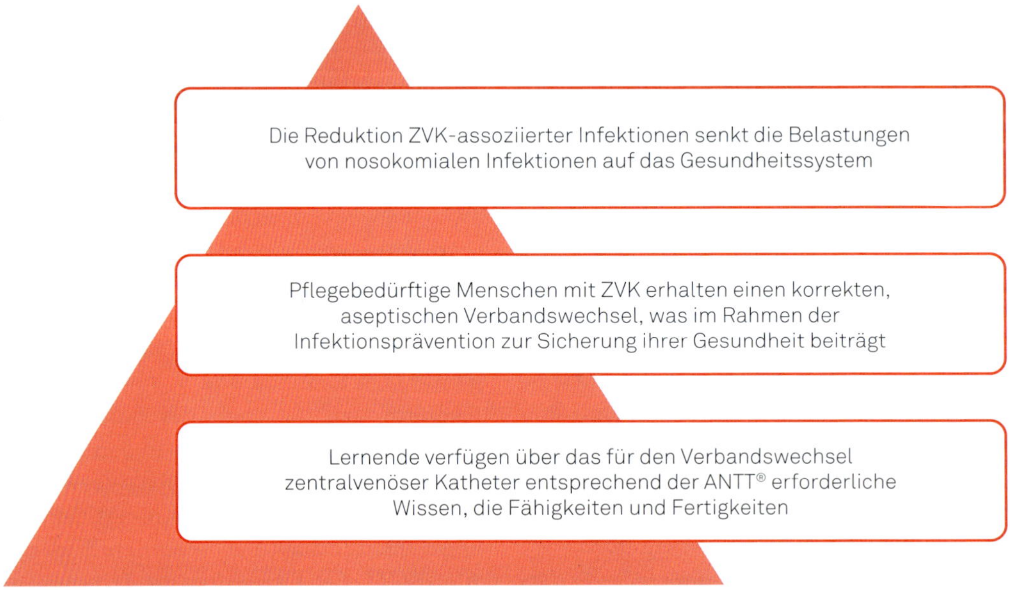

Abbildung 4-23: Ziele der Simulationseinheit „Bitte nicht berühren!" (Quelle: Eigendarstellung)

Tabelle 4-15: Erwartete Lernergebnisse der Simulationseinheit „Bitte nicht berühren!" (Eigendarstellung)

Nach der Teilnahme an der Simulationseinheit sind die Lernenden dazu in der Lage, ...	
Wissenszuwachs	• ... den Zusammenhang zwischen ZVK und nosokomialen Infektionen zu erklären. • ... Begriffe und Prinzipien der ANTT® zu erläutern.
Umsetzung von Fertigkeiten	• ... den ZVK-Verbandswechsel entsprechend der ANTT® anzuwenden.
Zufriedenheit	• ... eigene Lernziele zu präsentieren.
Kritisches Denken	• ... ihre Durchführung des ZVK-Verbandswechsels nach der ANTT® zu analysieren und zu evaluieren. • ... den ZVK-Verbandswechsel vor dem Hintergrund des EbN zu diskutieren und zu werten.
Selbstbewusstsein	• ... ihre Vorgehensweise beim ZVK-Verbandswechsel entsprechend der ANTT® vor Dritten zu argumentieren und zu begründen. • ... ihre Bedürfnisse und Grenzen zu erläutern und Hilfestellung zu nutzen (z. B. durch erfahrene Kolleginnen).

SMART-Prinzipien, um sie spezifisch, messbar, attraktiv, realistisch und terminiert darzustellen (INACSL Standards Committee, 2016).

Teilnehmende

Für die Gewährleistung von zielgerichtetem, selbstbestimmtem und entwicklungsorientiertem Lernen ist die Simulationseinheit nicht allein auf den Studien- bzw. Ausbildungsfortschritt der Lernenden angepasst, sondern berücksichtigt auch die Identitäten der Lernenden selbst. Denn Faktoren wie Alter, Gender, Lernbereitschaft, Toleranz der Lernumgebung, Selbstsicherheit und persönliche Ziele beeinflussen laut Adamson und Rodgers (2015) den Erfolg von Simulationslernen.

Für die Simulationseinheit „Bitte nicht berühren!" gibt es diesbezüglich keine Einschränkungen, vielmehr werden unterschiedliche Altersklassen, Erfahrungswerte, Gender und kulturelle Hintergründe der Lernenden positiv genutzt: Sowohl im Briefing als auch im Debriefing sind Zeiträume für den Austausch und die Diskussion eingeplant. Mithilfe der Leitfragen in **Tabelle 4-18** wird im Briefing der Fokus auch auf persönliche Ziele, Gefühle und interne Evidence gelegt. Von dieser Diversität profitieren so nicht nur die Lernenden selbst, sondern auch pflegebedürftige Menschen.

Einige personelle Aspekte sind für die positive Lernerfahrung und die Sinnhaftigkeit der Einheit jedoch unerlässlich. So etwa die professionelle Integrität, denn die Lernenden sollten die ethischen Richtlinien der Pflege anerkennen und berücksichtigen. Motivation und Zielgerichtetheit sowie Akzeptanz der erwarteten Lernergebnisse als solche sind ebenso wichtig wie die Fähigkeit zur Reflexion des eigenen Handelns (SimNAT Pflege, 2019). Die Einheit „Bitte nicht berühren!" baut darauf auf, dass die Lernenden dieses Fundament mit sich bringen, die Lernsituation im Sinne des sozialen Konstruktivismus aktiv und co-kreativ mitgestalten und sich auf das Peer-Learning einlassen (**Kap. 2**).

Sollte der Facilitator während der Einheit bei Lernenden diesbezügliche Schwachpunkte feststellen, so bedarf es eines zeitnahen vertraulichen Dialogs, in dem die Gründe sowie der Unterstützungsbedarf erörtert werden.

Voraussetzung für das zielgerichtete, selbstbestimmte und entwicklungsorientierte Lernen ist die vertrauensvolle Lernatmosphäre und positive Lernumgebung (**Kap. 2**). Die Einheit kommt dem durch verschiedenen Elemente nach, welche hier nur beispielhaft genannt und im weiteren Textverlauf noch näher erläutert werden: fiktiver Vertragsabschluss zwischen allen Beteiligten zur Lernatmosphäre, Möglichkeit der Selbsterfahrung, Life Saver, Zeit für Diskussionen im Plenum, konstruktives Feedback.

Grundsätzlich sollte der Facilitator auf die Selbsteinschätzung der Teilnehmenden vertrauen.

Die Simulationseinheit birgt keine spezifischen Gefährdungspotenziale, sodass keine Sicherheits- oder Hygienehinweise notwendig sind. Die Lehrperson sollte jedoch stets offen für Anmerkungen oder Einschränkungen der Lernenden sein, angemessen reagieren und im Konsens alternative Handlungsmöglichkeiten entwickeln. Eventuelle körperliche Einschränkungen sollten durch Hilfsmittel kompensiert werden. Treten während der Einheit psychische Belastungssituationen auf, müssen jederzeit Möglichkeiten der Entlastung angeboten werden, etwa durch Pausen. Der Facilitator sollte die Teilnehmenden dann auf psychologische Betreuungsangebote hinweisen, etwa Angebote der Studierendenwerke oder von Berufsverbänden. Im Fall einer zu hohen Belastung sollte es allen Beteiligten immer freigestellt sein, die Simulationseinheit abzubrechen. Ist dies notwendig, müssen im Anschluss entsprechende Entlastungsgespräche geführt werden.

4.4.3 Design und Simulationserfahrung

Grobe Skizze des Settings und Fallsituation

Die Simulation „Bitte nicht berühren!“ findet in einem Clinical Simulation Lab statt, welches entsprechend einem akutstationären Pflegezimmer gestaltet ist. Setting ist das Einzelzimmer einer kardiologischen Krankenhausstation. Der 40 Jahre alte Patient wird durch eine high-fidelity Puppe simuliert. Aufgrund einer Aortenklappenstenose befindet er sich am dritten postoperativen Tag nach chirugischem Aortenklappenersatz mit Sternotomie. Die postoperative Phase verlief bisher komplikationslos, weshalb der Patient am Morgen von der Intensivpflegeeinheit auf die Intermediate-Care-Einheit verlegt wurde. Seine Vitalzeichen werden weiterhin kontinuierlich mit einem Monitor überwacht und sind normwertig stabil. Der Patient ist in gutem Allgemeinzustand, aktuell ist er wach und liegt im Bett. Bei schlechtem peripherem Venenstatus trägt der Patient noch einen zweilumigen ZVK in der Vena jugularis interna. Die Einstichstelle ist mit einem intransparenten Verband versorgt. Dieser ist verschmutzt und beginnt sich abzulösen. Außerdem gibt der Patient Druckschmerz im Bereich der Einstichstelle an. Aus diesem Grund soll nun ein Verbandswechsel inklusive Vor- und Nachbereitung sowie Dokumentation durchgeführt werden. Die Einstichstelle ist mit verkrusteten Blutresten belegt. Der vom Patienten angegebene Druckschmerz stellt sich als mechanische Reizung heraus, welche sich durch Ablösen des Verbandes legt. Die Einstichstelle weist keine Entzündungszeichen auf.

Notwendige Ressourcen

Die Durchführung der Simulationseinheit „Bitte nicht berühren!“ nimmt personelle, zeitliche und materielle Ressourcen in Anspruch.

Alle notwendigen materiellen Ressourcen wie Simulationstechnik und Pflegeutensilien sind in **Kapitel 6.4.2** dargestellt.

Personell ist die Beteiligung von vier Personen notwendig: ein Pflegepädagoge bzw. eine Pflegepädagogin in der Rolle des Facilitator, eine teilnehmende Person in der Rolle der Pflegefachperson und eine teilnehmende Person in der Rolle des neutralen Beobachtenden. Wünschenswert ist eine vierte Person als Assistenz des Facilitator, die etwa beim Einsatz von Ereigniskarten oder des Life Savers verschiedene Rollen einnimmt. Hierfür könnten Auszubildende oder Studierende höherer Semester engagiert werden.

Bei der zeitlichen Strukturierung der Einheit wurden die Erkenntnisse von Adamson & Rodgers (2015) umgesetzt, wonach die Dauer Einfluss auf den Lerneffekt hat. Ist das Szenario mitsamt Debriefing zu kurz (ca. 35 Minuten), kann dies das Erreichen der Lernergebnisse negativ beeinflussen. Lange Szenarien (weit über eine Stunde) hingegen können Angst auslösen, überfordern oder die Aufmerksamkeit beeinträchtigen und so den Lernprozess behindern. Aus diesem Grund gilt für die Simulationseinheit ein Zeitfenster von 60 Minuten Briefing, 25 Minuten Simulation, 40 Minuten Debriefing und 15 Minuten Evaluation der Einheit. Für die theoretische Einarbeitung der Lernenden sind 90 Minuten geplant, für die Vorbereitungszeit für den Facilitator unmittelbar vor der Einheit etwa 20 Minuten. Letzteres beinhaltet das Vorbereiten der Materialien entsprechend der Kurzanleitung (**Kap. 6.4.1**) und Materialliste (**Kap. 6.4.2**) sowie die persönliche Einstimmung in die Simulationseinheit. Die initiale Einarbeitung des Facilitators in den übergeordneten Themenkomplex bedarf individuell mehr Zeit. Sie sollte akribisch erfolgen sowie kontinuierlich aufrechterhalten werden, um die Inhalte adäquat vermitteln zu können.

Methodik und Didaktik

Die Anzahl der Teilnehmenden orientiert sich realitätsnah am Lehrinhalt. Da der ZVK-Verbandswechsel in der Regel von einer Einzelperson durchgeführt wird, kommt im Szenario auch nur eine Pflegefachperson zur Aktion. Diese Rolle kann von mehreren Personen nacheinander eingenommen werden. Die Rolle des neutralen Beobachtenden dient primär dem Peer-Teaching. Über Lerneffekte von Teilnehmenden in dieser Beobachterrolle existieren in der Literatur keine eindeutigen Erkenntnisse (Jeffries et al., 2015). Ist erwünscht, dass auch die Teilnehmenden in der Beobachterrolle die erwarteten Lernergebnisse erreichen, muss die Simulation inklusive Debriefing unter Rollenwechsel erneut durchgeführt werden. Neben der realitätsnahen personellen Aufstellung hat die kleine Gruppengröße einen weiteren Vorteil: Der Facilitator kann individuell auf die Bedarfe und Bedürfnisse der Lernenden eingehen, etwa indem im Briefing mehr Zeit für Fragen eingeplant wird.

Die Simulationseinheit ist entsprechend den Anforderungen an eine vertrauensvolle Lernatmosphäre gestaltet (**Kap. 2**). Durch den Einsatz der Simulationspuppe besteht im Szenario keine Gefahr für pflegebedürftige Menschen, die Lernenden können Pflegeaktivitäten angstfrei ausprobieren und experimentieren. Mit Hilfe des Dialogs im Briefing und Debriefing sowie gewisser Interventionen im Szenario wie Hinweise und Life Saver sind die Lernenden und Lehrenden in ständiger Interaktion und wirken wechselseitig aufeinander ein. Sie kooperieren miteinander, um sich gegenseitig eine gute Simulationserfahrung zu bieten und Lernergebnisse zu realisieren. Die Ausrichtung der Einheit an den erwarteten Lernergebnissen und Erwartungen der Teilnehmenden macht die Lernatmosphäre lernendenzentriert. Durch einen fiktiven Vertrag, der im Briefing mündlich geschlossen wird, entsteht eine Vertrauensbasis. Er wird unter Mitsprache aller Beteiligten geschlossen, weshalb die Regeln abhängig von den Persönlichkeiten variieren können. Die Prinzipien des Miteinanders im Labor, in **Kapitel 2** beschrieben, sollten jedoch jedenfalls inkludiert werden.

Facilitator

Die Simulationseinheit wird von einem Facilitator geleitet, was nachweislich zu einem größerem Lernerfolg führt als unter Selbstanleitung der Teilnehmenden (Adamson & Rodgers, 2015). Das erwartete Selbstverständnis des Facilitators sowie seine gewünschte Strategie und Eigenschaften sind in **Kapitel 2** ausführlich beschrieben. Darüber hinaus sind für die Einheit „Bitte nicht berühren!“ einige Spezifika notwendig:

Die einwandfreie Kenntnis des Facilitator über die ANTT® ist zwingend erforderlich, ein absolviertes Trainerprogramm erwünscht. Der

Facilitator muss zudem den sicheren Umgang mit der Simulator-Puppe und der zugehörigen Technik aufweisen sowie mit der Anwendung erforderlicher Assessmentinstrumente vertraut sein. Vor jeder Simulationseinheit muss er sich mit dem Inhalt, den Lernergebnissen und dem Studienfortschritt der Teilnehmenden bekannt machen und gegebenenfalls die erwarteten Lernergebnisse anpassen.

High Fidelity und High Emotion Design

In der Simulationseinheit wird die Versorgungsrealität im akutstationären Setting nachgestellt. Um eine hohe Fidelity, also einen hohen Realitätsgrad und dadurch eine hohe Glaubwürdigkeit zu gewährleisten, sind ihre drei tragenden Säulen berücksichtigt worden: die konzeptionelle, die physische und die psychische Fidelity (SimNAT Pflege, 2019).

Zugunsten der konzeptionellen Fidelity basiert das Szenario auf einem realistischen Grundkonzept und wird dadurch für die Lernenden nachvollziehbar. Aufgrund der durch das NRZ (2020) identifizierten hohen Anwendungsrate von ZVK in der Chirurgie wurde ein chirurgisches Fallbeispiel gewählt. Die Ausgestaltung des Fallbeispiels entspricht den Erfahrungen der Autorin aus ihrem Berufsalltag als professionell Pflegende. Das Beispiel ist deshalb nicht ganz objektiv. Um subjektive Einflüsse jedoch weitestgehend auszuschließen, wurden Erfahrungen anderer professionell Pflegender miteinbezogen.

Die psychologische Fidelity wird gefördert von Akzeptanz und Verbalisierung von Emotionen und Wertvorstellungen sowie der Berücksichtigung des Selbstbewusstseins der Lernenden. Deshalb sollten die Teilnehmenden Berufsbekleidung tragen und hygienische Regeln umsetzen, indem sie ihr Haupthaar zusammenbinden, Schmuck ablegen und Nagellack entfernen. Während des Briefings werden sie gebeten, sich für das Szenario mental in ihre Rolle als professionell Pflegende zu begeben und derer bewusst zu sein. Sie werden außerdem angehalten, die ihnen aus dem Berufsall-

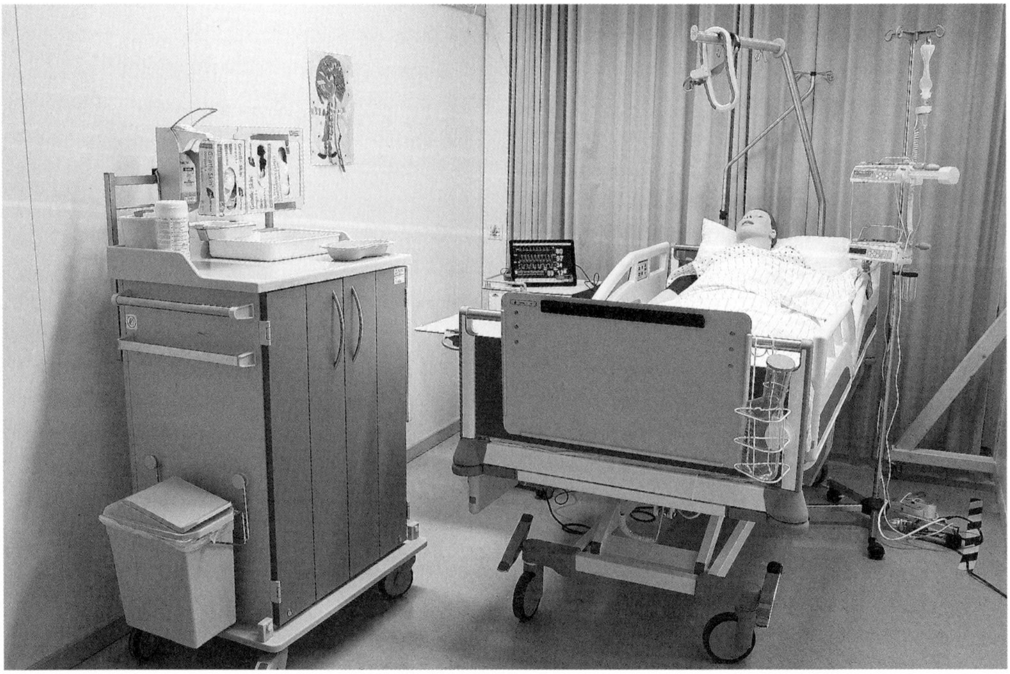

Abbildung 4-24: Clinical Simulation Lab für „Bitte nicht berühren!“ (Foto: K. Hofmann)

tag bekannten Emotionen und Wertvorstellungen gegenüber Pflegebedürftigen auf die Simulator-Puppe zu übertragen und sie als reale Person anzusehen.

Die physische Fidelity ist durch die realistische Gestaltung des Arbeitsumfelds und den Einsatz einer hochtechnisierten Simulationspuppe gewährleistet. Das Clinical Simulation Lab sollte deshalb – ähnlich wie das Zimmer in **Abbildung 4-24** dargestellt – als Intermediate-Care-Station gestaltet sein. Bestenfalls zeigt sich die Situation folgendermaßen: Im Zimmer befindet sich ein mit Pflegeutensilien bestückter Pflegewagen, ein Vitalzeichenmonitor und Perfusoren. Über Lautsprecher werden Hintergrundgeräusche wie das Klingeln einer Rufanlage eingespielt. Im Pflegebett liegt die durch eine Simulator-Puppe simulierte und mit einem Pflegehemd bekleidete pflegebedürftige Person mit ZVK.

Zur praktischen Umsetzung dieser Situation folgen anbei einige Hinweise. Als Simulator eignet sich das Modell Nursing Anne™ der Firma Laerdal (2020). Es handelt sich dabei um eine menschengroße Simulator-Puppe, die über realistische Bewegungsmöglichkeiten und tastbare Anatomie verfügt sowie individuell gestaltet werden kann. Außerdem kann die Puppe über ein Headset gesteuert sprechen. Das Geschlecht und die Geschlechtsidentität der pflegebedürftigen Person wurde im Fallbeispiel zufällig männlich gewählt, kann jedoch abgeändert werden.

Vor der Simulationseinheit wird der Puppe ein zweilumiger ZVK in die Vena jugularis interna eingesetzt (**Abb. 4-25**) und mit einem schmutzigen Verband versorgt. Außerdem wird Moulage angewandt, eine Technik zur Simulation körperlicher Merkmale, die die sensorische Wahrnehmung der Teilnehmenden unterstützen. Hierfür wird die Haut um die ZVK-Einstichstelle entsprechend der Herstellerangabe mit Kunstblut benetzt. Auf Höhe des Sternums werden Gaze Pflaster angebracht, um an die vergangene Sternotomie zu erinnern. Die Puppe wird mit einem Pflegehemd

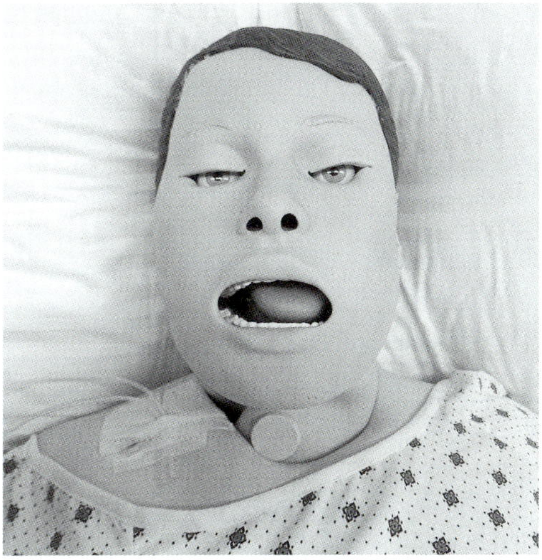

Abbildung 4-25: Simulator-Puppe mit ZVK (Foto: K. Hofmann)

bekleidet, in das Pflegebett gelegt und mit dem Vitalzeichenmonitor verknüpft. Über die digitale Lehr- und Steuereinheit SimPad PLUS steuert die Anleiterin während der Simulationserfahrung über ein Tablet normwertige Vitalwerte und spielt Geräusche ab (z. B. Räuspern, Husten, Atemgeräusche).

Neben der Realisierung einer hohen Fidelity einerseits müssen die Lernenden andererseits vor Überforderung geschützt werden. In der Simulationseinheit ist das eine wesentliche Aufgabe des Facilitators. Deshalb sollte er während des Briefings gemeinsam mit den Lernenden die erwarteten Lernergebnisse an ihre Voraussetzungen anpassen und für eine sichere Lernumgebung sorgen. In diesem Kontext werden auch die Life Saver und Hinweise erklärt sowie darauf hingewiesen, dass die Simulation bei psychischer Überlastung jederzeit abgebrochen werden kann.

4.4.4 Briefing

Das Briefing dient laut Jeffries et al. (2015) der Information und Orientierung für Teilnehmende mit dem Ziel, eine sichere Lernumgebung zu schaffen. In der Simulationseinheit „Bitte nicht berühren!" ist es folgendermaßen aufgebaut:

- Vorhergehend: Theoretische Einarbeitung in zwei Phasen
- Vorstellung von Ziel und Ablauf der Simulationseinheit
- Erklärung der Methoden: Hinweise, Ereigniskarten, Life Saver
- fiktiver Vertragsabschluss zur Lernatmosphäre
- Rollenvorstellung und -aufteilung
- Einführung in Fallbeispiel: Beschreibung vorlesen, Situation diskutieren (EbN)
- Selbsterfahrung, ggf. im Plenum teilen.

Dieser Aufbau wird nachfolgend näher beschrieben.

Einarbeitung in Bezugsrahmen und theoretischen Hintergrund

Die Einarbeitung der Lernenden in den Bezugsrahmen und den theoretischen Hintergrund erfolgt in zwei Phasen, wobei die erste außerschulisch und die zweite in Präsenz stattfindet. Die Phase 1 besteht aus den didaktischen Methoden des Selbststudiums und des Flipped Classroom (Nimmerfroh, 2016). Um ein selbstbestimmtes Lernen entsprechend dem eigenen Lerntempo zu ermöglichen, wird die Erarbeitung der Lerninhalte zu Hause mit dem Arbeitsauftrag 1 (**Tab. 4-16**) absolviert. Die Vertiefung erfolgt in Folge einer Gruppenarbeit und die Anwendung im Rahmen der Simulation im Simulationslabor. Die Studierenden werden in der Erarbeitung zu Hause durch einen Arbeitsauftrag mit zentralen Fragen geleitet und es werden mögliche Quellen zu Verfügung gestellt. Entspre-

Tabelle 4-16: Arbeitsauftrag 1 für die theoretische Einarbeitung Phase 1 (Eigendarstellung)

Arbeitsauftrag 1 zur Simulationseinheit „Bitte nicht berühren!"
Als Vorbereitung auf die bevorstehende Simulationseinheit bearbeiten Sie bitte folgende Aufgaben:

Wiederholung (30 Minuten)

1. Informieren Sie sich über den Themenbereich nosokomialer Infektionen. Wie zeichnen sie sich aus? Was für Beispiele und Risikofaktoren gibt es?
2. Was sind zentralvenöse Katheter (ZVK)? Wann sind sie indiziert? Inwiefern können sie ein Risiko für eine nosokomialen Infektion sein?
3. Ordnen Sie die Thematik unter Einbezug der NANDA-I Pflegediagnosen in den pflegerischen Kontext ein. Welche Rolle spielen sie als Pflegefachperson im Umgang mit ZVK und nosokomialen Infektionen?

Recherchieren Sie die ANTT® Aseptic Non Touch Technique (60 min)

1. Beschreiben Sie folgende Begriffe: steril, aseptisch, sauber.
2. Was sind Schlüsselteile, was sind Schlüsselstellen und wie können sie jeweils geschützt werden?
3. Welche Arbeitsfelder gibt es und wie unterscheiden sie sich?
4. Beschreiben Sie die Unterschiede zwischen der Standard-ANTT® und der chirurgischen ANTT® und die jeweils 6 Schritte.

Hilfreiche Links und Informationsquellen:
Internetauftritt Robert Koch-Institut (www.rki.de)
The Association for Safe Aseptic Pracitce (www.antt.org)

chend dem Ausbildungsstand ist davon auszugehen, dass grundlegende Themen schon bekannt sind und lediglich einer kurzen Wiederholung bedürfen, während anderen Themen mehr Zeit eingeräumt werden sollte.

In Phase zwei erfolgt die Erarbeitung des theoretischen Hintergrundes innerhalb von 30 Minuten im Stil des seminaristischen Unterrichts. Im Plenum werden zu Beginn unter Einbezug der Lehrperson offene Fragen zum Arbeitsauftrag geklärt. Um das selbst erarbeitete Wissen zu integrieren, bekommen die Lernenden nun die Aufgabe, in Zweiergruppen den Handlungsablauf des ZVK-Verbandswechsels theoretisch zu konstruieren. Hierfür hat die Lehrperson den Handlungsablauf (**Kap. 6.4.5**) ausgedruckt und entsprechend der Tabellenlinie zerschnitten (ohne Nummerierung). Die Lernenden sollen die einzelnen Handlungen in die richtige Reihenfolge ordnen.

Die Lehrperson sollte während der Gruppenarbeit stets für Fragen zur Verfügung stehen. Anschließend ist die Einarbeitung in den theoretischen Hintergrund beendet. Die theoretische Einarbeitung kann zeitversetzt zur Simulationseinheit stattfinden, z.B. einige Tage im Voraus.

Eigentliches Briefing

Zur Orientierung der Lernenden stellt der Facilitator zu Beginn den Ablauf sowie die Ziele der Einheit – ansprechend formuliert und schriftlich fixiert – vor. Dafür eignet sich ein Flipchart oder eine digitale Abbildung, beispielhaft in **Tabelle 4-17** dargestellt. Die Lernenden müssen die Möglichkeit haben, eigene Ziele und Lernbedarfe zu ergänzen.

Anschließend erklärt der Facilitator die verschiedenen Methoden, die während der Simulation angewendet werden: Ereigniskarten, Hinweise und Life Saver. Die Grundlagen dieser Methoden sind in **Kapitel 2** beschrieben, die Spezifika für „Bitte nicht berühren!" in **Kapitel 4.4.5** (Simulation). Nach der Vorstellung der Rollen folgt die einvernehmliche Rollenverteilung. Danach wird im Plenum mündlich ein fiktiver Vertrag als Grundlage für eine vertrauensvolle Lernatmosphäre abgeschlossen (**Kap. 2**).

Tabelle 4-17: Ablauf der Einheit und Ziele zur Vorstellung für die Lernenden (Eigendarstellung)

Ablauf der Simulationseinheit „Bitte nicht berühren!"

1. vorhergehend: Theoretische Einarbeitung (auch z.B. am Vortag möglich)
   - Phase 1 Eigenarbeit mit Arbeitsauftrag (90 min)
   - Phase 2 Präsenzunterricht (30 min)
2. Briefing (60 min)
3. Pause (15 min)
4. Aktion „Bitte nicht berühren!" (60 min inkl. Rollentausch)
5. Pause (15 min)
6. Debriefing (40 min)
7. Evaluation (15 min)

Ziele

1. ZVK-Verbandswechsel entsprechend der ANTT® sicher durchführen
2. Gesundheit von pflegebedürftigen Menschen sichern
3. Belastungen von nosokomialen Infektionen auf das Gesundheitssystem senken

Einführung Skizze und Fallsetting
Den Lernenden wird die Fallbeschreibung vorgelesen.

Fallbeschreibung „Bitte nicht berühren!"

Sie arbeiten als Pflegefachperson auf einer kardiochirurgischen Station. Heute haben Sie Spätdienst und sind für die Pflege des 40 Jahre alten Herrn Gudic zuständig. Aufgrund einer Aortenklappenstenose befindet er sich am dritten postoperativen Tag nach chirugischem Aortenklappenersatz mit Sternotomie. Die postoperative Phase verlief bisher komplikationslos, weshalb der Patient am Morgen von der Intensivpflegeeinheit auf ihre Intermediate-Care-Einheit verlegt wurde. Seine Vitalzeichen werden weiterhin kontinuierlich mit einem Monitor überwacht und sind bei einer Herzfrequenz zwischen 60 und 70 Schläge pro Minute sowie einer Sauerstoffsättigung von 98–99 % stabil. Der Patient ist in gutem Allgemeinzustand, aktuell ist er wach und liegt im Bett. Die Naht der Sternotomie ist mit einem Wundverband abgedeckt. Bei schlechter peripherer Venensituation trägt der Patient noch einen zweilumigen ZVK in der Vena jugularis interna. Beide Lumen werden kontinuierlich mit je 2 ml/h NaCl 0,9 % befahren, um eine Okklusion zu verhindern. Im Rahmen des Platzchecks zu Beginn Ihrer Schicht haben Sie festgestellt: Die Einstichstelle ist mit einem intransparenten Verband versorgt. Dieser ist verschmutzt und beginnt sich abzulösen. Außerdem gibt der Patient Druckschmerz im Bereich der Einstichstelle an. Aus diesen Gründen möchten Sie nun einen Verbandswechsel inklusive Vor- und Nachbereitung sowie Dokumentation durchführen.

Um sich mit dem Fall und der Aufgabe vertraut zu machen, sollen die Studierenden die Situation nun in Kleingruppen vor dem Hintergrund des Evidence-based Nursing diskutieren, die Elemente des EbN fungieren als Leitfragen (**Tab. 4-18**). Zur besseren Veranschaulichung können sie für die Lernenden auf Karten ausgedruckt zur Verfügung gestellt werden.

Anschließend sollte Raum zur Selbsterfahrung gegeben werden. Sie ist notwendig, um sich einerseits mit dem Setting vertraut zu machen und sich andererseits in die Situation des pflegebedürftigen Menschen hineinzuversetzen. Welche Beschaffenheit hat die Simulator-Puppe, wie beweglich ist sie? Wie funktioniert die Rufanlage und mit welchen Materialien ist der Pflegewagen ausgestattet? Wie fühlt sich ein ZVK an und was geht in mir vor, wenn mich eine andere Person mit einem Watteträger am Hals berührt? Auf diese spielerische, ungezwungene Art und Weise des Ausprobierens und gegenseitigen Austauschs wird Perspektivenwechsel möglich.

Rollenverteilung und Umgang mit Rollenfunktionen
Die Rollen werden im Briefing unter Einvernehmen zugeteilt und nach der Aktion wieder abgelegt. Zwei Lernende nehmen im Szenario jeweils eine Rolle ein: die der Pflegefachperson und die des neutralen Beobachters. Die durchführende Person hat die Aufgabe, im Szenario aktiv als professionell Pflegende zu agieren und

Tabelle 4-18: Leitfragen für die Einarbeitung in das Szenario „Bitte nicht berühren!"- (Eigendarstellung)

Leitfragen
1. Welche Forschungserkenntnisse stehen für den Verbandswechsel zur Verfügung? (externe Evidence)
2. Welche Erfahrungen mit ähnlichen Situationen bringen die Studierenden aus der Praxis mit? (interne Evidence)
3. Welche Bedürfnisse könnte Herr Gudic haben? Achtung der Menschenwürde, Beachtung kultureller Wünsche, Wahrnehmung von Ängsten?
4. Gibt es Ressourcen, die eventuell in der Realität nicht zur Verfügung stehen? Wie kann damit umgegangen werden?

zieht dafür die Berufskleidung an. Um sich tiefer einzufinden, bietet sich zudem die schauspielerische Methode des Method Acting an (Cohen, 2016). Folgende Fragen über die Rolle und ihre Realität eignen sich: Wer bin ich? Wo bin ich? Was tue ich hier und warum? Was geschah dort, bevor ich dorthin kam?

Nach der Aktion wird durch das Ablegen der Berufskleidung die Rolle bewusst abgelegt. Dies dient außerdem als Vorbereitung auf die Reflexion und zur Psychohygiene der Lernenden.

Die beobachtende Person hat die Aufgabe, die Handlungen neutral und diskret zu beobachten und die Beobachtungen im Debriefing einzubringen. Letzteres ist nicht zu vernachlässigen, denn Adamson und Rodgers (2015) konnten feststellen, dass Feedback sowohl vom Facilitator als auch von Teilnehmenden mit gleichem Lernfortschritt zielführend ist.

4.4.5 Simulation „Bitte nicht berühren!"

Die Simulation ist das Kernstück der Simulationseinheit. Sobald die Pflegefachperson mit einem Anklopfen das Zimmer der pflegebedürftigen Person betritt, beginnt das Szenario. Die Pflegefachperson interagiert mit Herrn Gudic, vollzieht den Verbandswechsel inklusive Vor-, Nachbereitung und Dokumentation. Dabei wird sie von dem neutralen Beobachter und dem Facilitator diskret beobachtet. Die Aktion ist beendet, wenn die Pflegefachperson das Patientenzimmer verlässt. Während der Simulation stehen für verschiedene Situationen passende Methoden zur Verfügung.

Hinweise
Es kann nie ausgeschlossen werden, dass es während einer Aktion zu Widersprüchen oder zum Stocken des Handlungsablaufes kommt. Unterbrechungen sollten in solchen Fällen jedoch vermieden werden, um die Realitätsnähe während der Aktion stets aufrechtzuerhalten. Um den Lernenden trotzdem Orientierung zu geben und das Erreichen der Lernergebnisse zu unterstützen, hat der Facilitator die Möglichkeit, konzeptionelle und realitätsnahe Hinweise zu geben. In der Einheit „Bitte nicht berühren!" dient hierfür die Sprachfunktion der Simulator-Puppe, welche der Facilitator über ein Headset steuern kann. Vergisst der Lernende in der Rolle der Pflegefachperson etwa, das Fenster zu schließen, sagt der Patient: „Würden Sie bitte das Fenster schließen, mir ist kalt." Weitere mögliche Hinweise enthält **Kapitel 6.4.7**.

Life Saver
Trotz guter Vorbereitung der Aktion können unerwartete Ereignisse auftreten. Um das Szenario trotzdem unter hoher Realitätsnähe zu Ende zu führen, gilt im Szenario „Bitte nicht berühren!" die Betätigung der Zimmerrufanlage als Life Saver. Wird sie betätigt, dann schlüpft die Assistenz des Facilitators in die Rolle einer erfahrenen Kollegin, die das Zimmer betritt. Der Lernende in der Rolle der Pflegefachperson kann ihr das Anliegen schildern und sie interveniert entsprechend. Mögliche unerwartete Ereignisse sind etwa das Fehlen von benötigtem Material oder notwendige Hilfe bei der Lagerung des Patienten.

Ereigniskarten
Zur Förderung der Dynamik und zur Simulation der Zwischenfälle des praktischen Lebens stehen vier mögliche Ereignisse in Form von Ereigniskarten zur Verfügung (**Kap. 6.4.6**). Dadurch bleibt die Aktion möglichst spannend. Die Ereignisse sind von mittlerem und hohem Komplexitätsgrad und können dadurch auch eingesetzt werden, um die Simulation auszuweiten bzw. die Komplexität zu steigern. Sie sollten jedoch zur Vermeidung von Überforderung mit Bedacht und angepasst an den Lernfortschritt der Lernenden verwendet werden. Auch die dadurch längere zeitliche Dauer des Szenarios muss miteinbezogen werden. Die für die Ereigniskarten zusätzlich benötigten Rollen können von der Assistenz des Facilitator ver-

körpert werden und das dafür benötigte zusätzliche Material sollte vorbereitet werden. Die korrekte Durchführung des Verbandswechsels sollte jedoch stets im Mittelpunkt stehen.

4.4.6 Debriefing

Das Debriefing ist nach Adamson und Rodgers (2015) von essenzieller Bedeutung für den Erfolg der Simulationseinheit. Hier wird die Handlung der Pflegefachperson von allen Beteiligten unter Anleitung des Facilitators reflektiert, analysiert und bewertet. Hilfestellung bietet dabei die Methode „PEALRS" (Eppich & Cheng, 2015), welche in **Kapitel 3** beschrieben wird.

Für die Einheit „Bitte nicht berühren!" eignet sich außerdem der Rollenwechsel zur Veranschaulichung der Reflexion sehr gut. Eine denkbare Situation wäre etwa, dass dem Lernenden in der Rolle des Beobachters eine ungünstige Strukturierung des Arbeitsplatzes aufgefallen ist. Durch den Rollenwechsel wäre es möglich, dies nachzustellen und die Reflexion zu veranschaulichen. Praktikabel ist auch die Kopfstandmethode. Für die Überlegung, welche Handlungen die Situation der pflegebedürftigen Person verschlechtern, anstatt sie zu verbessern, verdeutlichen folgende beispielhafte Fragen:

- *Was passiert, wenn ich den Patienten ungünstig lagere?*
  Ich muss als Pflegefachperson eine ungünstige Körperhaltung einnehmen, aseptisches Arbeiten ist dadurch erschwert möglich.
- *Was passiert, wenn ich meine Arbeitsmaterialien unbedacht vorbereite?*
  Ich muss meine Handlung unterbrechen, um fehlendes Material zu organisieren. Erneutes Händedesinfizieren wird notwendig. In Summe benötige ich mehr Zeit. Der Patient wird eventuell unruhig und unsicher.
- *Was passiert, wenn ich den ZVK nicht genau inspiziere?*
  Unentdeckte Blutreste bleiben an der Einstichstelle zurück.

Abschließend sollten gemeinsam Schlüsselerkenntnisse formuliert und vor dem Hintergrund des Evidence-based Nursing diskutiert werden. Wesentliche Aspekte sind etwa die Vereinbarkeit interner und externer Evidence, also die Verknüpfung des im Szenario Erlernten mit den Erfahrungen aus der klinischen Praxis. Zudem muss mit den Teilnehmenden die ANTT® vor dem Hintergrund ökonomischer Anreize und Vorschriften diskutiert werden. Exemplarische Problematik könnte hier der Zeitmangel im pflegerischen Alltag sein oder Diskrepanz zu Einrichtungsstandards zum Verbandswechsel. In diesen Fällen sollten die Teilnehmenden zum Dialog mit den Verantwortlichen sowie zu entlastender Pflegedokumentation aufgefordert werden. Außerdem sollten die Lernenden auf die mittlere Evidence zur ANTT® hingewiesen werden und auf die daraus resultierende Notwendigkeit der regelmäßigen Recherche zu neuen Forschungserkenntnissen bezüglich aseptischer Technik.

Kasten 4-25: Konstruktives Feedback

Übergeordnetes Ziel ist die Förderung der Lernenden. Deshalb sollte das Feedback stets konstruktiv sein. Außerdem sollte es an den erwarteten Lernergebnissen orientiert sowie einfach und sachlich formuliert sein, ohne dabei Urteile zu fällen. Hierfür eignen sich Ich-Botschaften des Senders. Für das Feedback ist die Fremd- und Selbsteinschätzung aller Beteiligten gefragt.

Bewusste Übung durch Wiederholung trägt laut Adamson und Rodgers (2015) zum Lernerfolg bei. Die Lernenden sollte deshalb auf Wunsch die Möglichkeit haben, nach dem Debriefing das Szenario erneut zu durchlaufen. Ein Briefing ist dann nicht mehr notwendig, auf das Debriefing sollte jedoch nicht verzichtet werden.

Erweiterter Kompetenzerwerb für Studierende

Das Pflegeberufegesetz sieht erweiterte Kompetenzen vor, die von Studierenden der primärqualifizierenden, hochschulischen Studiengänge erworben werden müssen (**§ 37 PflBG**). Die Simulationseinheit kommt dieser Forderung durch den Arbeitsauftrag für Studierende nach (**Tab. 4-19**). Er sollte in Gruppen- oder Eigenarbeit im Anschluss an die Einheit bearbeitet werden. Im Fokus des Auftrages steht die Vertiefung von Kompetenzen zu pflegewissenschaftlicher Forschungsarbeit: Identifikation von Erkenntnisinteressen, Formulierung und Differenzierung von Forschungsfragen, Entwicklung von Forschungsvorhaben. Die Fragen wurden anhand möglicher Desiderate auf Grundlage des Systematischen Literaturreviews entwickelt (Hofmann, 2021).

4.4.7 Lern-/Lehrzielerreichung

In den vorhergehenden Kapiteln wurden die Ziele der Simulationseinheit „Bitte nicht berühren!" auf Ebene der Teilnehmenden, pflegebedürftigen Menschen und des Systems aufgezeigt. Dabei wird den Teilnehmenden eine tragende Rolle zugeschrieben. Wenn die Lernenden den aseptischen ZVK-Verbandswechsel entsprechend der ANTT® korrekt ausführen können, werden auch die Ziele auf Ebene der Pflegebedürftigen (Schutz der Gesundheit) und auf Ebene des Systems erreicht (Reduktion der

Tabelle 4-19: Arbeitsauftrag 2 zur Einheit „Bitte nicht berühren!" zum Erwerb erweiterter Kompetenzen (§ 37 PflBG) (Quelle: Eigendarstellung)

Arbeitsauftrag 2 zur Einheit „Bitte nicht berühren!"

1. Für die Eignung der ANTT® als wirksame Technik zur Infektionsprävention kann aufgrund mittlerer Evidence eine Empfehlung ausgesprochen werden. Es ist jedoch weitere Forschung notwendig. Skizzieren Sie ein Forschungsvorhaben der Primärforschung, um die Eignung zu überprüfen.
2. Welche Ergebnismaße könnten in der Erforschung der ANTT® außer der Infektionsprävention von Interesse sein? Entwickeln sie hierzu eine Forschungsfrage und differenzieren sie diese entsprechend dem PICOS-Schema. Stellen sie ein geeignetes Forschungsdesign vor.

Lösungsvorschlag Aufgabe 1: Durchführung einer randomisierten kontrollierten Studie mit großer, homogener Studienpopulation. Möglich wäre etwa, die therapieassoziierte Infektionsrate von krankheitsspezifischen Fachzentren mit und ohne Implementierung der ANTT® miteinander zu vergleichen. Zur Vermeidung von Confoundern sollten die Daten, etwa zu den PatientInnen, der Art der aseptischen Anwendung sowie den Infektionen differenziert dokumentiert und ausgewertet werden.

Lösungsvorschlag Aufgabe 2: Ergebnismaße könnten die Einschätzung der Machbarkeit der ANTT® durch die AnwenderInnen und das Erleben der Patientinnen und Patienten einer Anwendung der ANTT® sein. Ausformulierte Forschungsfragen könnten wie folgt lauten: „Mit welchen Herausforderungen sehen sich Angehörige der Gesundheitsberufe in der Anwendung der ANTT® bei aseptischen Tätigkeiten zur Reduktion therapieassoziierter Infektionen konfrontiert?" und „Wie erleben Patientinnen und Patienten die Anwendung der ANTT® bei aseptischen Tätigkeiten zur Reduktion therapieassoziierter Infektionen?". Geeignete Forschungsdesigns sind systematischer Literaturanalysen unter Berücksichtigung von Studien mit quantitativen und qualitativem Forschungsansatz. Auch Primärforschung in Form von Gruppendiskussionen oder Einzelinterviews mit den Zielgruppen wäre denkbar.

Belastung Gesundheitssystem durch nosokomiale Infektionen), so die Annahme.

Ziele auf Ebene der pflegebedürftigen Menschen und System

Die Ziele auf Ebene der Pflegebedürftigen und des Systems zu überprüfen wäre denkbar durch randomisierte, kontrollierte Studien mit großer, homogener Studienpopulation. Möglich wäre z. B., die therapieassoziierte Infektionsrate von krankheitsspezifischen Fachzentren mit und ohne Implementierung der ANTT® miteinander zu vergleichen. Zur Vermeidung von Confoundern sollten die Daten, etwa zu den Charakteristika einschließlich der Co-Morbidität und der Risikofaktoren für nosokomiale Infektionen der pflegebedürftigen Menschen, der Art der aseptischen Anwendung sowie den Infektionen differenziert dokumentiert und ausgewertet werden.

Ziel auf Ebene der Lernenden

Entsprechend der Machbarkeit beschränkt sich die Überprüfung der Lern- und Lehrzielerreichung auf Ebene der Lernenden. Nachstehend wird aufgezeigt, wie Anleitende diese Ziele und Ergebnisse überprüfen können (Kasten 4-26).

Realisierbare Überprüfungsmethoden in der Simulationseinheit „Bitte nicht berühren!" sind die Selbsteinschätzung der Lernenden und die Bewertung anhand einer Handlungsbewertungsliste. Eine Einschätzung der Handlung von außen sollte durch die Handlungsbewertungsliste vorgenommen werden (**Kap. 6.4.3**). Sie umfasst die im Szenario angeforderten Handlungsschritte.

Zur Selbsteinschätzung für das Erreichen der zu erwartenden Lernergebnisse füllen die Teilnehmenden einen Fragebogen anonym aus (**Tab. 4-20**).

Möglichkeiten, wie die Resultate der Fremd- und Selbsteinschätzung auch zugunsten der Weiterentwicklung der Lehre genutzt werden können, werden in **Kapitel 5** aufgezeigt.

Zusammenfassend können Auszubildende und Studierende der professionellen Pflege mithilfe der Simulationseinheit „Bitte nicht berühren!" auf eine der vielfältigen Aufgaben ihres zukünftigen Berufs vorbereitet werden: die Förderung und Erhaltung von Gesundheit sowie dem Schutz vor gesundheitlichen Schäden pflegebedürftiger Menschen.

Kasten 4-26: Erhebungsinstrumente

In der Pflegelandschaft, insbesondere im englischsprachigen Bereich, existieren bereits Erhebungsinstrumente.

Zur Überprüfung des Ziels auf Ebene der Lernenden eignet sich das Competency Assessment Tool der The-ASAP (2018) in tabellarischer Form. Es erfragt die für die ANTT® erforderlichen Kompetenzen. Das Assessment Tool kann bei Bedarf bei The-ASAP angefordert werden. Nach derzeitigem Stand liegen keine Erkenntnisse darüber vor, ob das Tool auf Reliabilität und Gültigkeit hin getestet wurde, was im Falle einer Anwendung beachtet werden muss.

Für die Bewertung der Teilnehmenden in ihrer gesamten pflegerischen Kompetenz bietet sich das Creighton Competency Evaluation Instrument der Creighton University (2021). Es misst die Effektivität des klinischen Lernens in Simulationsumgebungen, indem 22 Verhaltensweisen aus vier Kategorien bewertet werden. In der Kategorie *Assessment* wird u. a. die Einschätzung der Umgebung bewertet, in der Kategorie *Kommunikation* die Kommunikation mit dem Pflegebedürftigen sowie die Pflegedokumentation. In der Kategorie *klinisches Urteilsvermögen* erfolgt etwa die Bewertung von Begründung und Reflexion von Interventionen. In der letzten Kategorie wird die *Patientensicherheit* thematisiert. Dieses Instrument ist valide und reliabel (Hayden et al., 2014). Die Urheber weisen darauf hin, dass die Nutzung nur unter Einweisung und mit Erlaubnis erfolgen darf, weshalb eine Nutzung für die Simulationseinheit „Bitte nicht berühren!" erschwert möglich ist (Creighton University, 2021).

Tabelle 4-20: Selbsteinschätzung für die Lernenden von „Bitte nicht berühren!" (Eigendarstellung)

Fragen	Ja	Teilw.	Nein
Wissenszuwachs			
• Ich kann den Zusammenhang zwischen ZVKs und nosokomialen Infektionen erklären.			
• Ich kann Begriffe und Prinzipien der ANTT® erläutern.			
Umsetzung von Fertigkeiten			
• Ich kann denn ZVK-Verbandswechsel entsprechend der ANTT ® durchführen.			
Zufriedenheit			
• Ich konnte eigene Lernziele erreichen.			
Kritisches Denken			
• Ich kann mein pflegerisches Handeln analysieren und evaluieren.			
• Ich kann das Erlernte vor dem Hintergrund des EbN kritisch reflektieren und werten.			
Selbstbewusstsein			
• Ich kann meine Vorgehensweise beim ZVK-Verbandswechsel vor Dritten argumentativ begründen.			
• Ich kann meine Bedürfnisse und Grenzen erläutern und Hilfestellung anfordern.			

4.4.8 Literatur

Adamson, K.-A. & Rodgers, B. (2015). Systematic Review of the Literature for the NLN Jeffries Simulation Framework: Discussion, Summary and Research Findings. In P. Jeffries (Hrsg.), *The NLN Jeffries Simulation Theory* (S. 9–38). Wolters Kluwer. https://doi.org/10.5480/15-1655

Aziz, A.-M. (2009). Variations in aseptic technique and implications for infection control. *British Journal of Nursing, 18*(1), 26–31. https://doi.org/10.12968/bjon.2009.18.1.32073

Behnke, M., Aghdassi, S. J., Hansen, S., Peña Diaz, L. A., Gastmeier, P. & Piening, B. (2017). The prevalence of nosocomial infection and antibiotic use in German hospitals. *Deutsches Ärzteblatt International, 114*, 851–857. https://doi.org/10.3238/arztebl.2017.0851

Behrens, J. & Langer, G. (2010). *Evidence based Nursing and Caring. Methoden und Ethik der Pflegepraxis und Versorgungsforschung* (3. Aufl.). Verlag Hans Huber.

Behrens, J. & Langer, G. (2016). *Evidence based Nursing and Caring. Methoden und Ethik der Pflegepraxis und Versorgungsforschung – Vertrauensbildende Entzauberung der „Wissenschaft"* (4. Aufl.). Hogrefe.

Bloom, B., Krathwohl, D. & Masia, B. (1978). *Taxonomie von Lernzielen im affektiven Bereich*. Beltz.

Bulechek, G., Butcher, H., Dochterman, J. & Wagner, C. (Hrsg.). (2016). *Pflegeinterventionsklassifikation (NIC)* (1. Aufl.). Hogrefe.

Cohen, L. (2016). *The Method Acting Exercises Handbook* (1. Aufl.). Routledge. https://doi.org/10.4324/9781315471495

Creighton University. (2021). *Competency Evaluation Instrument*. Zugriff am 20. Oktober 2021 unter https://nursing.creighton.edu/academics/competency-evaluation-instrument

Eppich, W. & Cheng, A. (2015). Promoting Excellence and Reflective Learning in Simulation (PEARLS): Development and Rationale for a Blended Approach to Health Care Simulation Debriefing. Simulation in healthcare. *Journal of the Society for Simulation in Healthcare, 10*(2), 1–10. https://doi.org/10.1097/SIH.0000000000000072

Fachkommission nach § 53 Pflegeberufegesetz. (2020). *Rahmenpläne der Fachkommission nach § 53 PflBG* (2. Aufl.). Verlag Barbara Budrich.

Hayden, J., Keegan, M., Kardong-Edgren, S. & Smiley, R. (2014). Reliability and validity testing of the Creighton Competency Evaluation Instrument for use in the NCSBN National Simulation Study. *Nursing Education Perspectives, 35*(4), 244–252. https://doi.org/10.5480/13-1130.1

Herdman, H. & Kamitsuru, S. (Hrsg.). (2019). *NANDA International Pflegediagnosen. Definitionen und Klassifikation 2018–2020* (1. Aufl.). RECOM. https://doi.org/10.1055/b-007-169888

Higgins, J., Thomas, J., Chandler, J., Cumpston, M., Li, T., Page, M. & Welch, V. (Hrsg.). (2020). *Cochrane Handbook for Systematic Reviews of Interventions, Version 6.1, 2020*. Zugriff am 03. August 2021 unter https://training.cochrane.org/handbook/archive/v6.1

Hofmann, K. (2021). *Entwicklung einer evidence-basierten Simulationseinheit für den aseptischen Verbandswechsel zentralvenöser Katheter für das Clinical Simulation Lab in der primärqualifizierenden hochschulischen Pflegeausbildung auf Basis einer systematischen Literaturanalyse*. (Bachelorarbeit, Fakultät für angewandte Sozialwissenschaften). Hochschule München.

ICN – International Council of Nurses. (2021). *Der ICN-Ethikkodex für Pflegefachpersonen*. DBfK.

INACSL – Standards Committee. (2016). INACSL Standards of Best Practice: SimulationSM Outcomes and Objectives. *Clinical Simulation in Nursing, 12*(5), 13–15. https://doi.org/10.1016/j.ecns.2016.09.006

Jeffries, P. R., Rodgers, B. & Adamson, K. (2015). NLN Jeffries Simulation Theory: Brief Narrative Description. *Nursing Education Perspectives, 36*(5), 292–293. https://doi.org/10.1097/00024776-201509000-00004

Khurana, S., Saini, S.-S., Sundaram, V., Dutta, S. & Kumar, P. (2018). Reducing Healthcare-associated Infections in Neonates by Standardizing and Improving Compliance to Aseptic Non-touch Techniques: A Quality Improvement Approach. *Indian Pediatrics, 55*(9), 748–752. https://doi.org/10.1007/s13312-018-1373-6

KRINKO – Kommission für Krankenhaushygiene und Infektionsprävention. (2017). Prävention von Infektionen, die von Gefäßkathetern ausgehen. Teil 1 – Nichtgetunnelte zentralvenöse Katheter. Empfehlung der Kommission für Krankenhaushygiene und Infektionsprävention (KRINKO) beim Robert Koch-Institut. *Bundesgesundheitsblatt, Gesundheitsforschung, Gesundheitsschutz, 60*(2), 171–206.

Laerdal. (2020). *Nursing Anne™*. Zugriff am 05. August 2020 unter https://laerdal.com/de/products/simulation-training/nursing/nursing-anne/

Mutalib, M., Evans, V., Hughes, A. & Hill, S. (2015). Aseptic non-touch technique and catheter-related bloodstream infection in children receiving parenteral nutrition at home. *United European Gastroenterology Journal, 3*(4), 393–398. https://doi.org/10.1177/2050640615576444

Nimmerfroh, M.-C. (2016). *Flipped Classroom*. Zugriff am 05. Mai 2022 unter https://www.die-bonn.de/wb/2016-flipped-classroom-01.pdf

NRZ – Nationales Referenzzentrum. (2020). *Infektionssurveillance im Modul STATIONS-KISS*. Referenzdaten 2017–2019. Zugriff am 05. Februar 2021 unter https://www.nrz-hygiene.de/files/Referenzdaten/STATIONS/Infektionen/201701_201912_DeviceRef.pdf

OECD/EU – Organization for Economic Co-operation and Development/European Union. (2018). *Health at a Glance: Europe 2018: State of Health in the EU Cycle*. OECD Publishing.

RKI – Robert Koch-Institut. (2015). *RKI-Fachwörterbuch Infektionsschutz und Infektionsepidemiologie*. Robert-Koch-Institut.

Rowley, S. & Clare, S. (2009). Improving standards of aseptic practice through an ANTT trustwide implementation process: a matter of priorisation and care. *Journal of Infection Prevention, 10*(1), 18–23. https://doi.org/10.1177/1757177409342140

Rowley, S., Clare, S., Macqueen, S. & Molyneux, R. (2010). ANTT v2: An updated practice framework for aseptic technique. *British Journal of Nursing, 19*(10), 5. https://doi.org/10.12968/bjon.2010.19.Sup1.47079

Rutherford-Hemming, T. (2015). Determining Content Validity and Reporting a Content Validity Index for Simulation Scenarios. *Nursing Education Perspectives, 36*(6), 389–393. https://doi.org/10.5480/15-1640

SimNAT – Pflege Simulations-Netzwerk Ausbildung und Training in der Pflege. (2019). *Leitlinie. Simulation als Lehr-Lernmethode*. Zugriff am 02. Mai 2021 unter https://www.simnat-pflege.net/download-file?file_id=110&file_code=2437e8102a

The-ASAP – The Association for Safe Aseptic Practice. (2018). *Ressources*. Zugriff am 11. Dezember 2021 unter https://www.antt.org/resources.html

The-ASAP – The Association for Safe Aseptic Practice. (2015). *ANTT® Clinical Practice Framework*. Zugriff am 02. May 2021 unter https://phw.nhs.wales/services-and-teams/harp/infection-prevention-and-control/antt/implimentation-programme-audit-cycle/step-3-education-and-training/antt-education/antt-framework-4-0/

Ullman, A., Cooke, M., Mitchell, M., Lin, F., New, K., Long, D., Mihala, G. & Rickard, C. (2016). Dressing and securement for central venous access devices (CVADs): A Cochrane systematic review. *International Journal of Nursing Studies, 59*, 177–196. https://doi.org/10.1016/j.ijnurstu.2016.04.003

United Nations. (2016). *Sustainable Development Goals*. Zugriff am 27. January 2021 unter https://www.un.org/sustainabledevelopment/health/

VAR Healthcare. (2022). *Evidenzbasierte Handlungsempfehlungen und Wissensdatenbank für das Gesundheitswesen*. Zugriff am 15. Mai 2022 unter https://www.varhealthcare.de/

Wei, L., Li, Y., Li, X., Bian, L., Wen, Z. & Li, M. (2019). Chlorhexidine-impregnated dressing for the prophylaxis of central venous catheter-related complications: a systematic review and meta-analysis. *BMC Infectious Diseases, 19*(1), 1–12. https://doi.org/10.1186/s12879-019-4029-9

Weiterführende Literatur

RKI – Robert Koch-Institut. (2017). *Prävention von Infektionen, die von Gefäßkathetern ausgehen*. Verfügbar unter https://www.rki.de

The-ASAP – The Association for Safe Aseptic Practice. (2022). *Aseptic Non Touch Technique*. Verfügbar unter https://www.antt.org

4.5 Verbale Deeskalationsstrategien in Notaufnahmen

Selina Baumann

Abstract

Freiheitsentziehende Maßnahmen (FEM) finden in der Praxis noch immer häufig Anwendung. Die Konsequenzen, die sie nach sich ziehen können, sind folgenschwer. Es ist unumstritten, dass sie vermieden werden sollten. Ein Weg, um FEM präventiv entgegenzuwirken, ist die Schulung von Mitarbeitern und Mitarbeiterinnen in verbalen Deeskalationstechniken. Vor allem Pflegefachpersonen in Notaufnahmen werden mit Aggression und Gewalt jeglicher Art konfrontiert. Ein Faktor, der damit oft in Verbindung steht, ist der Konsum von Alkohol vonseiten der Patienten und Patientinnen. Um sich einen erfolgreichen Umgang damit anzueignen, hat sich Simulationslernen in der Aus- und Weiterbildung bewährt. Im Hinblick auf die Professionalisierung der Pflege ist die Lehre von verbalen Deeskalationstechniken in der hochschulischen Pflegeausbildung unverzichtbar.

Schlüsselbegriffe: Notaufnahme, verbale Deeskalationstechniken, Aggression, Prävention

4.5.1 Bezugsrahmen und theoretischer Hintergrund

Mitarbeiter und Mitarbeiterinnen, v.a. in psychiatrischen Einrichtungen und Notaufnahmen, sind einem hohen Maß an Aggression und Gewalt ausgesetzt (Hallett & Dickens, 2017). Bei einer Befragung von Mitarbeitern in den Notfallbereichen der Charité Berlin wurde ermittelt, wie oft die Pflegefachpersonen und Ärzte in diesen Bereichen mit Gewalt jeglicher Form konfrontiert sind. Von den 345 Befragten gaben 328 Mitarbeiter (also 95%) an, dass sie in den letzten sechs Monaten verbale Aggression erlebt haben. Circa 33 % erlebten in diesem Zeitraum sogar körperliche Aggression (Lindner et al., 2015). In angespannten Situationen deeskalierend eingreifen zu können und somit für das Wohl der Patienten, der Patientinnen und die eigene Sicherheit zu sorgen, ist eine wichtige Kompetenz von Pflegefachpersonen, besonders in Notaufnahmen.

Physikalische Maßnahmen zur Eindämmung aggressiver Verhaltensweisen jeglicher Art können nicht nur zwischenmenschlich, sondern v. a. auch vor dem Gesetz eine Grenzüberschreitung darstellen und sollten somit umgangen werden. Berzlanovich und Kollegen (2012) zeigten, dass körperliche Fixierungen beispielweise nicht nur die Wahrscheinlichkeit für ein Dekubitalgeschwür erhöhen, sondern auch weitere schwerwiegende Folgen wie Hautabschürfungen, Hämatome, Weichteilquetschungen, Nervenschädigungen, Frakturen und im schlimmsten Fall sogar den Tod nach sich ziehen können.

Ein schonendes Mittel, um die Anwendung und die verheerenden Folgen von Fixierungsmaßnahmen zu vermeiden, sind verbale Deeskalationstechniken. Um diese Techniken effektiv zu erlernen, hat sich in der Pflegeausbildung, aber auch in Form von Weiterbildungen, das Simulationslernen bewiesen (Hallett & Dickens, 2017). Eine Studie (Richardson et al., 2019) belegte, dass durch Training von Deeskalationstechniken bei Mitarbeitern und Mitarbeiterinnen in Notaufnahmen sowohl eine Verbesserung der Selbstwirksamkeit im Umgang mit Aggression als auch deren Kompetenzüberzeugung zu beobachten war. Darüber hinaus wurde die Steigerung des Selbstvertrauens, eine Verbesserung der Haltung gegenüber Deeskalationstechniken und der externen Kompetenzbewertung beobachtet.

Das Szenario basiert auf Interventionen, deren Wirksamkeit durch eine systematische Literaturanalyse belegt ist. Diese Literaturanalyse bildet die Grundlage für das Szenario, welches im Clinical Simulation Lab der Hochschulen Anwendung finden soll. Dies ermöglicht den Studierenden sowie Auszubildenden der Pflege sowohl fachliche als auch persönliche Kompetenzen zu erlangen, um mit Situationen professionell umgehen zu können, die verbaler Deeskalation bedürfen.

Die systematische Literaturrecherche für dieses Szenario diente der Beantwortung der Forschungsfrage: „Welches Konzept der verbalen Deeskalation erweist sich bei aggressiven, alkoholisierten Patienten in der Notaufnahme als wirksam?"

Neben der systematischen Literaturrecherche auf den Datenbanken CINAHL und PubMed erfolgte außerdem eine explorative Recherche auf weiteren Datenbanken (SpringerLink, Livivo, PubMed, CINAHL, PMC und Scopus). In der **Tabelle 4-21** sind die verwendeten Suchstrings aufgeführt.

Die Literaturrecherche schloss Studiendesigns mit Mixed-Method-Ansatz, sogenannte „randomised-controlled trials" (RCT) sowie qualitative Studien ein. Im Mixed-Method-Ansatz werden die qualitativen und die quantitativen Forschungsansätze miteinander verknüpft. Laut Döring und Bortz (2016) ist es als drittes Forschungsparadigma neben dem qualitativen und quantitativen anzusehen. Der Fokus lag auf der verbalen Deeskalation, welche die Kommunikationstechniken beschreibt, um die Eskalation der Patienten und Patientinnen in Form von aggressivem oder gewalttätigem Verhalten zu verhindern. Nonverbale Maßnahmen zur Kommunikation wurden eingeschlossen, da dies mit der Anwendung von verbalen Deeskalationstechniken einhergeht. Mit „Konzept" der verbalen Deeskalation ist in der Recherche ein Plan über den Ablauf der Interventionen, samt Vorbereitung, Materialien, Setting, konkreten Handlungsanweisungen und Zeitplan, gemeint. Diese sollten in den Studien anhand valider und reliabler Assessmentinstrumente erfasst und auf dessen Wirksamkeit überprüft werden, um ein hohes Maß an Evidence gewährleisten zu können. Wie in **Kapitel 1** beschrieben, ist die Unterscheidung von interner und externer Evi-

Tabelle 4-21: Suchstrings der systematischen Literaturanalyse (Eigendarstellung)

PubMed	CINAHL
Suche 1: ("emergency service, hospital"[Mesh] OR „emergency department") AND „alcohol-induced disorders/psychology"[Mesh] AND „communication"[Mesh] AND ("aggression/prevention and control"[Mesh] OR"violence/prevention and control"[Majr:NoExp] OR"aggression/prevention and control"[Majr:NoExp]) OR"techniques" AND „verbal de-escalation"	**Suche 1:** MM „emergency service" AND (MH „communication skills" OR „verbal de-escalation") OR (MM „violence prevention and control" OR MM „aggression prevention and control") AND „alcohol"
Suche 2: „emergency service, hospital"[Mesh] AND „verbal de-escalation" AND ("communication"[Mesh] OR"aggression/prevention and control"[Mesh]) OR"violence/prevention and control"[Majr:NoExp] OR"alcohol-induced disorders/psychology"[Mesh])	**Suche 2:** MM „emergency service" AND ("verbal de-escalation" OR MH „alcoholism" OR MH „communication skills" OR MM"violence prevention and control" OR MM „aggressionprevention and control")
Suche 3: „emergency service, hospital"[Mesh] AND ("verbal de-escalation" OR ("aggression/prevention and control"[Mesh] OR „violence/prevention and control"[Mesh]) OR „alcohol-induced disorders/psychology"[Mesh])	

dence für die spätere Entwicklung des Szenarios besonders wichtig. Von insgesamt 278 Studien konnte nur eine die Einschlusskriterien erfüllen. Diese wurde allerdings nicht verwendet, da das Konzept nicht frei zugänglich ist. Für die Entwicklung des Szenarios wurde daher auf Literatur niedrigerer Evidence zurückgegriffen. Das Szenario basiert auf den in der BETA-Leitlinie von Richmond et al. (2012) entwickelten Handlungsempfehlungen.

Um verbale Deeskalationstechniken sicher und fachgemäß durchführen zu können, müssen verschiedene Kriterien erfüllt sein. Eine elementare Eigenschaft ist die geeignete Anzahl des Personals. Vier bis sechs Fachpersonen, zusammengesetzt aus Pflegefachpersonen, Ärzten und Sicherheitspersonal bedarf es laut der BETA-Leitlinie, um einen optimalen Verlauf der Deeskalation gewährleisten zu können.

In Anbetracht des allgemeinen Fachkräftemangels in deutschen Krankenhäusern stellt dies eine weitere, große Herausforderung dar. Personal fehlt an allen Ecken und Enden. Die Bereitstellung von vier bis sechs Personen für die Deeskalation eines einzigen Patienten scheint utopisch. Personalmangel und Zeitdruck wiederum führen zu mehr Unzufriedenheit und Aggression bei den Patienten und Patientinnen. Es handelt sich also um einen Teufelskreis, der nur zu unterbrechen ist, indem ein Klima geschaffen wird, das dem präventiv entgegenwirkt. Umso mehr Bedeutung kommt dadurch der Wichtigkeit von Weiterbildung und Schulung des Fachpersonals in verbalen Deeskalationstechniken zu.

Auch in Zeiten des Fachkräftemangels müssen die eigene Sicherheit im Berufsalltag sowie die Sicherheit der Patienten und Patientinnen gewährleistet sein.

4.5.2 Anforderungen und Zielsetzung des Szenarios

Einbettung im Curriculum

Das evidenzbasierte Szenario wird in dem Modul CE06 „In Akutsituationen sicher handeln" (1. und 2. Ausbildungsdrittel) des Rahmenplans der Pflegefachkommission nach § 53 PflBRefG eingebettet (**Kap. 3**). In diesem Modul werden nicht nur Notfallsituationen, sondern v. a. auch emotionale Unterstützung in diesen Situationen behandelt. Durch das Lernen in dem Clinical Simulation Lab können die Studierenden sich unterschiedlichste pflegerelevante und persönliche Kompetenzen aneignen und diese in variierenden Handlungsoptionen üben. Damit wird das theoretische Wissen und die praktischen Fähigkeiten miteinander verknüpft. Die spezifischen Lernziele des Szenarios zum Kompetenzerwerb werden später angeführt.

Das Szenario soll den Studierenden die effektivsten Techniken der verbalen, aber auch der nonverbalen Deeskalation nach aktuellem Stand der Forschung lehren, um sie für den Praxiseinsatz in den Krankenhäusern vorzubereiten. In diesem Szenario können Deeskalationstechniken geübt werden, die erfolgreich sein können, bis es zu einer fortschreitenden Eskalationsstufe kommt, bei der Medikamente oder freiheitsentziehende Maßnahmen erforderlich sind. Nonverbale Techniken schließen die Mimik, Gestik, aber auch alle Maßnahmen der Reizabschirmung und Schaffung einer deeskalationsfördernden Umgebung ein.

Um die in der Praxis zu beobachtenden Phänomene der Aggressionsentstehung in eine Pflegetheorie einzubetten, wird die Kenntnis über das Adaptionsmodell nach Callista Roy, wie es von Roy und Andrews (2008) beschrieben wird, sowie über das kognitive neo-assoziationistische Modell zur Aggressionsentstehung nach Berkowitz vorausgesetzt (Schmid, 2005). Die beiden Theorien können vor der Durchführung des Szenarios in einer zugehörigen Unterrichtseinheit im Curriculum eingebettet werden.

Nach Stefan und Kollegen (2009) versteht sich das 1976 entwickelte Adaptionsmodell als Pflegemodell, welches den Menschen als System ansieht. Der Mensch ist demnach ständig Reizen ausgesetzt und unterliegt dementsprechend einem ständigen Anpassungsprozess an diese Reize. Das Modell beschreibt vier verschiedene „Adaptionsmodi". Sie beziehen sich auf das Verhalten von Personen, resultierend aus der Interaktion mit der Umwelt und der Anpassung an diese (Roy & Andrews, 2008). Die Fähigkeit, mit einer Situation umzugehen, hängt dabei von den Erfordernissen der Situation und den gegenwärtigen Befindlichkeiten der betroffenen Person ab. Anhand dieser Adaptionsmodi, die von der Außenwelt wahrgenommen und analysiert werden, kann eine Pflegefachperson einen Rückschluss auf die Reize mit negativem Einfluss in der Situation ziehen.

Das kognitive neo-assoziationistische Modell von Berkowitz stellt insbesondere die Vorbedingungen der Entstehung von Ärger und somit auch die Auslösung aggressiver Verhaltenstendenzen dar (Schmid, 2005). Dadurch wird es ermöglicht, die Wahl der Deeskalationstechnik bzw. die Kommunikationstechnik individuell an die Patienten und Patientinnen mit ihren Bedürfnissen anzupassen. Dies erfordert ein hohes Maß an Auffassungsgabe und anderen sozialen Kompetenzen.

Neben den beiden Pflegetheorien sind auch gesetzliche Grundlagen wichtig, z. B. die Themen freiheitsentziehende Maßnahmen und Grundrechte. Die entsprechenden Gesetze sollten – wie das Adaptionsmodell nach Callista Roy und das neo-assoziationistische Modell zur Entstehung von Aggression nach Berkowitz – in den Lehrstoff einbezogen werden.

Die Auseinandersetzung mit Pflegetheorien stellt einen wichtigen Bestandteil der professionellen Pflege dar. So kann es gelingen, Prozesse zu verstehen und in der Praxis die richtigen Ansätze zu wählen. Bei der Betrachtung beider Modelle gilt zu beachten, dass die Patienten nicht „von Natur aus" aggressiv sind, sondern die aggressive Verhaltensweise eine Reaktion auf die Umwelt ist.

Ziele des Szenarios

Aufgrund des pflegerelevanten Themas Aggression und Gewalt in Notaufnahmen ist es unabdingbar für die hochschulische Pflegeausbildung, sich mit verbaler Deeskalation auseinanderzusetzen. Nur so können die zukünftigen Pflegefachpersonen einen professionellen Umgang damit erlernen und diese Kompetenzen auch weitergeben.

Die Teilnehmenden sollen durch das Simulationslernen auf die Pflegepraxis vorbereitet werden, indem sie u. a. kommunikativ schwierige Situationen und Konfliktsituationen nach den Handlungsempfehlungen der BETA-Leitlinie von Richmond et al. (2012) bearbeiten. Praxisorientierte Module eignen sich somit ideal für die Implementation des Szenarios für verbale Deeskalationsstrategien. Die Teilnehmenden werden durch das Simulationslernen mit Techniken der verbalen Deeskalation vertraut gemacht, damit sie sich diese Strategien als nachhaltiges, evidence-basiertes Wissen aneignen und es in der Praxis umsetzen können. Die erwarteten Kompetenzen, die durch die Simulation abgedeckt werden können, sind vielfältig. Alle Ebenen der Interaktion und Kommunikation sollen aus der Metaperspektive kritisch reflektiert und das Handlungsrepertoire erweitert werden. Außerdem sollen die Studierenden die Theorien der Pflegewissenschaft für die Analyse und Reflektion von simulierten Interaktionssimulationen anwenden und zu einer empathischen und professionellen Wahrnehmung, Beobachtung und Interpretation von Interaktion und Kommunikation befähigt werden.

Lernoutcome Teilnehmende

Studentinnen und Studenten sowie Auszubildenden der Pflege sollen sowohl fachliche als auch persönliche Kompetenzen erlangen, um mit Situationen professionell umgehen zu können, die verbaler Deeskalation bedürfen. Die Teilnehmenden entwickeln in dieser Simulation, welche auf der Basis von Jeffries Simulation Theory der National League for Nursing (Jeffries, 2016) erstellt wurde, u. a. instrumentell-technische, kommunikative, wissenschaftliche, analytische, methodische und kritisch-reflexive Kompetenzen.

Eine innerhalb des Szenarios festgelegte spezifische Erwartung bzw. ein Maßstab ist die Bewertung des Deeskalationsverhaltens der Teilnehmenden anhand der von Nau und Kollegen (2009) entworfenen De-escalating Aggressive Behavior Scale (DABS). Ziel ist, dass die Studierenden nach dem Lernen der theoretischen Grundlagen und deren Anwendung in der Simulation ein besseres Deeskalationsverhalten aufweisen, gemessen anhand der DABS. Zudem soll mit der von der Leitlinie empfohlenen Overt Aggression Scale die Häufigkeit und Schwere aggressiver Episoden erhoben werden. Die Teilnehmenden nehmen sowohl die aktive Rolle einer deeskalierenden Pflegefachperson als auch die Beobachterrolle ein, um Feedback geben zu können und das Deeskalationsverhalten der aktiven Rolle anhand der DABS zu bewerten.

In **Tabelle 4-22** sind alle Lernziele für dieses Szenario angeführt. Sie werden allen Teilnehmenden vor dem Beginn des Szenarios mitgeteilt und sind jederzeit einsehbar, damit sie Anhaltspunkte für die spätere Evaluation haben. Nach dem Szenario wird die Performance durch Selbst- und Fremdeinschätzung bewertet.

Patienten Outcome

Durch das Szenario sollen körperliche Auseinandersetzungen und Zwangsmaßnahmen mit agitierten Patienten und Patientinnen verhindert werden. Sie sollen sich sicher und verstanden fühlen sowie die gesetzten Grenzen der Pflegefachpersonen einhalten können. Das ideale Outcome des Patienten oder der Patientin ist die verbale Deeskalation, das beinhaltet, die Wartezeiten und Aussagen des Fachpersonals akzeptieren zu können, ohne sich dadurch provoziert zu fühlen.

Tabelle 4-22: Lernziele für die Teilnehmenden (Eigendarstellung)

Die Studierenden ...
... erkennen die verschiedenen Domänen der Interaktion und Kommunikation nach der *BETA*-Leitlinie, können diese aus der Metaperspektive kritisch reflektieren und ihr Handlungsrepertoire erweitern.
... wenden exemplarisch das Adaptionsmodell nach Callista Roy und das kognitiv neo-assoziationistische Modell der Aggressionsentstehung nach Berkowitz für die Analyse und kritische Reflektion von simulierten Interaktionssituationen an.
... erkennen Asymmetrien und Machtkonstellationen zwischen den Patienten und den deeskalierenden Pflegefachpersonen und wenden Strategien nach Handlungsempfehlungen der Leitlinie zu deren Ausgleich an.
... analysieren und schätzen mit Unterstützung der *DABS* die Häufigkeit und Schwere von aggressiven Episoden sowie das Deeskalationsverhalten der Studierenden ein.
... entwickeln durch die Verinnerlichung der Inhalte der pflegewissenschaftlichen und sozialpsychologische Theorien Strategien, eigene Verzerrungen (z. B. Halo-Effekt, Etikettierung) bei der Wahrnehmung von agitierten, alkoholisierten Patienten und Patientinnen in der Notaufnahme zu erkennen, zu korrigieren und offen auf diese Personen zuzugehen.
... kennen belastende Gefühle (z. B. Ekel, Scham, Fremdheit, Angst) bei der Arbeit mit agitierten, alkoholisierten Patienten und Patientinnen in der Notaufnahme und entwickeln Strategien für den Umgang mit diesen Gefühlen (Emotionsarbeit), um professionell in Pflegesituationen zu handeln.
... kennen ihre persönlichen Grenzen in Bezug auf die Arbeit mit (potenziell) aggressiven Patienten und Patientinnen und können diese kommunizieren, um ggf. traumatische Erlebnisse oder Flashbacks zu vermeiden.
... sind durch das Adaptionsmodell nach Callista Roy und durch das kognitive neo-assoziationistische Modell nach Berkotwitz zur professionellen und empathischen Wahrnehmung, Beobachtung und Interpretation von Interaktion/Kommunikation mit aggressiven, alkoholisierten Personen in Notaufnahmen im pflegerischen Kontext befähigt.
... nehmen durch die Umsetzung der Handlungsempfehlungen der Leitlinie und der gelehrten Theorien empathisch wahr, welche Sicherheitsbedürfnisse aggressive, alkoholisierte Patienten und Patientinnen in Notaufnahmen haben und bauen Vertrauen zu ihnen auf.
... reflektieren und gestalten das Verhältnis von menschlicher Zuwendung und Distanz im Rahmen der professionellen Beziehung und in Bezug auf (potenziell) aggressive, alkoholisierte Patienten und Patientinnen in Notaufnahmen.
... kennen Möglichkeiten der Beteiligung von den Patienten und Patientinnen an klinischen Entscheidungen, auch wenn diese aufgrund von Agitation und ggf. Alkoholisierung ihre Wünsche und Bedürfnisse nicht mehr verständlich äußern und setzen diese in der professionellen Pflegebeziehung um.
... sind in der Lage, das Szenario kritisch zu hinterfragen und ggf. neue kreative und innovative Handlungsweisen zur Weiterentwicklung des Szenarios zu kommunizieren.
... kennen wissenschaftlich nachgewiesene und ästhetische Wirkungen von Farben, Raumgestaltung, Aromen und Materialien, um diese gezielt für eine störfreie (ohne negative Reize) und eskalationshemmende Umgebungs- und Beziehungsgestaltung einzusetzen.

Die Studierenden ...

... reflektieren kritisch ihre eigene Haltung, ihre Gefühle und Wahrnehmungsverzerrungen (z.B. Halo-Effekt, Stigmatisierung, Vorurteile) in Bezug auf aggressive, alkoholisierte Patienten und Patientinnen in Notaufnahmen und entwickeln ihnen gegenüber eine offene Haltung.

... reflektieren ihr eigenes Interaktions- und Kommunikationsverhalten und sind bereit, ihr Verhaltensrepertoire zu verändern und zu erweitern.

Outcome und Impact für das Gesundheitssystem

Auf lange Sicht ist das Ziel, dass durch die stetige Anwendung von verbaler Deeskalation, wie sie in diesem Szenario gelehrt wird, Auseinandersetzungen mit Patienten und Patientinnen vermieden werden. Dadurch sinkt nicht nur das Risiko für die Mitarbeitenden, es kommt auch den Patienten selbst zugute, da invasive Methoden wie Fixierungsmaßnahmen vermieden werden und sie dadurch vor schwerwiegenden Schäden geschützt sind. Auch wenn sich dieses Szenario auf eine Situation in einer Notaufnahme konzentriert, gelten dieselben Regeln der verbalen Deeskalation auch für Risikosituation auf Normalstationen.

Charakteristika der Gruppe

Jeffries (2016) weist darauf hin, dass die Lernergebnisse im Zusammenhang mit den Konditionen der Studenten und Studentinnen stehen. Faktoren, die den Lernerfolg beeinflussen können, sind das Alter, Geschlecht, Lernbereitschaft, persönliche Ziele, Vorbereitung, die Toleranz für Unklarheiten, Selbstbewusstsein, Lernmethoden, kognitive Belastungen und Ängste. Teilnehmende, die motiviert, enthusiastisch und bereit sind, Zweifel an der Simulation beiseitezulegen, können sich wahrscheinlich besser auf die Simulation einlassen. Die Teilnahmebereitschaft und somit der Förderung des Lernerfolgs der Studierenden kann also durch Motivation gefördert werden. Die ideale Gruppengröße besteht zwischen vier und sechs Teilnehmenden, einem/r Moderator oder Moderatorin und einer Person, die eine Rolle spielt. Die Rolle der Moderation soll von der Person übernommen werden, die den Kurs nach dem Lehrplan leitet und in der Regel pädagogisches Hintergrundwissen hat. Die Rolle eines verbal zu deeskalierenden Patienten übernimmt ein Schauspieler oder einer Schauspielerin. Der Person, die diese Rolle spielt, werden alle Materialien des Szenarios zur Einstimmung auf das Rollenspiel zur Verfügung gestellt. Weitere Anweisungen für die Rolle des Patienten sind in **Kapitel 4.5.4** beschrieben.

Auch das Rollenverständnis der Studierenden hat einen Einfluss auf den Lernerfolg. Während der Simulation erleichtert das Tragen der Arbeitskleidung das Einfinden in die Rolle sowie eine realitätsnahe Nachstellung. Das Alter der Studierenden sowie die Vorerfahrungen, das Selbstbewusstsein und das Angstlevel können stark variieren. Die Szenarios sollten so gestaltet werden, dass sie die Bedürfnisse der Lernenden erfüllen. Daher bietet es sich an, dass die Moderatoren gemeinsam mit den Studenten die Gestaltung des Szenarios teilweise oder ganz planen. Das Szenario wird im Laufe der Zeit verbessert und angepasst, v.a., weil aufgrund der niedrigen Evidencelage keine allgemeingültigen Aussagen bezüglich verbaler Deeskalationstechniken getroffen werden konnten. Sinnvoll ist hier der Einbezug der Studierenden, diese nach der Anwendung um Feedback zu bitten und gezielte Verbesserungs- oder Erweiterungsvorschläge der Studierenden anzunehmen. Es ist auch wichtig, die Studierenden nach deren Selbsteinschätzung zu fragen, da nur so die Simulation auf deren Bedürfnisse angepasst werden kann – entweder in einer offenen Gesprächsrunde im (De)Briefing oder anonym. Es ist jedoch nur dann zielführend, wenn die Moderatoren das Gefühl vermitteln, dass diese Anregungen, Mitteilung von Ängsten, Fragen oder anderen Sorgen willkommen sind und vertraulich behandelt werden.

Kompetenzen

Nach Jeffries (2016) sind persönliche Kompetenzen wie „Multitaskings" und die Toleranz von sich schnell ändernden Situationen und Prioritäten der Patienten von großem Vorteil. Mitarbeiter und Mitarbeiterinnen in Risikobereichen für Aggression und Gewalt brauchen ein bestimmtes Maß an Temperament, um mit dem Patienten oder der Patientin umgehen zu können. Es gilt, das Temperament gekonnt einzusetzen und gleichzeitig auch zu kontrollieren. Die Mitarbeitenden müssen in der Lage sein, mit provokativen und herausfordernden Bemerkungen umzugehen und diese nicht als Anlass zu nehmen, die eigenen emotionalen Reaktionen über das Handeln entscheiden zu lassen. Dafür bedarf es eines hohen Maßes an Selbstreflexion und Verständnis für die eigenen Schwachpunkte und Tendenzen zu provokantem oder auch aggressivem Verhalten. Besonders Studierende mit unterschiedlichem kulturellem Hintergrund oder diejenigen, die sich der LGBTQ-Gemeinschaft zuordnen, können eine vulnerable Gruppe für jegliche Art von Aggression sein. Eine Studie von Flores aus den USA zeigte, dass die Wahrscheinlichkeit für sexuelle Minderheiten, Opfer eines gewalttätigen Verbrechens zu werden, 2,7-mal so hoch ist als für Nicht-Minderheiten (Flores et al., 2020). Gründe dafür können sein, dass sich manche Menschen aufgrund der LGBTQ-Gemeinschaft vom gesellschaftlichen Durchschnitt abheben und sie sich durch deren Verhaltensweisen provoziert fühlen. Es ist wichtig, deren Erfahrungen und Strategien anzuhören, (wenn sie diese teilen möchten), um davon zu profitieren. Beispielsweise können geschilderte Situationen von den Teilnehmenden spontan nachgestellt und anhand dessen geübt werden. Genauso wichtig wie die Fähigkeit der Konfrontation mit unangenehmen Situationen ist auch, dass die Studierenden und Auszubildenden die eigenen Grenzen kennen. Wenn die Situation die eigenen Kompetenzen überschreitet, muss immer zusätzliche Hilfe in Anspruch genommen werden.

Sicherheits- und Hygienehinweise

Laut der Leitlinie nach Richmond et al. (2012) gibt es verschiedene Voraussetzungen in Bezug auf die Umwelt, des deeskalierenden Personals und der Vorbereitung, die für ein Gelingen verbaler Deeskalationstechniken sorgen. Dazu gehört das Schaffen von Sicherheitsabständen, geeignete Mitarbeiter für die Anforderungen eines Notfallsettings, eine adäquate Ausbildung der Mitarbeitenden zu verbalen Deeskalationstechniken, eine passende Anzahl an Personal und die Anwendung geeigneter Assessmentinstrumente. Die Umgebung, also das Setting, sollte möglichst flexible (bewegbare oder befestigte) Möbel haben, da diese im Notfall schnell weggeräumt werden können, um nicht als Waffe eingesetzt zu werden. Außerdem sollten gewisse Umweltbedingungen so gestaltet werden, dass sie möglichst wenig negative Reize aufweisen. Dazu gehört das Vermeiden von lauten Geräuschen, greller Wandfarbe oder einer besonders kalten oder warmen Temperatur. Anfängliche negative Reize können extremen Ärger hervorrufen. Die Verarbeitung der Reize hängt dabei von der individuellen Vergangenheit der Menschen ab, weshalb die Vermeidung dieser im ganzen Prozess der Deeskalation eine wichtige Rolle spielt. Auch Gegenstände wie Stifte, scharfe Objekte oder Tischlampen können leicht zu einer Waffe werden und sollten deshalb immer unter Aufsicht des Personals sein. Teilnehmende, die unter Traumata im Zusammenhang mit Aggression leiden, Rassismus erfahren haben, sich der LGBTQ-Gemeinschaft zuordnen oder körperliche Einschränkungen haben, müssen besonders sensibel behandelt werden. Auch wenn sie die Überlastung nicht verbal äußern, hat die moderierende Person die Verantwortung, durch Empathie und Beobachtung die Situation adäquat einzuschätzen und im Zweifelsfall vorzugsweise früher als später einzugreifen. Alle Teilnehmenden können jederzeit die Simulation abbrechen, ohne negatives Feedback dafür zu erhalten.

4.5.3 Design und Simulationserfahrung

Skizze Setting und Fall

Das Szenario spielt in einer Notaufnahme für Erwachsene. Der zu betreuende Patient ist alkoholisiert und bereits leicht gereizt, als er in der Notaufnahme ankommt. Der Rettungsdienst brachte den Patienten in die Notaufnahme, da dieser aufgrund von Bauchschmerzen um Hilfe rief. Weil die Notaufnahme stark ausgelastet ist, muss der Patient im Wartezimmer mit anderen Patienten Platz nehmen. Diese Information und die Aussicht auf längeres Warten bringen schlechte Laune in dem Patienten auf, da er damit rechnete, eine schnelle Behandlung zu erhalten und bald wieder entlassen zu werden. Die genaue Fallbeschreibung enthält **Kapitel 4.5.5.** Die Notaufnahme erfüllt nicht die idealen Bedingungen für erfolgreiche Deeskalation. Beispielsweise ist es dort sehr laut und hektisch, viele Menschen sitzen im Wartezimmer und das Licht ist sehr grell und unnatürlich. All diese Faktoren begünstigen die Gereiztheit und den Eskalationsverlauf des Patienten und müssen im Verlauf des Szenarios reduziert werden. Die Gesamtdauer des Szenarios soll zwischen 25 und 45 Minuten ohne Briefing und Debriefing liegen. Schlüsselbegriffe sind später angeführt, die bestimmter Verhaltensweisen zur Deeskalation bedürfen. Eine beispielhafte Skizze der Raumaufteilung zur Nachstellung des Szenarios zeigt **Abbildung 4-26.**

Methodik und Didaktik

Wenn möglich, sollen für das Briefing/Debriefing und die Durchführung des Szenarios unterschiedliche Räumlichkeiten genutzt werden, um eine klare Linie zwischen der Simulation und dem theoretischen Unterricht zu ziehen. Für das Briefing werden Methoden wie das Selbststudium, Gruppenarbeit und Medieneinbezug, aber auch seminaristischer Unterricht genutzt. Im Debriefing wiederum sollen Metho-

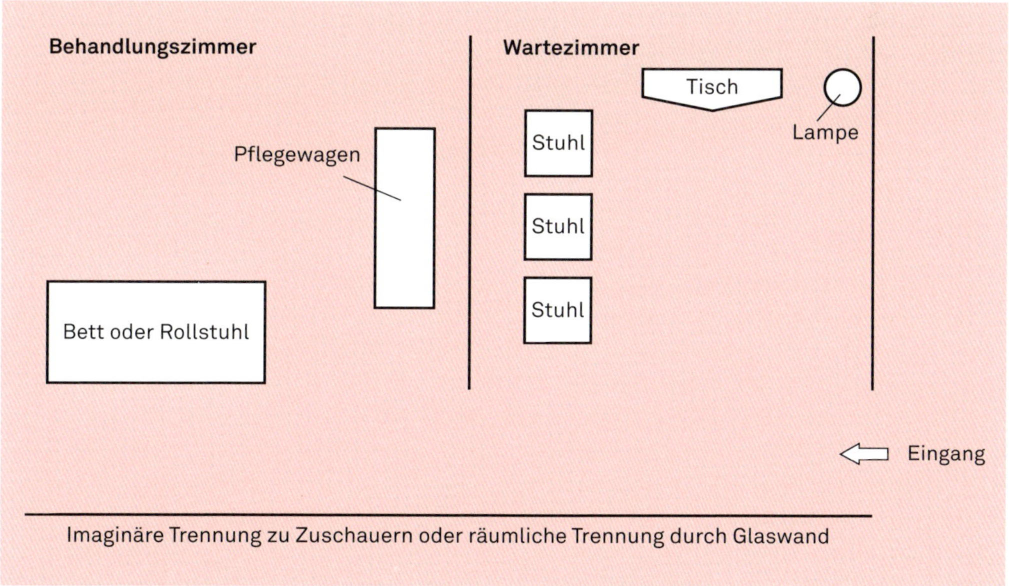

Abbildung 4-26: Beispielhafte Raumaufteilung (Quelle: Eigendarstellung)

den wie das Aufstellen von Situationen oder die des Einfrierens (engl. Freezings), wie sie in **Kapitel 2** erläutert wurden, angewandt werden. Bei der Einfrier-Methode kann die Moderatorin spannungsgeladene Situationen in der Simulation pausieren. Sie werden später im Debriefing reflektiert. Beispiele für solche Situationen sind, wenn Herr Schmidt erste aggressive Verhaltensweisen zeigt oder Übergänge in höhere Eskalationsstufen bemerkbar sind.

High-fidelity und High Emotion-Design

Da in der Literatur ein hoher Grad an realitätsgetreuer Darstellung der Simulation oft in Zusammenhang mit verbesserten Lernergebnissen gebracht werden konnte, bietet es sich für das Simulieren dieses Szenarios an, Schauspieler bzw. Schauspielerinnen zu engagieren. Doch nicht nur die Umgebung und die zu deeskalierenden Patienten sollten realitätsgetreu sein, sondern auch die Studierenden und Auszubildenden in ihrer Rolle selbst. Deshalb sollten sie Arbeitskleidung tragen, um eine möglichst natürliche Situation zu schaffen und sich besser auf die Situation einzulassen. Um eine Situation in der Notaufnahme zu simulieren, bietet es sich an, eine Situation in einem Wartezimmer nachzuspielen. Der simulierte Warteraum wird mit Material und den üblichen Requisiten einer Notaufnahme sowie Pflegeutensilien ausgestattet (Beispiele s. **Kasten 4-27**). Der Raum wird durch eine Trennwand von dem restlichen Raum abgegrenzt. Die Umsetzung hängt von den tatsächlich vorhandenen Ressourcen des Simulationslabors ab und kann kreativ gestaltet werden. Durch das Abspielen von Geräuschen, die dem Lärmpegel einer Notaufnahme ähneln, könnte zusätzlich eine Annäherung an die Bedingungen einer realen Situation hergestellt werden. In dem durch die Trennwand abgetrennten Raum kann sich auch ein Bett befinden oder ein Rollstuhl, in dem ein anderer Patient – sogenannter Nebenpatient – versorgt wird. Bei steigender Eskalation der alkoholisierten Person kann dieser „Raum“ miteinbezogen werden, indem er oder sie in den Raum stürmt und dort eine Gefährdung für Andere darstellt. Auch der zu versorgende Nebenpatient könnte für Unruhe durch Einmischen in die Situation sorgen.

Kasten 4-27: Beispiele für Material und Requisiten

- Trennwand
- drei Stühle
- Wasserflasche
- kleiner Tisch
- Wanduhr
- Medium zum Abspielen einer Audiodatei zur Simulation der Hintergrundgeräusche (Audiodatei Link: https://freesound.org/people/thef1like/sounds/412933/)
- Zeitungen
- Wodkaflasche für die Patienten
- Flasche Wasser
- Arbeitskleidung für die Studierenden
- Bett oder Rollstuhl für Nebenpatienten

Abrufbares Material und Requisiten

- Pflegewagen mit gängigen Utensilien (Handtücher, Waschlappen, Decken, Kissen etc.), Glas, um Wasser trinken zu können
- Essen, das den Patienten angeboten werden kann
- Infusionsständer

4.5.4 Briefing

Einarbeitung Bezugsrahmen und theoretischen Hintergrund

Die Verwendung von Deeskalationstechniken kann sehr gut erlernt werden. Dafür braucht es gutes Training und gewisse Fähigkeiten. Das Wissen über die Fähigkeiten zur verbalen Deeskalation kann in Form von Frontalunterricht oder dem Lesen von Büchern angeeignet werden, die Fähigkeiten selbst jedoch nur durch das Praktizieren. Hierfür bieten sich Rollenspiele an und Situationen im Alltag einer Notaufnahme mit sich herausfordernd verhaltenden Patienten. Als eine essenzielle Fähigkeit wird in der BETA-Leitlinie eine gute Haltung, beginnend mit einer positiven Einstellung gegenüber den betroffenen Personen und der Kapazität für Empathie, beschrieben. Pflegefachpersonen sollten anerkennen, dass auch die Patienten und Patientinnen unter den gegebenen Bedingungen ihr Bestes geben. Vor allem Mitarbeitende in Notfalleinrichtungen müssen immer die Unfähigkeit zur Kooperation aufgrund von kognitiven Beeinträchtigungen beachten, z. B. bei einer Intoxikation.

In diesem Szenario werden das Adaptionsmodell nach Callista Roy und das neo-assoziationistische Modell nach Berkowitz zur Erklärung der Entstehung von Aggression sowie der Rolle der Pflegefachpersonen in deeskalierenden Situationen herangezogen. Die weiteren theoretischen Inhalte der empfohlenen Deeskalationstechniken leiten sich aus der Leitlinie der BETA-Arbeitsgruppe ab. Der theoretische Hintergrund der beiden Theorien nach Callista Roy (Roy & Andrews, 2008) und Berkowitz (Schmid, 2005) sollen in Gruppenarbeiten erarbeitet und sich gegenseitig vorgestellt werden. Dafür werden die Teilnehmenden in zwei Gruppen geteilt, von denen jeweils eine Gruppe eine Theorie vorbereitet. Für die Einarbeitung in die Themen werden Textauszüge aus den Büchern von Roy und Andrews (2008) für das Adaptionsmodell und aus Schmid (2005) für das neo-assoziationistische Modell verwendet. Die beiden Gruppen erhalten eine Stunde Zeit, um die Textausschnitte zu lesen und eine kurze Präsentation von ca. sieben Minuten vorzubereiten. Die Deeskalationstechniken nach der BETA-Leitlinie (acht Domänen der verbalen Deeskalation) werden in Form von seminaristischem Unterricht gelehrt.

Deeskalation ist eine wiederkehrende Schleife, bestehend aus dem Zuhören, Finden einer Antwort, welche auf den Patienten passt oder seine Ansicht validiert, und dem Ausdrücken der Wünsche an die Patienten und Patientinnen. Die Schleife beginnt erneut durch das Zuhören des Personals bei der Reaktion der betroffenen Personen. Diese Kommunikationsschleifen können sich mit demselben Wunsch des Personals an die Patienten und Patientinnen wiederholen. Es gilt, geduldig zu bleiben und den betroffenen Personen Zeit zu geben, das Gesagte zu verstehen.

Verbale Deeskalation kann bereits in weniger als fünf Minuten erfolgreich sein. Vor allem dann, wenn die Patienten keine Anzeichen von fortschreitender Eskalation zeigen, ist es besonders wichtig, auf diese Form der Kommunikation zu beharren und ihnen Zeit zu geben. Eine geeignete Anzahl an Personal in eskalierenden Situationen sind vier bis sechs Personen, zusammengesetzt aus Pflegefachpersonen, Ärzten oder Ärztinnen und Sicherheitspersonal. Insgesamt ist für die Einarbeitung in den Bezugsrahmen und theoretischen Hintergrund ein Zeitrahmen von 90 Minuten eingeplant.

Einführung in die Skizze und das Setting des Falls

Zu Beginn der Simulationseinheit lesen sich die Teilnehmenden den Fall selbst durch. Dafür erhalten sie zehn Minuten Zeit, können sich bei Fragen oder Anmerkungen Notizen machen und diese danach in der Gruppe klären. In einer anschließenden Gesprächsrunde tauschen sich die Teilnehmenden zu Erfahrungen mit aggressiven Patienten oder auch Menschen in Alltagssituationen aus. Der Moderator oder die Moderatorin sorgt für einen strukturiert ablaufenden Austausch. Zweck dieses Austauschs ist es, eine gewisse Sensibilität für diese Situationen herzustellen und zum angemessenen Reflektieren anzuregen.

Rollenverteilung und Umgang mit Rollenfunktionen

Die Rolle des Patienten, welcher im Verlauf verbal deeskaliert wird, übernimmt ein Schauspieler, um realitätsgetreu zu simulieren. Die **Tabelle 4-23** enthält Stichworte, die im Szenario verwendet werden sollen, um bestimmte Verhaltensweisen in den Teilnehmenden hervorzurufen. Außerdem werden dem Simulationspatienten die Beschreibung des Falls sowie die Ereigniskarten, die für das Szenario entwickelt wurden, zur Verfügung gestellt. Für jede Simulation werden vier bis sechs Personen benötigt. Eine Person übernimmt die Rolle der Pflegekraft, die mit der verbalen Deeskalation beginnt und im besten Fall zu Ende bringt. Der Erstkontakt bei Eintreffen des Patienten in der Notaufnahme muss nicht zwingend von derselben Pflegekraft erfolgen. Die restlichen Teilnehmenden und Studierenden spielen je nach Kapazitäten des Simulationslabors weitere Mitarbeitende oder einen weiteren Patienten, der im Nebenraum versorgt werden kann. Im Idealfall sind sechs Personen beteiligt:

1. Pflegefachperson, die verbal deeskaliert (Hauptpflegefachperson)
2. zusätzlicher Patient in Nebenraum in Bett oder Rollstuhl, der versorgt wird
3. Pflegefachperson, die den Patienten im Nebenraum versorgt
4. weitere Pflegefachperson, die den Patienten im Nebenraum versorgen
5. Person, die in Warteposition ist und jederzeit als Hilfe hinzugezogen werden kann
6. Person, die in Warteposition ist und jederzeit als Hilfe hinzugezogen werden kann.

Die Personen in den Rollen 2–4 können ihre Handlungen frei improvisieren. Ihre genauen Aktionen sollen für den Schauspieler-Patienten mehr Reize schaffen. Außerdem können die beiden den Patienten im Nebenraum versorgenden Pflegefachpersonen jederzeit zur Hilfe geholt werden oder bei Ausfall der Hauptpflegekraft einspringen und die weitere verbale Deeskalation durchführen. Dies gilt auch für die fünfte und sechste Person. Idealerweise kann der Nebenraum für das Üben von Pflegetätigkeiten genutzt werden, z.B. Kontrakturprophylaxe, Atemübungen, Anleitungen zur Blutzuckermessung oder Spritzung von Insulin – je nach Ausbildungsstand der Teilnehmenden. Die zuschauenden Teilnehmerinnen und Teilnehmer sind dafür zuständig, die Skalen für die Evaluation auszufüllen, auf die im weiteren Textverlauf noch näher eingegangen wird.

Die **Tabelle 4-23** enthält Stichworte und Sätze, die der simulierte Patient verwenden kann und die gewisse Handlungen/Domänen bei der Hauptpflegekraft voraussetzen (**Kap. 4.5.5**).

Damit sich die Hauptpflegekraft und die weiteren Pflegefachpersonen auf eine eskalierende Situation einstimmen und in die Rolle des Patienten einfühlen, wenden sie die Method-Acting-Methode nach Strasberg (1988) an. Diese Methodik stellt eine Art mentale Technik dar, mithilfe derer eine besonders realistische Darstellung erreicht wird. Dabei sollen die Teilnehmenden sich mental in eine alte Erinnerung, die mit der zu spielenden Rolle vergleichbar ist, hineinversetzen (s. auch **Kap. 3**; **Kap. 4.4**). Die Teilnehmenden haben fünf Minuten Zeit, um sich in eine Erinnerung zurückzuversetzen, in der sie mit einer eskalierenden Situation konfrontiert wurden. Sie versetzen sich damit mental in ein bestimmtes Stresslevel zurück, wie es in Notaufnahmen häufig vorkommt.

4.5.5 „Jetzt bin ich aber erst dran!"

Fallbeschreibung

Werner Schmidt ist ein 45-jähriger Mann, der an einem Donnerstagabend gegen 17 Uhr mit einem Rettungsdienst in die internistische Notaufnahme gebracht wird. Schon vor der Übergabe des Rettungsdienstes an das pflegerische und ärztliche Personal wird der Grund für die Aufnahme ersichtlich. Der Patient ist aufgrund der Wodkaflasche, welche aus der Jackentasche herausschaut, und des leicht taumelnden Gangbildes offensichtlich intoxikiert. Bei der Übergabe stellt sich heraus, dass Passanten den Rettungsdienst riefen, da der Mann am Hauptbahnhof stand und aufgrund seines Rauschzustandes laut um Hilfe gerufen hatte. Laut des Patienten habe er bisher zwei Bier und eine halbe Flasche Wodka getrunken. Da der Patient bei Eintreffen des Rettungsdienstes Bauchschmerzen angab, welche ihn regelmäßig quälen würden, wurde Herr Schmidt zur Überwachung und Abklärung mitgenommen. Der Patient trifft in einem gu-

Tabelle 4-23: Beispielhafte Sätze des Patienten basierend auf den Domänen der verbalen Deeskalation (Eigendarstellung)

Domäne/Handlung	Stichworte/Sätze und Verhaltensweisen der simulierten Patienten/Patientinnen
I: Persönliche Freiräume respektieren	• „Lass mich los!“ • „Geh weg!“ • „Mach mir Platz!“ • „Enge mich nicht ein!“ • Um sich schlagen • Schnelles Aufspringen und Zugehen auf die Pflegefachperson
II: Nicht Provozieren	• „Provozier mich nicht!“ • Offensichtliches Ballen der Fäuste • Stierenden Augenkontakt herstellen
III: Verbalen Kontakt herstellen	• „Rede nicht so mit mir!“ • „Wer bist du eigentlich?“ • Ansprechen der Pflegefachperson mit: „Du“, „Sie/Du, Schwester“, „Sie/Du Pfleger!“, „Frau/Herr Doktor“
IV: Präzise sein	• „Was willst du von mir?“ • „Du verstehst mich nicht!“ • Wiederholen von Sätzen, um Unverständnis zu signalisieren
V: Identifizierung der Wünsche und Gefühle	• „Hörst du mir nicht zu?“ • „Ich will nur ...“ • Sauer/frustriert/ängstlich werden, um das Bedürfnis nach Verstanden werden/ Hoffnung/ Schutz zu signalisieren
VI: Gutes zuhören, was die Patienten sagen	• „Du weißt nicht, was ich meine!“ • „Du verstehst das nicht!“ • Verzweiflung, um zu signalisieren, dass noch besser zugehört werden muss
VII: Zustimmung oder Zustimmung, geteilter Meinung zu sein	• „(Aussage)... oder!?“ • „Stimmst du mir zu?“ • Über bestimmte Situation beschweren • Offensichtlich provokative/falsche Aussagen, die nach der Zustimmung der Pflegefachperson fordern
VIII: Grenzen aufzeigen	• „Du hast mir Nichts zu sagen!“ • Beleidigen • Androhung der Fremd- oder Selbstgefährdung

ten Allgemeinzustand in der Notaufnahme ein. Er ist vierfach orientiert, geh- und stehfähig und derzeit nicht monitorpflichtig. Da die Notaufnahme vollständig belegt ist, muss der alkoholisierte Patient im Wartezimmer Platz nehmen, bis eine Liege frei wird. Da der Patient mit der direkten Behandlung und einer baldigen Entlassung rechnete, tut er seinen Unmut kund. Er möchte so schnell wie möglich die Schmerzen abklären lassen und nach Hause gehen. Gerade wurde dem Patienten Blut abgenommen und ein Schmerzmittel verabreicht. Die Auswertung der Blutproben und somit auch die Fortführung der Therapie dauert mindestens eine Stunde. In dieser Zeit soll Herr Schmidt sich gedulden. Bereits nach zehn Minuten des Wartens kommt der Patient immer öfter auf die Pflegefachpersonen zu und erwartet eine Beschleunigung des Prozesses. Er versteht nicht, warum das so lange dauert. Die Erklärungen der Pflegefachperson empfindet Herr Schmidt als Abweisung und wird immer unruhiger.

Ablaufbeschreibung, Regieanweisung für die Handlungssequenz

Dieses Szenario erfordert ein hohes Maß an Sensibilität und Flexibilität. Es gibt keinen starren Zeitrahmen und auch keinen konkreten Handlungsablauf, da die Handlungen stets an die sich wechselnde Situation angepasst werden müssen. **Tabelle 4-24** gibt den grundsätzlichen Handlungsablauf wieder. In der BETA-Leitlinie von Richmond et al. (2012), auf welcher das Szenario gebaut ist, werden ursprünglich zehn Domänen der Deeskalation angeführt.

Generell basiert das Szenario auf acht Domänen der Deeskalation. Innerhalb dieser zehn Domänen werden verbale und nonverbale Maßnahmen der verbalen Deeskalation des Patienten beschrieben.

Für diese Simulation sind jedoch nur die ersten acht von Relevanz, da die letzten beiden sich auf mindestens freiheitsbeschränkende Maßnahmen beziehen, die mit diesem Szenario nicht abgedeckt werden. Der Beschreibung der Domänen wird vorweggenommen, dass das Sicherheitsgefühl für das Personal unabdingbar ist, um deeskalieren zu können. Wenn zu viele Emotionen oder Angst vorherrschen, könnten sich diese auf die Patienten übertragen und negative Auswirkungen haben. Es ist wichtig, die eigenen Emotionen zu kontrollieren und Ruhe auszustrahlen.

Spezifische Regeln für die Simulation

Spezifische Regeln für dieses Szenario orientieren sich an der De-escalating of Aggressive Behavior Scale (DABS), anhand dessen später auch die Evaluation stattfinden soll (**Tab. 4-25, Abb. 4-27**).

Allgemeine Regeln für die Teilnehmenden des Szenarios sind u.a. das Hilfeholen bei Bedarf und die Verwendung von Ereigniskarten bei stockender Dynamik. Außerdem sollen die Teilnehmenden immer in ihrer Rolle bleiben. Das bedeutet, dass sie keinen Kontakt zu zusehenden Personen aufnehmen können und grenzwertige Aussagen des Patienten, die während des Szenarios fallen können, nicht persönlich nehmen sollen. Wenn es zum Einsatz von Ereigniskarten kommen sollte, werden diese von der Moderation eingesetzt oder ggf. an die Person gegeben, die z.B. für die Störung sorgen soll, ohne verbalen Kontakt zu den Simulierenden aufzunehmen.

Umsetzung

Die Materialien und der Aufbau des Szenarios wurden bereits näher beschrieben (**Kap. 4.5.2**). Die Geräuschkulisse wird durch die Verwendung von Lautsprechern und dem Abspielen des Links hergestellt. Der Moderator kann nach Belieben die Lautstärke verändern, um den Stresspegel zu erhöhen. Während der gesamten Simulation sind die Teilnehmenden von dem Rest der Gruppe bzw. dem Moderator abgeschnitten und sollen nur mit diesem kommunizieren, wenn es zu Überforderung kommt. Bevor die Umsetzung beginnt, wird von dem Moderator ein beliebiges Codewort mit den Teilnehmenden ausgemacht, das zu einem sofortigen Abbruch des Szenarios führt. Das Wort muss sich deutlich von der Kommunikation im Szenario abheben und könnte beispielsweise „Szenario“ lauten. Die Aufgabe der Moderation während des Szenarios ist es, von außen mit Hilfe von Ereigniskarten zu lenken und zeitliche Limits zu setzen (Ende der Simulation nach spätestens 45 Minuten). Auch die (räumliche) Trennung für das Briefing und Debriefing sowie deren Einleitung sollen aktiv von der Moderation geleitet werden. Der Aufbau des Szenarios steht bereits vor dem Briefing fest und kann bei Bedarf etwas angepasst werden.

Tabelle 4-24: Handlungsablauf des Szenarios (Eigendarstellung)

Einheit	Handlungsanweisung	Zeit
Briefing	Einarbeitung in den Bezugsrahmen und theoretischen Hintergrund	90 Minuten
	Einführung in die Skizze und Setting des Falls	45 Minuten
	Rollenverteilung und Umgang mit Rollen	45 Minuten
Raumwechsel		15 Minuten
Einleitung	Herr Schmidt wurde soeben vom Rettungsdienst übergeben und hat gerade im Wartezimmer Platz genommen. Es liegt bereits Unruhe in der Luft und der erste Kontakt entsteht durch die Hauptpflegefachperson, welche ein Gespräch mit ihm herstellt und ihm mitteilen muss, dass bis auf unbestimmte Zeit keine Liege im Behandlungsfreiraum frei ist und er sich leider noch gedulden müsse. Ab hier beginnt das Szenario. Die folgenden Handlungsanweisungen sind lediglich für die deeskalierende Pflegefachperson. Wie bereits erwähnt sollen die Nebenrollen im Nebenraum eine andere Pflegesituation mit einem Patienten improvisieren. Wenn es aus irgendeinem Grund zu einem Wechsel der deeskalierenden Pflegefachperson kommt, beginnt der Handlungsablauf von neuem.	insgesamt 15 Minuten
Domäne I	Es wird ein Mindestabstand von zwei Armlängen zu dem Patienten vorgeschlagen, um sowohl seine eigene Sicherheit zu wahren als auch Freiraum für ihn zu lassen. Wenn er mehr Raum einfordert oder dazu auffordert aus dem Weg zu gehen, sollte dem nachgegangen werden. Alle Beteiligten sollten jederzeit die Möglichkeit haben den Raum verlassen zu können.	insgesamt höchstens 45 Minuten
Domäne II	Die Körpersprache der Hauptpflegefachperson sollte zu jeder Zeit vermitteln, dass keine Absicht besteht, ihm zu schaden. Dazu gehört, dass jederzeit beide Hände sichtbar und nicht zur Faust geballt sind, die Knie leicht gebeugt sind und direkter, langer Augenkontakt vermieden wird. Außerdem sollte das Personal nicht frontal Herrn Schmidt gegenüberstehen, sondern vielmehr im Augenwinkel der Patienten. Der Gesichtsausdruck sollte ruhig sein. Ein Wegdrehen der Hauptpflegefachperson oder das Verschränken der Arme könnte ein Desinteresse signalisieren. Auch sollten die Körpersprache und das Gesprochene kongruent sein, um nicht das Gefühl zu vermitteln, dass das Verhalten vorgetäuscht ist.	

Einheit	Handlungsanweisung	Zeit
Domäne III	Lediglich die Hauptpflegefachperson soll verbal kommunizieren, da es sonst zu einer Reizüberflutung kommen könnte. Die erste Person, die Kontakt zu Herrn Schmidt (die Hauptpflegefachperson) aufnimmt, deeskaliert diesen. Bei der Kontaktaufnahme wird immer eine höfliche Ausdrucksweise gewählt. Die Hauptpflegefachperson stellt sich mit Namen und Titel vor, erklärt, was Herrn Schmidt erwartet und versichert, dass für die Sicherheit gesorgt wird und ihm nicht geschadet wird und das ihm bei der Rückgewinnung der Kontrolle geholfen wird. Herr Schmidt wird nach dem Namen gefragt und im weiteren Verlauf mit dem Namen angesprochen, den er bevorzugt. Dadurch wird er sich mehr verstanden und wertgeschätzt fühlen	
Domäne IV	Die Sätze bestehen aus leichtem Vokabular, da sich durch vorrübergehende kognitive Einschränkungen oder die Stresssituation Verständnisprobleme oder Verwirrung ergeben können. Fragen an Herrn Schmidt, das Setzen von Grenzen, Auswahlmöglichkeiten oder Alternativen sollten so lange wiederholt werden, bis er diese wirklich gehört hat. Dies erfordert viel Zuhören und Zustimmung, wann immer dies möglich ist.	
Domäne V	Wünsche und Gefühle von Herrn Schmidt sollen identifiziert werden. Die Hauptpflegefachperson fragt, was seine Vorstellungen waren als er Hilfe suchte. Seine Wünsche können auch anhand der Körpersprache oder kleinen Äußerungen identifiziert werden. Durch Empathie kann es dem Personal möglich sein, schnell auf die Wünsche einzugehen und die Absicht zu helfen auszudrücken. Wenn Herr Schmidt beispielsweise traurig ist, könnte er sich Hoffnung wünschen oder, wenn er verängstigt ist, Schutz.	
Domäne VI	Genaues Zuhören ist eines der wichtigsten Bestandteile verbaler Deeskalation. Um Herrn Schmidt das Gefühl zu geben, dass ihm zugehört wird und er verstanden wird, ist es wichtig, seine Sätze zu wiederholen. Das Rückversichern über das Gesagte ist hierfür eine nützliche Technik. Außerdem soll „Millers Gesetz“ befolgt (Schafer, 2019, S. 17) werden, welches besagt: „To understand what another person is saying, you must assume that it is true and try to imagine what it could be true of“. Das meint, dass sich in die Ängste, Sorgen und Gefühle von Herrn Schmidt in dieser Situation hineinversetzt werden soll. Wenn Herr Schmidt z. B. die Sorge hat, verfolgt zu werden, sollte sich in diese Angst hineinversetzt werden und davon ausgegangen werden, dass dies für die Person die Realität ist. Dadurch können die Handlungen besser nachvollzogen und darauf eingegangen werden.	

Einheit	Handlungsanweisung	Zeit
Domäne VII	Es gibt drei Wege, um Herrn Schmidt zuzustimmen. Der erste ist mit der Wahrheit übereinzustimmen. Wenn er beispielsweise dreimal für eine angeordnete Blutabnahme gestochen wurde und sich darüber ärgert, kann dem Ärger zugestimmt werden. Die zweite Art ist allgemeinen Prinzipien zuzustimmen. Wenn er sich z.B. respektlos behandelt fühlt, kann damit geantwortet werden, dass alle Personen respektvoll behandelt werden sollten. Der dritte Weg ist das Relativieren der Aussage. Sagt er z.B., dass er über die langen Wartezeiten verärgert sei und laut ihm jede andere Person auch mit Wut reagieren würde, kann zugestimmt werden, indem diese Aussage für wahrscheinlich gehalten wird.	
Domäne VIII	Grundsätzliche zu setzende Grenzen sind v.a. die Konsequenzen, die eine Eskalation in Form von körperlicher Gewalt nach sich ziehen kann. Herr Schmidt soll bei Bedarf darauf hingewiesen werden, dass Selbst- oder Fremdverletzungen inakzeptabel sind und dieses Verhalten zu einer Festnahme führen kann. Dies sollte allerdings nicht eine Drohung, sondern vielmehr eine Information an die Person sein. Außerdem müssen die Begrenzungen gut begründet sein. Hierfür bietet es sich an, die eigenen Intentionen und die Absicht zu helfen darzulegen. Wenn Herr Schmidt dem Personal ein unbehagliches Gefühl gibt, muss das angesprochen werden. Maßnahmen können ihm gegenüber damit begründet werden, dass sein Verhalten beängstigend oder provokativ ist und das nicht hilfreich für die eigentliche Intention des Helfen-Wollens ist. Die deeskalierende Pflegefachperson und Herr Schmidt müssen sich respektvoll und würdevoll gegenübertreten. Die Verletzung der gesetzten Grenzen muss in Konsequenzen münden, welche auf das Verhalten bezogen sind, begründet sind und in einer respektvollen Art und Weise präsentiert werden. Sobald eine Beziehung zu der Person hergestellt ist und die Person sich wieder beruhigt hat, kann ihm gezeigt werden, wie er die Kontrolle wiederherstellen kann, indem freundliche, aber bestimmte Anweisungen erfolgen. Diese sollten als Wünsche verpackt werden.	
Raumwechsel und Ablegen der Rollen		15 Minuten
Debriefing	Rekonstruktion des Geschehens	15 Minuten
	Tiefergehende Analyse des Geschehens durch Anwendung der Methoden des Aufstellens und Einfrierens	30 Minuten
	Reflexion der Bedeutung der Simulation für den praktischen Alltag	15 Minuten
		330 Minuten

Tabelle 4-25: Handlungsempfehlungen basierend auf der DABS (Eigendarstellung)

Element der DABS	Handlungsempfehlung
1. Wertschätzung der Patienten	Echte Anerkennung zeigen, dass die Sorgen der Patienten echt und wichtig sind und ernst genommen werden.
2. Angstminderung	Aktives Zuhören und Anbieten von Empathie und Geben von positiven Zukunftsaussichten.
3. Erfragen der Fragen und Wünsche der Patienten	Vermitteln des Verstehens der Sorgen der Patienten und Ursachen für das Problem herausfinden.
4. Leitung der Patienten	Anbieten von Auswahlmöglichkeiten, um bei den Sorgen zu helfen sowie Empfehlung von präventiven Maßnahmen.
5. Treffen von umsetzbaren Vereinbarungen mit den Patienten	Verantwortung für die Patienten übernehmen und einvernehmlich kurzfristige und langfristige Handlungspläne ausmachen.
6. Ruhe bewahren	Eine ruhige Stimme und gleichmäßiges Tempo beibehalten, unabhängig von den Antworten der Patienten.
7. Abwesenheit von riskantem Verhalten	Abstand halten, um Sicherheit zu gewähren, ohne ängstlich oder bewachend zu wirken.

Ereigniskarten

Um einen unerwarteten Zwischenfall zu simulieren, wie er in der Realität eintreten könnte, wurden für dieses Szenario zwei Ereigniskarten erstellt. Die erste Karte bezieht sich auf eine Situation, in der die Überreizung des Patienten durch erhöhte Lautstärke provoziert werden soll. Ziel ist eine verstärkte Agitation des Patienten, die von der deeskalierenden Pflegefachkraft kontrolliert wird. Mit dem zweiten Ereignis wird eine Notfallsituation im Nebenraum eingeleitet, die Hilfe von der deeskalierenden Pflegefachkraft erfordert. Dies kann zu weiterer Unruhe bei dem Patienten und zu einer Verwicklung in ein Gespräch mit diesem führen. Die Aufgabe der Pflegefachkraft hierbei ist es, dem Patienten bestimmt, aber erklärend gegenüberzutreten, um den Warteraum für den Notfall ein paar Minuten verlassen zu können.

4.5.6 Debriefing

Ablegen der Rolle und Einstimmung auf die Reflexion

Das Szenario ist beendet, wenn die Zeit abgelaufen ist oder der Patient sich beruhigen lassen konnte und mit dem Behandlungsablauf einverstanden ist. Das Ende soll deutlich durch die Moderation mit einem Geräusch signalisiert werden, z.B. das Klatschen in die Hände, den Einsatz einer Regieklappe oder dem Abspielen eines sich von der Geräuschkulisse abhebenden Tons. Das Ablegen der Rolle und der Beginn des Debriefings werden von der Moderation eingeleitet. Dafür wechseln die Teilnehmenden beispielsweise ihre Kleidung von der Arbeitskleidung zur Alltagskleidung und, wenn möglich, auch den Raum. Außerdem ist hier eine kurze Pause von 15 Minuten vorgesehen, in denen die Teilnehmende Zeit haben, sich auf das Debriefing einzustellen und das Erlebte kurz auf sich wirken zu lassen.

Spezifische Methoden und Didaktik für die Reflexion

Debriefing ist ein unverzichtbarer Bestandteil von Simulationslernen. In diesem Prozess wird ein Rahmen für die Selbstreflexion, aber auch die Entstehung lernrelevanter Impulse geschaffen. Die Teilnehmenden und Studierenden können ihre Stärken und Schwächen, die sie während der Durchführung der Simulation hatten, analysieren und mögliche Handlungsalternativen diskutieren. Laut Diekmann (2018) kann Debriefing grob in drei Phasen eingeteilt werden: Die Rekonstruktion des Geschehens, die tiefergehende Analyse des Geschehens und die Bedeutung dessen für die alltägliche Praxis der Teilnehmenden und Studierenden. Wichtiges Handwerkszeug für die Moderation, welche das Debriefing koordiniert, sind u.a. (Diekmann, 2018):

- Das Setzen von Rahmenbedingungen
- Das Stellen von Fragen
- Die Zusammenfassung des Gesagten
- Die Mitteilung von Beobachtungen
- Das Nutzen der Körpersprache
- Das Zeitmanagement.

Die Rekonstruktion des Geschehens kann in Form einer Gruppendiskussion stattfinden, in der alle Teilnehmer und Teilnehmerinnen ihre Gedanken und Eindrücke ohne jegliche Wertung äußern können. Die Moderation leitet den Verlauf der verschiedenen Phasen durch das Stellen von Fragen, wie sie beispielhaft in **Tabelle 4-26** angeführt sind. Im weiteren Verlauf wird das Geschehene tiefer analysiert und diskutiert, um Lösungen für mögliche komplexe Situationen und Verbesserungsvorschläge für das Szenario, aber auch das Handeln der Teilnehmenden selbst zu erarbeiten.

Vor allem in Phase zwei soll die Moderation Beobachtungen von Situationen mitteilen, die entweder zielführend oder gelungen gehandhabt wurden, um mit den Studierenden oder Auszubildenden Lösungen dafür zu konstruieren. Dafür eignet sich besonders die Methode des Aufstellens und Einfrierens. Die Aufstellung ist eine Methode aus dem Psychodrama und der Soziometrie, mit der Schlüsselsituationen aus der Simulation von den Studierenden und Auszubildenden nachgestellt werden. Es kann als effektive Methode im Debriefing eingesetzt werden. Durch die Verbildlichung der Situation fällt es leichter, über Alternativen und Lösungen nachzudenken und umzusetzen. Der allgemeine Ablauf der Aufstellung wurde nach Pischetsrieder (2005) im **Kapitel 3** beschrieben. Da das Szenario viele sensible Momente beinhalten kann, empfiehlt es sich, die nachzustellenden Situationen mit den Teilnehmenden gemeinsam abzustimmen. Wenn es zu Überforderung oder negativen Gefühlen kommt, kann

Tabelle 4-26: Fragen für ein geleitetes Debriefing der Moderation (Eigendarstellung)

Phase 1: Rekonstruktion des Geschehens	• Wie habt ihr das Szenario empfunden? • Fandet ihr das Szenario realitätsnah? • War das Szenario hilfreich für euch? • Was habt ihr gut/schlecht gemacht während der Simulation? • Was ist passiert im Szenario? • Was habt ihr gemacht?
Phase 2: tiefer gehende Analyse des Geschehens	• Was hättet ihr im Nachhinein anders gemacht? • Hattet ihr das Gefühl, ihr konntet die theoretischen Inhalte in die Praxis umsetzen? • Welche Alternativen hätte es gegeben? • Was wären die Vor- und Nachteile der Alternativen?
Phase 3: Bedeutung dessen für die alltägliche Praxis der Teilnehmenden und Studierenden	• Was könnt ihr aus dem Szenario und der Diskussion mitnehmen? • Was könnte euch Schwierigkeiten bereiten, wenn ihr versucht, das Gelernte in der Praxis anzuwenden? • Welche Art von Unterstützung und von wem braucht ihr, um das Gelernte anzuwenden?

die Aufstellung jederzeit unterbrochen und Raum zur Besprechung dieser negativen Gefühle gegeben werden.

Beim Freezing werden einzelne Abschnitte aus dem Szenario „eingefroren“ und nur diese Situation anstatt des ganzen Szenarios betrachtet. Dies dient während der Simulation beispielsweise der Behebung von Störungen. Durch Verharren in der eingefrorenen Situation wird das Erlebte intensiviert wahrgenommen und kann später im Debriefing reflektiert werden. Die genaue Beschreibung der Methode des Einfrierens ist in **Kapitel 2** zusammengefasst. Als eindeutiges Signal für das Einfrieren kann dasselbe wie für die Ein- und Ausleitung des Szenarios verwendet werden. Für den effektiven Signaleinsatz muss das Geräusch vor Beginn des Szenarios mit den Studierenden und Auszubildenden vereinbart werden.

Im letzten Teil des Debriefings werden die Konsequenzen für die berufliche Praxis von den Teilnehmenden diskutiert, wie das Szenario sie dabei unterstützen konnte, die Techniken der verbalen Deeskalation zu erlernen und welche Art der Unterstützung benötigt wird, um das Gelernte möglichst sicher anzuwenden.

Feedback-Regeln

Es gelten die allgemein bekannten Kommunikationsregeln für einen respektvollen Umgang miteinander. Spezifische Feedback-Regeln für das Szenario gibt es nicht.

4.5.7 Lern-/Lehrzielerreichung

Überprüfung der Zielerreichung

Das Erreichen der Ziele kann auf drei Ebenen evaluiert werden: auf Ebene der Studierenden/Teilnehmenden, auf der des Patienten Outcome und des Outcome und Impact für das Gesundheitswesen.

Studierende/Teilnehmende

Auf der Ebene der Teilnehmenden kann für dieses Szenario spezifisch die De-escalating of Aggressive Behavior Scale (DABS) herangezogen werden (**Tab. 4-25; Abb. 4-27**). Mit dieser kann das Verhalten der deeskalierenden Pflegefachperson gegenüber dem Patienten erfasst werden. Bei wiederholtem Üben im Szenario werden die erreichten Punktzahlen miteinander verglichen, um eine Verbesserung festzustellen. Außerdem wird die für das Szenario entworfene Handlungsbewertungsliste verwendet.

Patienten und Patientinnen

Von der Leitlinie wird empfohlen, die Overt Aggression Scale zur Erhebung der Häufigkeit und Schwere aggressiver Episoden von Patienten zu nutzen. In Kapitel 6 befindet sich die Referenz für die Version der Skala von Yudolfsky und Kollegen (1986). Idealerweise sollte die modifizierte und aktuelle Version (OAS-M) angewendet werden. Diese Version stand jedoch zum Zeitpunkt der Buchherstellung nicht freizugänglich im Internet zu Verfügung (Stand Juli 2022). Mithilfe dieser Skala können verschiedene Arten der Agitation der Patienten zu Beginn der Simulation festgehalten werden und mit dem Zustand des Patienten am Ende der Deeskalation verglichen werden, um eine Verbesserung dessen Zustands feststellen zu können.

System und Lehrevaluation

Die Simulation Design Scale (NLN) wird am Ende jedes Szenarios ausgefüllt, um zu erfassen, ob die Durchführung des Szenarios von den Teilnehmenden als hilfreich und fruchtend eingeschätzt wird. Wenn dies der Fall ist, kann davon ausgegangen werden, dass sie die erlernten Methoden auch in ihrer Berufspraxis anwenden und somit den negativen Folgen, die agitiertes Verhalten von Patienten im Berufsalltag mit sich bringen, präventiv entgegenwirken.

Kompetenz und Lernziele der Studierenden

Die Lernziele, die sich auf die Umsetzung der Handlungsanweisungen nach der BETA-Leitlinie beziehen, können anhand der Handlungsbewertungsliste beurteilt werden. Die zu bewertenden Handlungen orientieren sich an den

Name der Teilnehmer:

Verhalten der Pflegenden gegenüber dem Klienten

Durchschnittlicher **Gesamteindruck**

		absolut nicht zutreffend	nein, nicht zutreffend	jein	ja, zutreffend	absolut zutreffend	best practice	absolut nicht zutreffend	nein, nicht zutreffend	jein	ja, zutreffend	absolut zutreffend		
1	wertschätzend	1	2	3	4	5								
2	Angst abbauend	1	2	3	4	5								
3	Fragen und Ängste des Klienten erfragend	1	2	3	4	5		5	4	3	2	1	Risiken eingehend	7
4	dem Klienten Orientierung schaffend	1	2	3	4	5								
5	mögliche Vereinbarungen entwickelnd	1	2	3	4	5								
6	ruhig	1	2	3	4	5								

Abbildung 4-27: De-escalating of Aggressive Behavior Scale (DABS) (Nau et al., 2009, mit freundlicher Genehmigung)

erwarteten Verhaltensweisen nach den acht Domänen der verbalen Deeskalation. Die Lernergebnisse der Teilnehmenden beeinflussen stark deren Selbstbewusstsein. Es bietet sich also auch an, hier die Selbsteinschätzungen jedes Einzelnen nach der Gruppenreflexion abzufragen. Dadurch entsteht ein besseres Bild davon, in welchem Ausmaß die Einzelnen profitieren. Weitere kompetenzorientierte Lernziele auf den Ebenen der persönlichen, fachlichen, wissenschaftlichen und kritisch-reflexiven Kompetenz wurden in **Tabelle 4-22** festgehalten (**Kap. 4.5.2**). Persönliche Kompetenzen wurden z.B. erworben, wenn die Studierenden und Teilnehmenden in der Lage sind, ihre Grenzen zu erkennen und zu kommunizieren oder Strategien zu entwickeln, um mit belastenden Gefühlen wie Ekel und Scham umzugehen.

Fachliche Kompetenzen werden z.B. durch die korrekte Anwendung der verbalen Deeskalationstechniken, aber auch der korrekten Analyse und Einschätzung der Situation anhand der DABS widergespiegelt. Wohingegen wissenschaftliche Kompetenzen der Teilnehmenden sichtbar werden, wenn sie beispielsweise die wissenschaftlich nachgewiesenen und ästhetische Wirkungen von Farben, Raumgestaltung, Aromen und Materialien kennen und diese gezielt für eine störfreie (ohne negative Reize) und eskalationshemmende Umgebungs- und Beziehungsgestaltung einsetzen können sowie durch das Wissen über pflegewissenschaftliche und sozialpsychologische Theorien, Strategien zur Situationsbewältigung entwickeln. Die kritisch-reflexiven Kompetenzen sind dann vorhanden, wenn die Studierenden und Teilnehmenden in der Lage sind, ihre eigene Haltung, ihre Gefühle und Wahrnehmungsverzerrungen zu hinterfragen. Dazu zählt auch, ihr Interaktions- und Kommunikationsverhalten zu reflektieren und dazu bereit sein, ihr Verhaltensrepertoire zu verändern und zu erweitern.

Das Szenario bietet weitere Ausbaumöglichkeiten wie die Erweiterung um höhere Eskalationsstufen, die das Anwenden von Fixierungsmaßnahmen erfordern. Dafür sollten die restlichen zwei Domänen der BETA-Leitlinie, die für dieses Szenario nicht beschrieben wurden, herangezogen werden.

4.5.8 Literatur

Berzlanovich, A., Schöpfer, J. & Keil, W. (2012). Deaths due to physical restraint. *Deutsches Ärzteblatt international, 109*(3), 27–32. https://doi.org/10.3238/arztebl.2012.0027

Diekmann, P. (2018). Gute Nachrede – Debriefing. In M. St. Pierre & G. Breuer (Hrsg.), *Simulation in der Medizin. Grundlegende Konzepte – klinische Anwendung* (2. Aufl., S. 154–166). Springer. https://doi.org/10.1007/978-3-662-54566-9_15

Döring, N. & Bortz, J. (2016). *Forschungsmethoden und Evaluation in den Sozial- und Humanwissenschaften*. Springer. https://doi.org/10.1007/978-3-642-41089-5

Flores, A., Langton, L., Meyer, I.H. & Romero, A.P. (2020). Victimization rates and traits of sexual and gender minorities in the United States: Results from the National Crime Victimization Survey, 2017. *Science Advances, 40*(6), 1–10. https://doi.org/10.1126/sciadv.aba6910

Hallett, N. & Dickens, G. (2017). De-escalation of aggressive behaviour in healthcare settings: Concept analysis. *International journal of nursing studies, 75*(10), 10–20. https://doi.org/10.1016/j.ijnurstu.2017.07.003

Jeffries, P.R. (Hrsg.). (2016). *The NLN Jeffries Simulation Theory*. Wolters Kluwer.

Lindner, T., Joachim, R., Bieberstein, S., Schiffer, H., Möckel, M. & Searle, J. (2015). Aggressives und herausforderndes Verhalten gegenüber dem Klinikpersonal. *Notfall + Rettungsmedizin, 14*(3), 195–200. https://doi.org/10.1007/s10049-015-1982-8

Nau, J., Halfens, R., Needham, I. & Dassen, T. (2009). The De-Escalating Aggressive Behaviour Scale: development and psychometric testing. *Journal of Advanced Nursing, 65*(9), 1956–1964. https://doi.org/10.1111/j.1365-2648.2009.05087.x

Pischetsrieder, G. (2005). Psychodrama und Soziometrie als diagnostische Methoden in der Teamentwicklung. *Zeitschrift für Psychodrama und Soziometrie, 4*(1), 41–57. https://doi.org/10.1007/s11620-005-0071-2

Richardson, S., Ardagh, M., Morrison, R. & Grainger, P. (2019). Management of the aggressive emergency department patient: non-pharmacological perspectives and evidence base. *Open access emergency medicine OAEM, 11*, 271–290. https://doi.org/10.2147/OAEM.S192884

Richmond, J., Berlin, J., Fishkind, A., Holloman, G., Zeller, S., Wilson, M., Rifai, M. & Ng, A. (2012). Verbal De-escalation of the Agitated Patient: Consensus Statement of the American Association for Emergency Psychiatry Project BETA De-escalation Workgroup. *The western journal of emergency medicine, 13*(1), 17–25. https://doi.org/10.5811/westjem.2011.9.6864

Roy, C. & Andrews, H. (2008). Das Adaptionsmodell. In D. Schaeffer, M. Moers, H. Steppe & A. Meleis (Hrsg.), *Pflegetheorien. Beispiele aus den USA* (2. Aufl., S. 227–250). Verlag Hans Huber.

Schafer, J. (2019). *Psychological narratives analysis. A professional Method to Detect Deception in Written and Oral Communications* (2. Aufl.). Charles C Thomas Publisher.

Schmid, J. (2005). *Die Konflikttheorie der Aggressionstheorie* (3. Aufl.). VS Verlag für Sozialwissenschaften. https://doi.org/10.1007/978-3-322-95688-0_25

Stefan, H., Allmer, F., Eberl, J., Hansmann, R., Jedelsky, E., Michalek, A., Pandzic, R., Schalek, K. & Tomacek, D. (2009). *POP®. PraxisOrientierte Pflegediagnostik. Pflegediagnosen – Ziele – Maßnahmen*. Springer. https://doi.org/10.1007/978-3-211-79910-9

Strasberg, L. (1988). *Ein Traum der Leidenschaft. Die Entwicklung der „Methode". Eine Theorie der Schauspielkunst*. Verlag Schirmer/Mosel.

Yudolfsky, S., Silver, J., Endicott, J. & Williams, D. (1986). The Overt Aggression Scale for the objective rating of verbal and physical aggression. *The American Journal of Psychiatry, 143*(1), 35–39. https://doi.org/10.1176/ajp.143.1.35

Weiterführende Literatur

Yudofsky, S., Silver, J., Jackson, W. & Endicott, J. (1991). *Overt Aggression Scale (OAS)*. Zugriff am 12. Oktober 2022 unter https://risingot.ucoz.net/_fr/0/OAS.pdf

5 Diskussion und Entwicklung der Lehre

Astrid Herold-Majumdar, Selina Baumann, Kathrin Hofmann, Julia Kämmer, Debora Küllsen und Valentina Müller

Die Beispiele von Szenarien in **Kapitel 4** haben gezeigt, wie Simulationslernen sowohl inhaltlich als auch didaktisch am aktuellen Stand des Wissens ausgerichtet werden kann. Die Dynamik des Forschungsstandes erfordert eine laufende Anpassung der Lehrinhalte und der didaktischen Methoden.

Ein Sammelwerk wie dieses Buch kann dieser Dynamik auch mit zeitnahen Neuauflagen nicht folgen. Das ist auch nicht die Intention der Autorinnen gewesen. Vielmehr wollten sie aufzeigen, *wie* die fachpraktische Lehre im klinischen Simulationslabor am aktuellen Stand des Wissens ausgerichtet werden kann. Die hier beschriebenen Szenarien dienen somit als Schablonen für interessierte Leserinnen und Leser, um sie bei der Entwicklung evidence-basierter Szenarien zu unterstützen. Die unterschiedlichen Studien- und Lehrgänge können sowohl inhaltlich als auch didaktisch eigene Akzente setzen. Hierzu müssen Lehrende nicht unbedingt selbst Literaturreviews durchführen. Die Konstrukteurinnen und Konstrukteure von Szenarien können auch auf bestehende Reviews oder Leitlinien zurückgreifen. Das setzt jedoch voraus, dass die Entwickler von Szenarien wissen, wie sie zu bestimmten Themen und Fragestellungen an relevante Übersichtsarbeiten kommen. Die Ausführungen zu der Recherchestrategie in Kapitel 4 können hierbei unterstützen, ersetzen jedoch keine wissenschaftsmethodische Ausbildung, die an Hochschulen erworben werden kann. Sehr gut eignen sich auch die evidence-basierten Handlungsanweisungen von VAR Healthcare (Cappelen Damm 2022), die als einfaches Skillstraining im Pflegelabor umgesetzt werden oder in komplexe Szenarien eingebaut werden können.

Auch die Vielzahl und Vielschichtigkeit der Themen, die in der fachpraktischen Lehre bearbeitet werden müssen, machen eine Vollständigkeit eines Sammelwerks unmöglich. Die Autorinnen haben Themen herausgegriffen, welche die Bandbreite der generalistischen Pflege möglichst gut abbilden. Dabei wurde darauf geachtet, dass sowohl das Lebensalter der pflegebedürftigen Personen als auch die Settings variieren. Insofern können die hier vorgeschlagenen Szenarien auch dazu verwendet werden, eine OSCE-Prüfung zu konzipieren, die den generalistischen Ansatz abbildet. Vom Niveau und von der Breite der Abbildung in Bezug auf die Generalistik sind die Szenarien sehr gut für die Zwischenprüfung oder als Übung vor der praktischen Abschlussprüfung zur Berufszulassung geeignet.

Da die fachpraktischen Lehreinheiten auf Basis des aktuellen Wissensstandes neu entwickelt wurden, besteht noch wenig Erfahrung mit der Umsetzbarkeit im Unterricht. Die langjährige Lehrerfahrung der Herausgeberin sowie die Erkenntnisse der Bildungsforschung flossen zwar in die Entwicklung ein, jedoch wird empfohlen, die Szenarien zunächst in einer Kleingruppe zu testen. Sollen die Szenarien für eine OSCE-Prüfung eingesetzt werden, empfiehlt sich unbedingt eine vorherige Testung, v. a. der Handlungsbewertungslisten.

Eine wissenschaftlich fundierte Evaluation der Szenarien durch unabhängige Dritte hinsichtlich Praktikabilität und Kompetenzentwicklung wäre wünschenswert. Noch ist es nur bedingt belegt, ob die Kompetenzen langfristig gesteigert werden können. Die Autorinnen haben sorgfältig aktuelle wissenschaftliche Erkenntnisse zu wirksamen Lehr- und Lernstrategien des Simulationslernens bei ihren Empfehlungen berücksichtigt. Simulationslernen hat jedoch auch seine Grenzen im Hinblick auf die Kompetenzentwicklung und ersetzt keinesfalls den Praxiseinsatz in Einrichtungen der Gesundheits- und Krankenpflege und die Arbeit mit realen, pflegebedürftigen Menschen. Innerhalb dieses Rahmens ist die Evaluation ein mögliches Mittel, um die Qualität zu prüfen (Adamson & Rodgers, 2016).

Entsprechend NLN Jeffries Simulation Theory sind für eine Evaluation folgende Perspektiven relevant: 1. Die Eignung des Szenarios zum Erreichen der Lernergebnisse aus Sicht der Beteiligten, 2. Die Einbettung in das Curriculum, 3. Die Lernerfahrung aus Sicht der Teilnehmenden (Forneris & Fey 2015). Ebenso sollte eine Überprüfung im Rahmen der fortlaufenden Lehrevaluation erfolgen. Die Lernerfahrung aus Sicht der Lernenden sollte durch eine anonyme, von der Prüfungssituation unabhängige Lehrevaluation erhoben werden. Für die Erhebung eignet sich das „Modified Simulation Effectiveness Tool" (SET-M) (Leighton et al., 2015, S. 317). Die Inhaltsvalidität der Szenarien kann unter Mitarbeit von Expertinnen und Experten entsprechend Rutherford-Hemming (2015) beispielsweise in Fokusgruppendiskussionen evaluiert und weiterentwickelt werden. Die Wirksamkeit der Simulationseinheit im Sinne der Erreichung der Kompetenzziele könnte durch Longitudinalstudien mit Kontrollgruppen evaluiert werden. Dazu sollten valide und spezifische Instrumente zur Erhebung der Kompetenzen aus allen Kompetenzbereichen (Fach-, Methodenkompetenz, persönliche Kompetenz, soziale Kompetenz) eingesetzt werden. Verzerrungseffekte, beispielsweise der Übungseffekte bei mehrfacher Anwendung gleicher Erhebungsinstrumente, sind dabei zu berücksichtigen.

Das Evaluationsinstrumentarium ist mit den Lehrenden und Lernenden im Sinne der partizipativen und co-kreativen Lehre gemeinsam zu entwickeln. Es ist wichtig, die jeweiligen Prioritäten für den eigenen Lehr- oder Lernprozess zu berücksichtigen. Lehrende müssen als Verantwortliche für das Studienprogramm bzw. für die Unterrichtsgestaltung selbstbestimmt in die Entwicklung des Lehr-Evaluationskonzeptes eingebunden sein. Auch Lernende müssen ihre Sichtweise und Prioritäten einbringen können. Die Eignung der Szenarien zur Vorbereitung auf die Praxiseinsätze und auf die Arbeit mit realen, pflegebedürftigen Menschen ist hierbei sowohl aus Sicht der Lernenden als auch aus Sicht der Praxisanleiterinnen und -anleiter zu evaluieren. Als Gedankenstütze kann hier ein Lerntagebuch eingesetzt werden (Padden-Denmead et al., 2016).

Die hier aufgeführten, zahlreichen Dimensionen der Evaluation erfordern eine Abwägung der Angemessenheit von Aufwand und Nutzen. Lehrende und Lernende dürfen durch ein zu aufwändiges Instrumentarium nicht überfordert werden. Die Einbeziehung aller am Evaluationsprozess beteiligten Personen – Lehrende, Lernende, Praxisanleiter und Praxisanleiterinnen in den Praxiseinrichtungen sowie der Techniker bzw. Technikerinnen in den Laboren – gewährleistet, dass möglichst alle Perspektiven berücksichtigt sind. Außerdem ist die selbstbestimmte Mitgestaltung des Evaluations-Instrumentariums die Voraussetzung für dessen Umsetzung. Werden Entscheidungen über die Erhebungsinstrumente über die Köpfe hinweg getroffen, kann es leicht passieren, dass die Perspektiven der Akteurinnen und Akteure nicht adäquat abgebildet werden und die Motivation zur Teilnahme abnimmt. Geringe Rückläufe oder Primärdaten schlechter Qualität sind dann die Folge.

Die NLN Jeffries Simulation Theory betont des Weiteren, dass Personen, die eine Simulationseinheit planen und durchführen, Erfahrung im Simulationstraining und der Erwachsenenbildung sowie fachliche und pädagogisch-didaktische Kompetenzen vorweisen müssen (Adamson & Rodgers, 2016). Hier empfiehlt sich, an der Lehrinstitution ein Team aus Lehrenden zu bilden, das sich mit dem klinischen Lernen befasst und es innerhalb der Institution regelmäßig auf Aktualität hin überprüft.

Bei der Integration der Simulationseinheiten in das Curriculum einer Lehrinstitution ist zu beachten, dass diese auf Basis der allgemeinen Rahmenpläne entworfen wurden (Fachkommission nach § 53 PflBG, 2020). Für die Anwendung müssen gegebenenfalls die Lernziele und eventuell der Aufbau überdacht und angepasst werden, ebenso wie an die Gegebenheiten der vorhandenen Ressourcen im Simulationslabor.

Durch diese Flexibilität ergibt sich gleichermaßen ein Vorteil, etwa können die Szenarien auch für andere Zielgruppen genutzt werden. Denkbar wären interdisziplinäre Lerngruppen, im Berufsleben vorangeschrittene Pflegefachpersonen zur Fort- und Weiterbildung oder internationale Pflegefachpersonen im Anerkennungsprozess.

Überträgt man diese Flexibilität auf die Forschung, kann das Pflegelabor auch als Ort für wissenschaftliche Studien oder Erprobung von Interventionen mit geringer Evidence dienen. Wie in den einleitenden Kapiteln beschrieben, können so eigene Interventionen oder Herangehensweisen der Lernenden ausgetestet werden, ohne Patienten dabei zu gefährden.

5.1 Literatur

Adamson, K.A. & Rodgers, B. (2016). Systematic Review of the Literature for the NLN Jeffries Simulation Framework: Discussion, Summary, and Research Findings. In P.R. Jeffries (Ed.), *The NLN Jeffries Simulation Theory* (S. 9–37). Wolters Kluwer. https://doi.org/10.5480/15-1655

Cappelen Damm, A.G. (Hrsg.). (2022). *Evidenzbasierte Handlungsempfehlungen und Wissensdatenbank für das Gesundheitswesen*. Zugriff am 14. Oktober 2022 unter https://www.varhealthcare.de/

Fachkommission nach § 53 Pflegeberufegesetz. (2020). *Rahmenpläne der Fachkommission nach § 53 PflBG* (2. Aufl.). Verlag Barbara Budrich.

Forneris, S. & Fey, M. (2015). NLN Vision: Teaching with Simulation. In P. Jeffries (Hrsg.), *The NLN Jeffries Simulation Theory* (S. 43–48). Wolters Kluwer.

Leighton, K., Ravert, P., Mudra, V. & Macintosh, C. (2015). Updating the Simulation Effectiveness Tool: Item Modifications and Reevaluation of Psychometric Properties. *Nursing education perspectives, 36*(5), 317–323. https://doi.org/10.5480/15-1671

Padden-Denmead, M.L., Scaffidi, R.M., Kerley, R.M. & Farside, A.L. (2016). Simulation With Debriefing and Guided Reflective Journaling to Simulate Critical Thinking in Prelicensure Baccalaureate Degree Nursing Students. *Journal of Nursing Education, 55*(11), 645–650. https://doi.org/10.3928/01484834-20161011-07

Rutherford-Hemming, T. (2015). Determining Content Validity and Reporting a Content Validity Index for Simulation Scenarios. *Nursing Education Perspectives, 36*(6), 389–393. https://doi.org/10.5480/15-1640

6 Praktische Hilfen für die tägliche Lehrpraxis

Astrid Herold-Majumdar

In der täglichen Lehrpraxis stehen wir vor der Herausforderung, dass wir Lehreinheiten im Simulationslabor oft nicht ausreichend planen und vorbereiten können. Personalausfall führt dazu, dass wir in der Lehre für Kolleginnen und Kollegen einspringen müssen. Die Lehrplanung im Simulationslabor ist v. a. an der Hochschule sehr komplex und muss viele externe Lehrbeauftragte mit jeweils spezifischen Expertisen der Pflegepraxis koordinieren. Die Mittel zur Ausstattung und zum Betrieb der Simulationslabore sind begrenzt und müssen gut geplant werden. Diese Gründe haben die Autorinnen veranlasst, praktische Hilfen für die tägliche Lehrpraxis zu entwickeln, die in diesem Kapitel, übersichtlich gegliedert nach den jeweiligen Szenarien, hinterlegt sind.

Kurzanleitungen sind zusammenfassende Beschreibungen des Szenarios, die für die tägliche Lehrpraxis ein schnelles Einlesen in den Fall ermöglichen. So können sich Instrukteure und Instrukteurinnen zügig einen Überblick über die Lernsituation und den Fall verschaffen, um spontan eine Simulationseinheit zu gestalten. Die **Materialliste** bietet eine praktikable Checkliste für den Bedarf an spezifischen Materialien für das Szenario. Eine gewisse Grundausstattung, z. B. an Materialien für die routinehafte Händedesinfektion, wird vorausgesetzt. Die Materialliste kann für den Beschaffungsprozess, die Vorbereitung des Szenarios und die Überwachung des Materialbestandes genutzt werden. Requisiten, wie beispielsweise Speisenattrappen, Kleidung und Geschirr unterstützen bei der Herstellung der Realitätsnähe und der Schaffung einer Atmosphäre, welche das emotionale Sich-Einlassen auf die Situation der Lernenden unterstützt. **Ereigniskarten** sind vom Entwickler bzw. der Entwicklerin des Szenarios beschriftete Karten, die während der Aktion in das Szenario eingespielt werden, um die Wechselfälle des Lebens, z. B. ein unerwarteter Zwischenfall, ein Telefonanruf, der in der Szenario-Beschreibung nicht angekündigt war, nachzustellen. Ereigniskarten können die Dynamik der Aktion erhöhen und unterstützen die Entwicklung der Kompetenzen, die für die Bewältigung unvorhergesehener Ereignisse im klinischen Handlungsfeld erforderlich sind. Eine solche Kompetenz ist beispielsweise die Fähigkeit, unerwartete Geschehnisse in den Handlungsablauf zu integrieren und dabei die Prioritäten in Bezug auf die Patientenversorgung nicht aus dem Auge zu verlieren. Sie können im Vorfeld schon gedruckt in dem Simulations- bzw. **Labor-Kit**, also der Zusammenstellung aller Lehrmaterialien zu einem Szenario in einer durchsichtigen Box, hinzugefügt werden, damit die Karten während der Simulationseinheit schnell eingespielt werden können. Es finden sich Fotos zu den Labor-Kits der in diesem Buch entwickelten Szenarien. Die Fotos zeigen eine durchsichtige Plastikbox, wie sie in jedem Baumarkt besorgt werden kann. Auf die Frontseite wird eine durchsichtige Einsteckhülle (z. B. eine Prospekthülle) geklebt. Oben auf ist der Arbeitstitel und die Inhaltsübersicht des Szenarios zu sehen. Dahinter wird die Kurzanleitung, die Materialliste und ggf. weitere Lehrmaterialien, z. B. die Ereigniskarten, in die Hülle hineingegeben.

6.1 Zusammenfassung zu Kapitel 4.1

Julia Kämmer

6.1.1 Kurzanleitung

Kurzanleitung für „Opa hat genug vom Zucker“		
Komplexitätsgrad: hoch	**Einordnung Curriculum: 2–3**	**Dauer: 4,5h (zusätzlich 4h Selbstlerneinheit und 2h Vor- und Nachbereitung des Simulationsraumes)**
Allgemeine Informationen		
Ziele: • Ältere Menschen mit Diabetes mellitus Typ 2 zu Selbstmanagement ihrer chronischen Erkrankung befähigen • professionelle Pflegeberatung planen, durchführen und evaluieren • Komplikationen und Folgeerkrankungen von Diabetes mellitus Typ 2 bei älteren Menschen reduzieren und somit eine lange Selbstständigkeit ermöglichen		
Erwartete Lernergebnisse für das 2. Ausbildungsdrittel: • Den Begriff der Pflegeberatung mit eigenen Worten definieren können • Pflegeberatungen unter Einbezug von EBN entwickeln und evaluieren • herausfordernde Situationen (z. B. Krisensituationen, Konflikte) identifizieren (z. B. nach dem Trajekt-Modell) und deeskalieren können • eine Beratung anhand der motivierenden Gesprächsführung fachkompetent beschreiben und durchführen • Pflegeprozess von Fiechter und Meier als eine vorbehaltliche Aufgabe der Pflege auf die Beratungssituation ableiten können • Erkrankungsbild Diabetes mellitus Typ 2 (epidemiologisch, ökonomisch, gesamtgesellschaftlich betrachtet) und deren Selbstmanagement-Aufgaben beschreiben können *Erwartete Lernergebnisse für das 3. Ausbildungsdrittel:* • Pflegeberatungen mit Menschen aller Altersstufen durchführen und diese dementsprechend anpassen und begründen • die Situation angemessen analysieren und fordern gegebenenfalls kollegiale Hilfe ein (Grenzen wahrnehmen und Lösungen finden) • das Empowerment und die Selbststeuerungsfähigkeit von älteren Menschen anhand von geeigneten Assessmentinstrumenten zu bewerten und eine größtmögliche Selbstständigkeit der Betroffenen zu erreichen		
Teilnehmende (2. Ausbildungsdrittel): • 4–6 Teilnehmende • Wissensgrundlagen: – berufliches Selbstverständnis; – Modelle zu Gesundheit/Salutogenese und Krankheit; – Aspekte der Motivations- und Gesundheitspsychologie		

Kurzanleitung für „Opa hat genug vom Zucker“

Teilnehmende (3. Ausbildungsdrittel):

- 4–6 Teilnehmende
- Wissensgrundlagen (zusätzlich zu 2. Ausbildungsdrittel):
  - Gesundheitsberichterstattung (gesundheitliche Risikofaktoren und Risikoverhalten, Gesundheitskosten, Inanspruchnahme des Gesundheitssystems);
  - Ergebnisberichte Gesundheitskompetenz in Deutschland

Simulationssetting:

- Clinical Simulation Lab als häusliches Umfeld (ambulant)

Fallbeschreibung:

Herr Meier ist 68 Jahre alt und wohnt in einem Mehrfamilienhaus im Stadtteil Giesing in der bayrischen Hauptstadt München. Vor einem halben Jahr hatte Herr Meier einen Gewichtsverlust von 8 kg, wiederkehrende Schwindelattacken sowie einen starken Durst bemerkt. Daraufhin hatte er heimlich mit dem Alkohol trinken und dem Rauchen aufgehört. Er hoffte, dass seine Beschwerden sich dadurch von allein bessern würden. Nachdem er aber seit über 30 Jahren täglich eine Schachtel Zigaretten am Tag geraucht (30 pack years) und mindestens ein Bier am Tag getrunken hatte, ist seiner Familie die „heimliche“ Umstellung rasch aufgefallen, vor allem die Enkelkinder waren in großer Sorge um Ihren Opa. Seine Ehefrau Maria ging daraufhin mit ihm zum Arzt, wozu er nur zögerlich eingewilligt hatte. Der Arzt diagnostizierte nach einer Blutabnahme einen Diabetes mellitus Typ 2 und fordert ihn auf, seinen Lebensstil positiv zu verändern. Dazu bekam Herr Meier Metformin 1000 mg (orales Antidiabetikum) verschrieben, die er einmal täglich vor dem Frühstück einnehmen soll. Bei der Diagnose war der HbA1c-Wert im Blut bei 12 %/16,5 mmol/l. Der Arzt warnte Herr Meier, wenn er diesen Rat nicht befolge, werde er sich bald auch noch Insulin spritzen müssen und dann wird alles noch viel komplizierter. Seine Ehefrau entgegnete der Diagnose mit den Worten: „Na das wurde aber auch Zeit, dass du krank wirst- bei deinem täglichen Konsum an Süßigkeiten und Bier!“.
Herr Meier hatte über 20 Jahre lang drei bis vier Bier am Tag getrunken. Nach einem Autounfall vor 30 Jahren hatte er sich entschlossen, dem ein Ende zu setzen und trank nur noch maximal ein Bier am Tag. Ansonsten liegen bei Herrn Meier keine weiteren diagnostizierten Vorerkrankungen vor.

In den nächsten Tagen arrangiert seine Ehefrau einen ambulanten Dienst auf Anraten des Arztes. Dieser soll nun jeden Morgen den Blutzuckerwert im Blut überprüfen und Herrn Meier dahingehend (z. B. auf Komplikationen und Folgeerkrankungen) überwachen und beraten.
Sie sind Pflegefachperson bei dem ambulanten Dienst „Sonne“ und besuchen Herr Meier zum fünften Mal zur routinemäßigen Blutzuckerkontrolle. Sie möchten gerne mehr über Herrn Meier erfahren und ihn bezüglich seines Selbstmanagements professionell beraten. Während der letzten Besuche ist Ihnen aufgefallen, dass Herr Meier sehr unsicher in Bezug auf seine Ernährung erscheint. Das letzte Mal hat er sie gefragt, was er denn jetzt zum Frühstück essen kann. Denn seine Ehefrau meinte zu ihm, er darf nun kein Marmeladenbrot mehr essen. Zudem ist Herr Meier sehr traurig, denn er ist sehr gerne mit seinen Enkelkindern Eis essen gegangen und würde das gerne beibehalten. Allerdings sieht er aktuell keinen Weg, diese wöchentliche Tradition weiterhin umzusetzen.

Kurzanleitung für „Opa hat genug vom Zucker"

Rollen:

(Schaupiel-)Patient Herr Meier (**Kap. 4.1.5**)

- Pflegefachperson
- Beobachterrollen
- Moderator bzw. Moderatorin

Zusätzlich ergänzbare Rollen:

- Ehefrau Frau Meier
- Pflegefachperson in Ausbildung
- Pflegefachperson als Kollege oder Kollegin, der/die telefonisch erreichbar ist

Ablaufplanung

Allgemeiner Ablauf

- Briefing (35min) und zusätzliche Selbstlerneinheit zur Vorbereitung (4h)
- Vorbereitung für den Simulationsraum (1h)
- Durchführung des Szenarios (2h)
- Debriefing (45min)
- Lern-Lehrevaluation (20min)
- „Pufferzeit" für Rückfragen etc. (15min)
- Simulationsraum aufräumen (1h)

Briefing (**Kap. 4.1.4**):

- gemeinsame Grundsätze formulieren
- Methode des Sequenzierens erläutern
- Rollenverteilung
- Selbstreguliertes und co-kreatives Lernen zur Einarbeitung in das Szenario und die Thematik
- Einfinden in die Rolle einer Pflegefachperson mithilfe des Stanislawski Ansatzes

Szenario (**Kap. 4.1.5**):

- Methode des Sequenzierens
- spezifische Handlungsanweisungen für den (Simulations-)Patienten Herr Meier
- Sicherheit während der Simulation gewährleisten
- Ereigniskarte „Zucker"

Debriefing (**Kap. 4.1.6**):

- Ablegen der Rolle einer „Pflegefachperson"
- Anwendung der Gather-Analyse-Summarize Methode (GAS-Methode)

Evaluation (**Kap. 4.1.7**):

- „Creighton Competency Evaluation Instrument (C-CEI ®)" (Creighton University College of Nursing, 2013)
- Messung der Beratungsqualität schwierig, Bewertung durch die Definition einer Pflegeberatung anhand von bestimmten Kriterien möglich (**Kap. 4.1.7**)
- Szenario ist nicht für eine standardisierte OSCE-Überprüfung geeignet aufgrund der Verschiedenheit der Sequenzen

6.1.2 Material und Requisiten

Material und Requisiten für „Opa hat genug vom Zucker“ (in Anlehnung an Jaki et al., 2018, S. 21–46)	
Material und Requisiten	
Simulationsraum (mit Stromversorgung)	• Möbel: Kommode, Sitzgelegenheit (z. B. Esstisch mit Stühlen) • Einsatz von Projektoren und Leinwänden (z. B. Projektion der Wandgestaltung) • Dekoration: Bilderrahmen zum Aufstellen, Vase mit Blumen, Teppich • Radio oder TV • Aromaöl mit Kuchengeruch oder frischer Kaffee • Blutzuckermessgerät und Zubehör (z. B. Lanzetten, Desinfektionsspray, Tupfer, Pflaster) • Ordner für den ambulanten Dienst mit Blutzuckerprotokollen • Medikamentenplan, Stammblatt • Kreuzworträtsel und Stift • Gerät zur Tonaufnahme und -übertragung • Filmklappe
Überwachungsraum/ Steuerraum (mit Stromversorgung; Klimaanlage)	• Audio-System für die Tonwiedergabe und -aufnahme bzw. Tonübertragung in den Simulationsraum • einseitig verspiegelte Glasscheibe • Schallisolierung oder jeder im Raum erhält Kopfhörer • Stühle und Tische (für Mitschriften)
Briefing- und Debriefingraum (mit Stromversorgung)	• Bequeme Stühle und Tische • Whiteboard (inklusive Zubehör) • Gemütliche Atmosphäre (z. B. angenehme Raumtemperatur, Tageslicht)
Umkleideraum Schauspielpatient	• Kleidung für den Simulationspatienten (z. B. kariertes Hemd und Jeans) • Schließfächer • Waschmöglichkeit
Umkleideraum Auszubildende	• Berufskleidung • Schließfächer
Learning-Bereich (mit Stromversorgung)	• Arbeitsplätze • Internetzugang
Dokumente/Arbeitsblätter	
Briefing	• Fallbeispiel (**Kap. 6.1.1**) • Grundsätze (**Kap. 4.1.3**) • Ablaufplan (**Kap. 4.1.5**) • Lernergebnisse (**Kap. 4.1.2**)
Szenario	• Spezifische Arbeitsaufträge für die Beobachterrollen
Debriefing	• Feedback-Vordrucke für die GAS-Methode (**Kap. 6.1.5**)

Material und Requisiten für „Opa hat genug vom Zucker“ (in Anlehnung an Jaki et al., 2018, S. 21–46)	
Evaluation	• „Creighton Competency Evaluation Instrument C-CEI® “ (Creighton University College of Nursing, 2013) • Qualitätsmessung der Pflegeberatung (z. B. mithilfe der Kriterien für eine professionellen Pflegeberatung in **Kapitel 4.1.7**) • Handlungsbewertungsliste (**Kap. 6.1.3**)
Abrufbares Material und Requisiten	
Requisiten, die auf Anfrage erhältlich sind	• Telefon • Glas mit Wasser • Metformin Tabletten (z. B. Übungspackungen) • Handy für ein Telefonat mit Kollegen (kollegiale Beratung) • Blutzuckermessgerät und Zubehör (z. B. Lanzetten, Desinfektionsspray, Tupfer, Pflaster)
Laborparameter, die auf Anfrage erhältlich sind	• Aktueller HbA1c-Wert von 12 %/ 16,5 mmol/l • Aktueller Entzündungswert CRP von 45 mg/l
Ereigniskarte „Zucker“ (Kap. 6.1.5)	• Frischer Kaffee • Kaffeekanne • Zucker in einem Behältnis • Löffel • Kaffeetassen • Ereigniskarte

6.1.3 Handlungsbewertungsliste

Handlungsbewertungsliste „Opa hat genug vom Zucker“							
Name:	**Semester:**			**Datum:**			
Prüfungsort:							
Handlung	**Bewertung**						**Punkte**
1. Vorbereitung							
Einbezug von EBN bei der Entwicklung und Vorbereitung der Beratungssituation	I	E	NE	NE-G	NE-W	NB	
	2	1	–1	–	–	0	
2. Pflegeberatung							
Kommunikationsstil (einfühlsam, fragend, zuhörend etc.)	I	E	NE	NE-G	NE-W	NB	
	2	1	–1	–	–	0	
Krisensituation deeskalieren und Beratung dementsprechend anpassen	I	E	NE	NE-G	NE-W	NB	
	2	1	–1	–	–	0	
Beratungsbedarf einschätzen (z. B. mit Assessmentinstrument)	I	E	NE	NE-G	NE-W	NB	
	2	1	–1	–	–	0	
Beziehungsaufbau (Berater/in) in passiver Rolle	I	E	NE	NE-G	NE-W	NB	
	2	1	–1	–	–	0	
Phase der chronischen Erkrankung identifizieren	I	E	NE	NE-G	NE-W	NB	
	2	1	–1	–	–	0	
Lernbedarf konkretisieren (z. B. NANDA-I, NOC)	I	E	NE	NE-G	NE-W	NB	
	2	1	–1	–	–	0	
Lernziele vereinbaren (z. B. NANDA-I, NOC)	I	E	NE	NE-G	NE-W	NB	
	2	1	–1	–	–	0	
3. Anwendung der motivierenden Gesprächsführung							
Selbstvorstellung, Begrüßung	I	E	NE	NE-G	NE-W	NB	
	2	1	–1	–	–	0	
Informationen sammeln	I	E	NE	NE-G	NE-W	NB	
	2	1	–1	–	–	0	
Interventionsstrategie entwickeln	I	E	NE	NE-G	NE-W	NB	
	2	1	–1	–	–	0	
Bewertung der Bereitschaft	I	E	NE	NE-G	NE-W	NB	
	2	1	–1	–	–	0	
Personenzentrierte Beratung – Lösungsstrategien entwickeln	I	E	NE	NE-G	NE-W	NB	
	2	1	–1	–	–	0	
4. Diabetes mellitus Typ 2							
Symptome erkennen (Gewichtsverlust, Schwindel, starker Durst, Blutwerte)	I	E	NE	NE-G	NE-W	NB	
	2	1	–1	–	–	0	

Handlungsbewertungsliste „Opa hat genug vom Zucker“							
Risikofaktoren ermitteln (täglicher Alkoholkonsum, Raucher)	I	E	NE	NE-G	NE-W	NB	
	2	1	−1	–	–	0	
Folgeerkrankungen, Komplikationen aufzeigen	I	E	NE	NE-G	NE-W	NB	
	2	1	−1	–	–	0	
Ernährung	I	E	NE	NE-G	NE-W	NB	
	2	1	−1	–	–	0	
Sport/Bewegung	I	E	NE	NE-G	NE-W	NB	
	2	1	−1	–	–	0	
5. Selbstmanagement-Prozess							
Motivation zu mehr Selbstmanagement-Aufgaben	I	E	NE	NE-G	NE-W	NB	
	2	1	−1	–	–	0	
Selbstmanagement-Aufgaben aufzeigen (z. B. Medikamente, regelmäßige Arztbesuche, Fußpflege, richtiges Schuhwerk)	I	E	NE	NE-G	NE-W	NB	
	2	1	−1	–	–	0	
Empowerment und Selbststeuerungsfähigkeit mit geeigneten Assessmentinstrumenten bewerten	I	E	NE	NE-G	NE-W	NB	
	2	1	−1	–	–	0	
6. Dokumentation							
Richtige Dokumentation der Beratung	I	E	NE	NE-G	NE-W	NB	
	2	1	−1	–	–	0	
7. Umgang mit Grenzen							
(Kollegiale) Hilfe zum richtigen Zeitpunkt angefordert	I	E	NE	NE-G	NE-W	NB	
	2	1	−1	–	–	0	
Eigene Grenzen wahrgenommen und nach Lösungen gesucht	I	E	NE	NE-G	NE-W	NB	
	2	1	−1	–	–	0	
Gesamtpunktzahl (max. 24 Punkte)							

Feedback (Studierende/r und Lehrende/r)	**Lernzielvereinbarung**

Schlussfolgerungen für das weitere berufliche Handeln	
Besondere Vorkommnisse in der Prüfung	
Datum, Name Klarschrift (Lehrende/r)	**Datum, Name Klarschrift (Studierende/r)**
______________________	______________________
______________________ Unterschrift	______________________ Unterschrift

Legende Bewertung		
Abk.	**Bewertungskategorie**	**Punkte**
I	innovative, kreative Lösung	2
E	erfüllt: Handlung entsprechend (best-)verfügbaren Wissens und beruflicher Sorgfaltspflicht korrekt durchgeführt	1
NE	nicht erfüllt: Handlung nicht korrekt durchgeführt (Missachtung interner und externer Evidence) oder notwendige Handlung (z.B. Händedesinfektion) vergessen	–1
NE-G	nicht erfüllt: Handlung nicht korrekt durchgeführt mit Gefährdung der pflegebedürftigen Person	Abzug Gesamtpunktzahl
NE-W	nicht erfüllt: Handlung (instrumentell-technisch) korrekt oder nicht korrekt durchgeführt und Verletzung von Würde und Menschenrechten	Abzug Gesamtpunktzahl
NB	nicht beurteilbar: Handlung nicht durchgeführt, weil in der Situation nicht erforderlich bzw. adäquat	0

Bewertungsschema		
Punkte	Bewertung	Ergebnis
ab 1x NE-G	nicht bestanden, weil Gefährdung der pflegebedürftigen Person	
ab 1x NE-W	nicht bestanden, weil Verletzung von Würde und Menschenrechten	
> (50 Prozent der Gesamtpunktzahl)	bestanden	
<= (50 Prozent der Gesamtpunktzahl)	nicht bestanden	

6.1.4 Labor-Kit

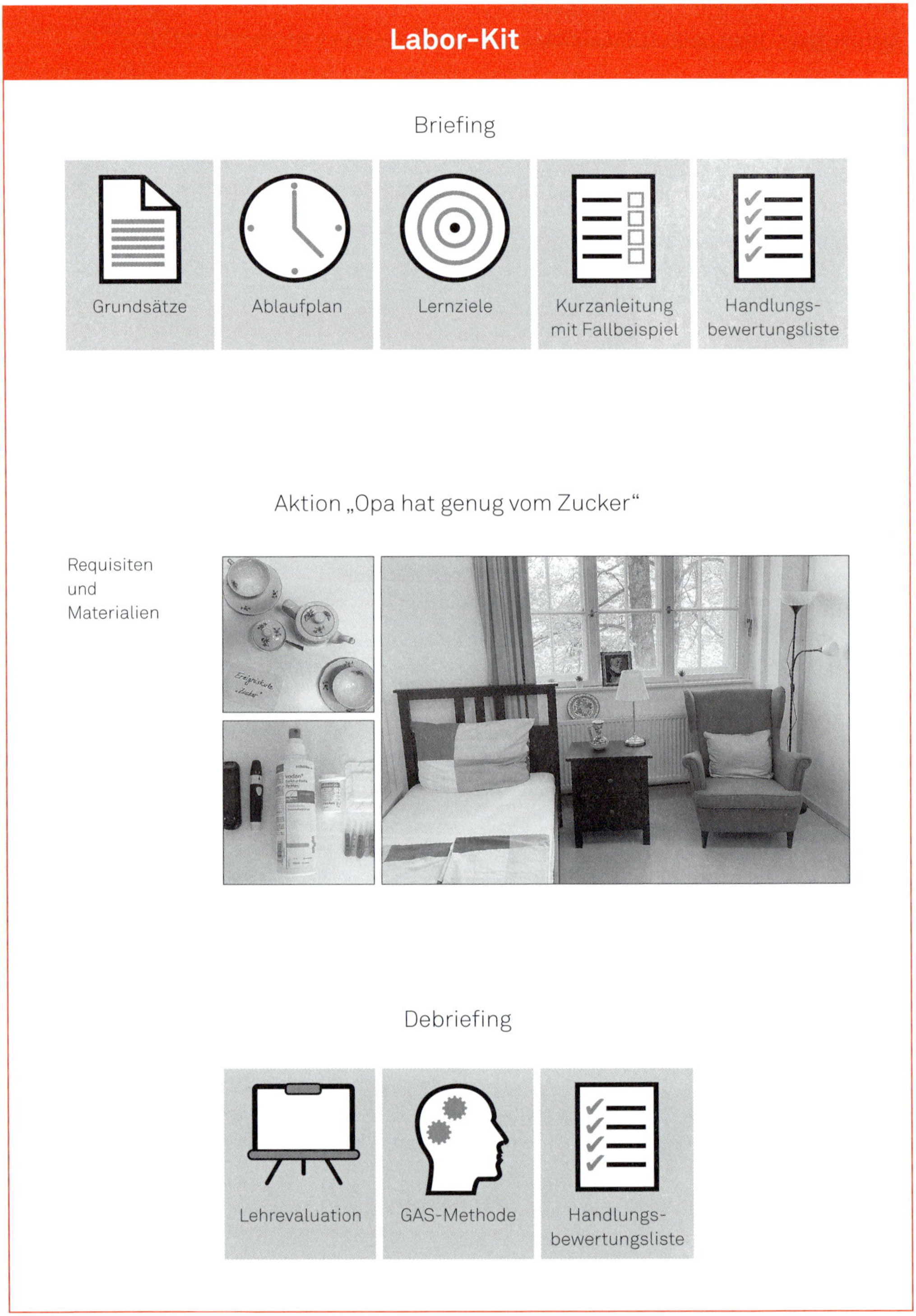

Abbildung 6-1: Labor-Kit für das Szenario „Opa hat genug vom Zucker“ (Quelle: J. Kämmer)

6.1.5 Szenariospezifische Lehrmaterialien

Ereigniskarte„Zucker“

Ereigniskarte für „Opa hat genug vom Zucker“		
Ereigniskarte „Zucker“	**Ereignis 1**	**Dauer: 10 min**
Komplexitätsgrad: mittlere Komplexität	*Zeitpunkt: jederzeit während der Durchführung des Szenarios möglich*	

Ereignis:

- Fallbeispiel (Kap. 4.4.4)
- Frau Meier bringt Kaffee, Herr Meier nimmt sich zwei Löffel Zucker aus der Zuckerdose auf dem Esstisch

Erwartetes Lernergebnis:

Der Patient soll für seine chronische Erkrankung schrittweise sensibilisiert werden. Dabei sollte die Entscheidung, je nach derzeitigem Wohlbefinden des (Schauspiel-)Patienten getroffen werden. Die Ereigniskarte kann jederzeit während des Geschehens eingesetzt werden und benötigt daher je nach dem unterschiedliche Handlungsansätze. Denn der Patient durchlebt während seiner Beratungssituation eine Phase der Krise.

Bewertungskriterien:

- Herangehensweise an die Situation (z. B. Emphatische Handlungen)
- Konnte der Sachverhalt (Zucker und Diabetes) konkret benannt und thematisiert werden?

Material:

- Frischer Kaffee
- Kaffeekanne
- Zucker in einem Behältnis
- Löffel
- Kaffeetassen
- Ereigniskarte

Vorbereitung:

- Ereigniskarte an die Teilnehmer aushändigen
- Ereignis und Handlungsmöglichkeiten erläutern:
  a. Herr Meier nimmt den Zucker und die Pflegefachperson lässt es kommentarlos passieren
  b. Die Pflegefachperson spricht Herr Meier auf den Zusammenhang von Zucker und der Erkrankung Diabetes an
  c. Sonstige kreative Handlungsmöglichkeiten.

Ereigniskarte für „Opa hat genug vom Zucker"

Ablauf:

- Mit dem Code „Maria könntest du uns bitte einen Kaffee bringen?" wird das Ereignis von seitens des (Schauspiel-)Patienten begonnen
- Die Pflegefachperson hält die Ereigniskarte hoch und wartet auf den Code des (Schauspiel-)Patienten
- Die Pflegefachperson entscheidet sich anschließend für eine Handlung und somit ein eintretendes Ereignis
  a. Herr Meier nimmt den Zucker und die Pflegefachperson lässt es kommentarlos passieren
  b. Die Pflegefachperson spricht Herr Meier auf den Zusammenhang von Zucker und der Erkrankung Diabetes an
  c. Sonstige kreative Handlungsmöglichkeiten.
- Der Moderator bestimmt anschließend, welchen HbA1c-Wert Herr Meier bei der Blutuntersuchung aufweist. Der Moderator gibt den HbA1c-Wert durch das Mikrofon an die Teilnehmer im Simulationsraum weiter.
- Im anschließenden Debriefing können die Handlungsentscheidungen der Ereigniskarte berücksichtigt und diskutiert werden.

Arbeitsblatt – GAS-Methode

	Teilnehmerin/ Teilnehmer	Lehrende Person
Gather		
Analyze		
Summarize		
Take Home Message		

Unterschrift, Datum lehrende Person: ____________________

Unterschrift, Datum Teilnehmerin/ Teilnehmer: ____________________

6.1.6 Literatur

Creighton University College of Nursing. (2013). *Creighton Competency Evaluation Instrument (C-CEI®.)*. Zugriff am 9. Februar 2021 unter https://blueq.co1.qualtrics.com/CP/File.php?F=F_6A9wVc3ORSVf4YB

6.2 Zusammenfassung zu Kapitel 4.2

Valentina Müller

6.2.1 Kurzanleitung

Kurzanleitung für „Kontrakturprävention bei älteren, pflegebedürftigen Menschen"		
Komplexitätsgrad:	**Einordnung Curriculum:**	**Dauer:**
Niedrig	**CE 02 A**	**5 Unterrichtseinheiten**
Information		

Ziel:

- Ebene der Teilnehmer: Erleben der Rolle der Pflegeempfänger, Heranführen an praktische Prüfungssituation, Handlungssicherheit im Umgang mit Bewegungsförderung und Pflegeempfängern, sensiblerer Umgang mit eigener funktioneller Gesundheit
- Ebene der Pflegeempfänger: Förderung der funktionellen Gesundheit, Förderung sozialer Interaktion
- Systemebene: Reduzierung von Pflegefehlern, Reduzierung von finanziellen, zeitlichen, personellen und materiellen Ressourcen durch Prävention von Kontrakturen → Entlastung des Gesundheitssystems

Erwartete Lernergebnisse:

- Regelgeleitete Anwendung des Grundlagenwissens über die empfohlene Intervention zur Kontrakturprävention
- Fachgerechte Vermittlung der empfohlenen Intervention zur Kontrakturprävention bei älteren Menschen mit geringem Pflegebedarf
- Kritisches Reflektieren des pflegerischen Handelns in dem erlebten Simulationsszenario und Ableiten von Konsequenzen für die berufliche Praxis

Teilnehmende:

- Pflegeauszubildende bzw. -studierende im ersten Lehrjahr
- Max. sechs Teilnehmer pro Durchgang
- Niedriges Kompetenzniveau
- Aufteilung in zwei Gruppen, die sich abwechseln
- Gruppe A: drei Beobachter
- Gruppe B: zwei in der Rolle der Pflegebedürftigen und einer in der Rolle der intervenierenden Pflegefachperson
- Begleitung durch den Lehrenden

Simulationssetting:

- Clinical Simulation Lab/Skills Lab im Akutbereich oder Langzeitpflegebereich

Fallbeschreibung:

- Internistischen Station/Akutkrankenhaus; Gesprächssituation beim Morgenrundgang: Feststellung eines Bewegungsbedarfs bei beiden Patientinnen

Kurzanleitung für „Kontrakturprävention bei älteren, pflegebedürftigen Menschen"

Rollen:
- zwei Patientinnen über 65 J.; Diagnosen: Diabetes mellitus Typ 2 (beide), beginnendes demenzielles Syndrom (Frau Kies) bzw. Risiko eines Inaktivitätssyndroms (Frau Pohl); ((Siehe Arbeitsblatt: Rollenbeschreibungen))

Ablauf
- Vorbereitung (10 Min)
- Briefing (45–60 Min)
- Simulation: Begrüßung/Vorbereitung (20 Min); Aufwärmeinheit (10 Min); Körperliche Übungseinheit (22 Min); Cool-Down (5 Min); Nachbereitung (10 Min)
- Debriefing (90 Min)
- Nachbereitung *optional* (90 Min)

Briefing:
Information über den Rahmen der simulationsbasierten Lektion und die Ziele
- Didaktische Methode, Setting; Ziele; Erläuterung der Arbeitsmaterialien, Fallbeschreibung und Aufgabenbearbeitung
- Wissensabfrage über Kontrakturen und Kontrakturprävention; Aufgabe: Rollenbeschreibung Simulationspatienten; Durchsprechen der Intervention
- Raum für Fragen über die Fallsituation und das simulationsbasierte Lernen

6.2.2 Material und Requisiten

Material und Requisiten für „Kontrakturprävention bei älteren, pflegebedürftigen Menschen"

Material und Requisiten
- Beamer, Smartboard
- Tische und Stühle
- Zwei elektronisch verstellbare Patientenbetten
- Vier stabile, nicht rollfähige Stühle ohne Armlehnen oder Hocker
- CD-Player oder Lautsprecher (Bluetooth)
- Zwei Handtücher
- Stühle und Tische für den Beobachtungsraum
- Festes Schuhwerk der Teilnehmer

Dokumente/Arbeitsblätter
- Digitale Präsentation über das Simulationsszenario
- Laminierte Frage- und Antwortkarten zu Kontrakturen und Kontrakturprävention
- Arbeitsblatt: Rollenbeschreibung zur Simulation
- Arbeitsblatt: Skizzen der Simulationspatientinnen
- Laminierter Ablauf der Intervention mit Bildern
- Arbeitsblatt: Debriefing

Abrufbares Material und Requisiten
- ggf. Material zur audiovisuellen Aufnahme

6.2.3 Handlungsbewertungsliste

Handlungsbewertungsliste „Morgengymnastik mit Helene Fischer“							
Name:	**Semester:**				**Datum:**		
Prüfungsort:							
Handlung	**Bewertung**						**Punkte**
Begrüßt die Simulationspatienten.	I	E	NE	NE-G	NE-W	NB	
	2	1	–1	–	–	0	
Stellt sich bei den Simulationspatienten vor.	I	E	NE	NE-G	NE-W	NB	
	2	1	–1	–	–	0	
Fragt mithilfe offener Fragen nach dem Wohlbefinden der Simulationspatienten.	I	E	NE	NE-G	NE-W	NB	
	2	1	–1	–	–	0	
Erklärt kurz und in einfacher Sprache die Intervention zur Kontrakturprävention.	I	E	NE	NE-G	NE-W	NB	
	2	1	–1	–	–	0	
Fragt die Simulationspatienten, ob sie Fragen bzgl. der Intervention haben.	I	E	NE	NE-G	NE-W	NB	
	2	1	–1	–	–	0	
Fragt die Simulationspatienten nach ihrer Zustimmung.	I	E	NE	NE-G	NE-W	NB	
	2	1	–1	–	–	0	
Fragt die Simulationspatienten, ob sie dabei Musik hören möchten.	I	E	NE	NE-G	NE-W	NB	
	2	1	–1	–	–	0	
Leitet die Simulationspatienten an, sich an die Bettkante zu setzen.	I	E	NE	NE-G	NE-W	NB	
	2	1	–1	–	–	0	
Achtet darauf, dass die Simulationspatienten festes Schuhwerk tragen.	I	E	NE	NE-G	NE-W	NB	
	2	1	–1	–	–	0	
Führt mit den Simulationspatienten die Aufwärmeinheit in der vorgegebenen Zeit durch.	I	E	NE	NE-G	NE-W	NB	
	2	1	–1	–	–	0	
Führt mit den Simulationspatienten die körperlichen Übungen in der vorgegebenen Zeit durch.	I	E	NE	NE-G	NE-W	NB	
	2	1	–1	–	–	0	
Führt mit den Simulationspatienten das Cool-down in der vorgegebenen Zeit durch.	I	E	NE	NE-G	NE-W	NB	
	2	1	–1	–	–	0	
Fragt die Simulationspatienten zwischen den Einheiten und Übungen nach ihrem Wohlbefinden.	I	E	NE	NE-G	NE-W	NB	
	2	1	–1	–	–	0	
Achtet während der Intervention darauf, dass die Simulationspatienten sich an den Wandhalterungen festhalten oder sich gegenseitig stützen.	I	E	NE	NE-G	NE-W	NB	
	2	1	–1	–	–	0	

Handlungsbewertungsliste „Morgengymnastik mit Helene Fischer“							
Bittet die Simulationspatienten nach der Intervention um eine Rückmeldung.	I	E	NE	NE-G	NE-W	NB	
	2	1	−1	–	–	0	
Gibt den Simulationspatienten am Ende der Intervention konstruktives Feedback.	I	E	NE	NE-G	NE-W	NB	
	2	1	−1	–	–	0	
Verabschiedet sich bei den Simulations-patienten.	I	E	NE	NE-G	NE-W	NB	
	2	1	−1	–	–	0	
Gesamtpunktzahl							

Feedback (Teilnehmer und Lehrender)	**Lernzielvereinbarung**

Schlussfolgerungen für das weitere berufliche Handeln

Besondere Vorkommnisse in der Prüfung

Datum, Name Klarschrift (Lehrende/r)	**Datum, Name Klarschrift (Teilnehmer)**
Unterschrift	Unterschrift

Legende Bewertung

Abk.	Bewertungskategorie	Punkte
I	innovative, kreative Lösung	2
E	erfüllt: Handlung entsprechend (best-)verfügbaren Wissens und beruflicher Sorgfaltspflicht korrekt durchgeführt	1
NE	nicht erfüllt: Handlung nicht korrekt durchgeführt (Missachtung interner und externer Evidence) oder notwendige Handlung (z. B. Händedesinfektion) vergessen	–1
NE-G	nicht erfüllt: Handlung nicht korrekt durchgeführt mit Gefährdung der pflegebedürftigen Person	Abzug Gesamtpunktzahl
NE-W	nicht erfüllt: Handlung (instrumentell-technisch) korrekt oder nicht korrekt durchgeführt und Verletzung von Würde und Menschenrechten	Abzug Gesamtpunktzahl
NB	nicht beurteilbar: Handlung nicht durchgeführt, weil in der Situation nicht erforderlich bzw. adäquat	0

Bewertungsschema

Punkte	Bewertung	Ergebnis
ab 1x NE-G	nicht bestanden, weil Gefährdung der pflegebedürftigen Person	
ab 1x NE-W	nicht bestanden, weil Verletzung von Würde und Menschenrechten	
> (50 Prozent der Gesamtpunktzahl)	bestanden	
<= (50 Prozent der Gesamtpunktzahl)	nicht bestanden	

(Eigendarstellung in Anlehnung an Schlegel, 2018)

6.2.4 Labor-Kit

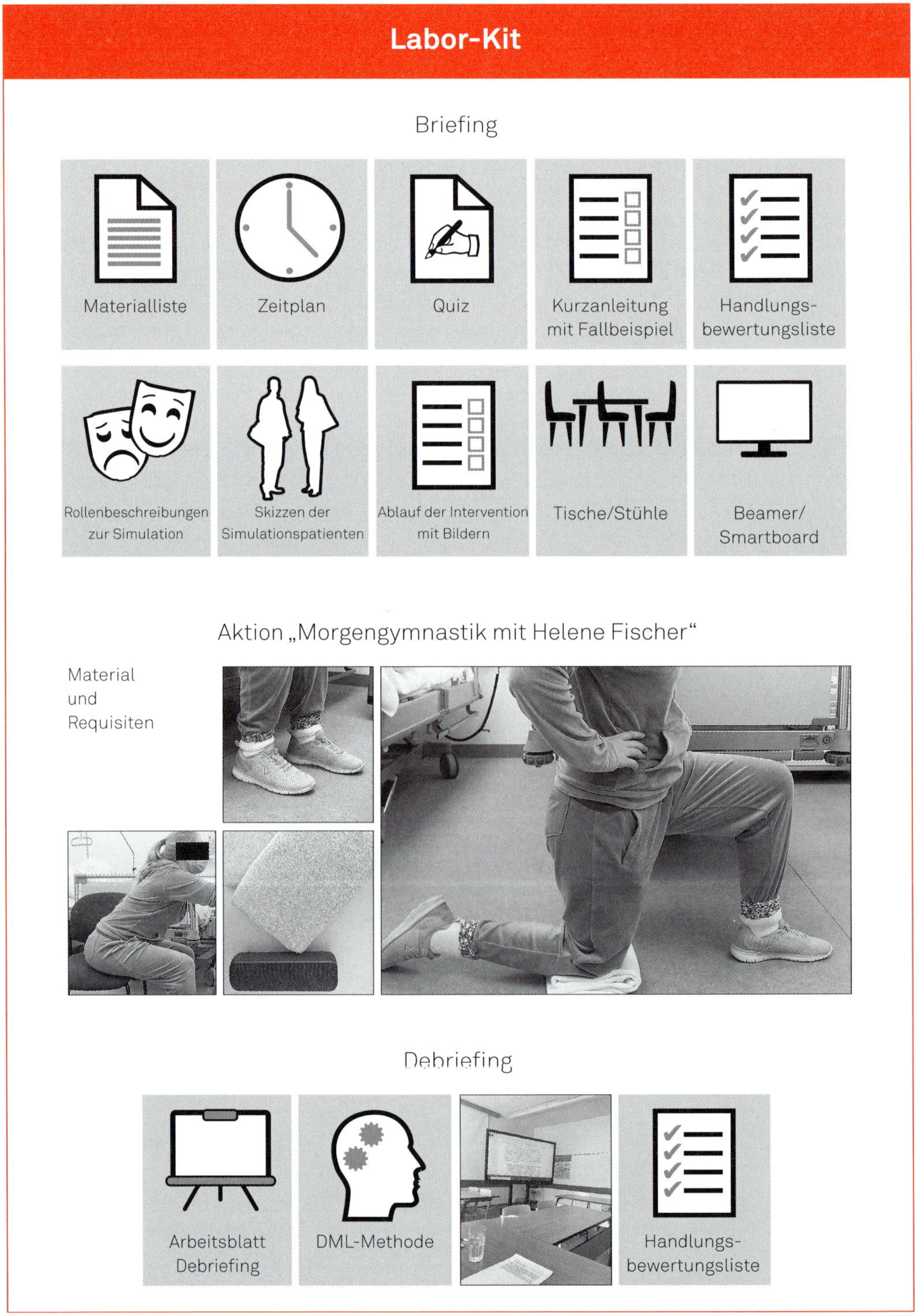

Abbildung 6-2: Labor-Kit für das Szenario „Morgengymnastik mit Helene Fischer“ (Quelle: V. Müller)

6.2.5 Szenariospezifische Lehrmaterialien

Ereigniskarte Schmerzen

Ereigniskarte für „Morgengymnastik mit Helene Fischer“		
Ereigniskarte „Schmerzen“	**Ereignis 1**	**Dauer: 15 min**
Komplexitätsgrad: mittlere Komplexität	*Zeitpunkt: jederzeit während der Durchführung des Szenarios möglich*	

Ereignis:

- Fallbeispiel (**Kap. 4.2.5**)
- Frau Pohl äußert Schmerzen in der rechten Hüfte, Numerische Schmerzskala bei Belastung bei 5–6, hat kein Analgetikum in der Dauermedikation

Erwartetes Lernergebnis:

Der Teilnehmer in der Rolle der Pflegefachperson erkennt die Relevanz der Schmerzsituation. Je nach Ausbildungszeitpunkt kann der Teilnehmer die Schmerzassessmentinstrumente bedarfsorientiert auswählen und anwenden. Der Teilnehmer handelt entsprechend der pflegefachlichen Einschätzung adäquat und lösungsorientiert und kann die Nachbereitung und Dokumentation beschreiben.

Bewertungskriterien:

- Herangehensweise an die Situation (z. B. Auswahl des Assessmentinstrumentes und Lösungsweg)
- Wurde die Situation dem Ausbildungsstand entsprechend bearbeitet?

Material:

- Ereigniskarte
- Ggf. Telefon um einen (fiktiven) Arzt anzurufen

Vorbereitung:

- Ereigniskarte an die Teilnehmer aushändigen
- Ereignis und Handlungsmöglichkeiten erläutern:
  a. Frau Pohl äußert Schmerzen und die Pflegefachperson handelt im Anschluss an die körperliche Trainingseinheit
  b. Die Pflegefachperson unterbricht die Übungseinheit, erhebt die Schmerzsituation und erarbeitet interdisziplinär eine Lösung
  c. Sonstige kreative Handlungsmöglichkeiten, wie z. B. Fortführen der Übungen (normal mit Frau Kies; Auslassen der Hüft-belastenden Übungen bei Frau Pohl).

Ereigniskarte für „Morgengymnastik mit Helene Fischer"
Ablauf: • Mit dem Code „Oh, meine Hüfte!" wird das Ereignis von seitens des (Schauspiel-)Patienten begonnen • Die Pflegefachperson hält die Ereigniskarte hoch und wartet auf den Code des (Schauspiel-)Patienten a. Die Pflegefachperson lässt Frau Pohl die Übung weitermachen, nachdem sie fragt, ob es ginge und Frau Pohl nickt b. Die Pflegefachperson unterbricht die Übungseinheit, erhebt die Schmerzsituation und erarbeitet interdisziplinär eine Lösung c. Sonstige kreative Handlungsmöglichkeiten. • Bei Variante b oder ggf. Variante c kann der Arzt telefonisch kontaktiert werden. Diese Rolle übernimmt der Moderator und stellt der Pflegefachperson realistische Fragen und gibt anschließend eine Anweisung. • Im anschließenden Debriefing können die Handlungsentscheidungen der Ereigniskarte berücksichtigt und diskutiert werden.

Ereigniskarte Beinahesturz

Ereigniskarte für „Morgengymnastik mit Helene Fischer"		
Ereigniskarte „Beinahesturz"	**Ereignis 1**	**Dauer: 20 min**
Komplexitätsgrad: mittlere Komplexität	*Zeitpunkt: jederzeit während der Durchführung der körperlichen Übungseinheit möglich*	
Ereignis: • Fallbeispiel (**Kap. 4.2.5**) • Frau Kies stolpert und stürzt beinahe		
Erwartetes Lernergebnis: Der Teilnehmer in der Rolle der Pflegefachperson erkennt die potenzielle Gefahr des Beinahesturzes. Je nach Ausbildungszeitpunkt kann der Teilnehmer das Sturzrisiko bedarfsorientiert evaluieren und Konsequenzen ableiten (z. B. Beratungsgespräch). Der Teilnehmer handelt entsprechend der pflegefachlichen Einschätzung adäquat und lösungsorientiert und kann die Nachbereitung und Dokumentation beschreiben.		
Bewertungskriterien: • Herangehensweise an die Situation (z. B. Erkennen der potenziellen Gefahrensituation und adäquate Einschätzung des Sturzrisikos) • Wurde die Situation dem Ausbildungsstand entsprechend bearbeitet?		
Material: • Ereigniskarte		

Ereigniskarte für „Morgengymnastik mit Helene Fischer“

Vorbereitung:

- Ereigniskarte an die Teilnehmer aushändigen
- Ereignis und Handlungsmöglichkeiten erläutern:
  a. Frau Kies stolpert und stürzt beinahe. Die Pflegefachperson scheint erleichtert und lässt die Situation stehen, wie sie ist, da ja nichts Schlimmes passiert ist
  b. Die Pflegefachperson unterbricht die Übungseinheit nur kurz um sich zu vergewissern, dass sich Frau Kies weiter an der Übungseinheit beteiligen kann und führt im Anschluss eine Evaluierung des Sturzrisikos und ggf. ein Beratungsgespräch durch
  c. Sonstige kreative Handlungsmöglichkeiten.

Ablauf:

- Mit dem Stolpern wird das Ereignis seitens des (Schauspiel-)Patienten begonnen
- Die Pflegefachperson hält die Ereigniskarte hoch und wartet auf den Code des (Schauspiel-) Patienten
  a. Die Pflegefachperson lässt Frau Kies die Übung weitermachen, nachdem sie fragt, ob alles in Ordnung sei und Frau Kies nickt
  b. Die Pflegefachperson unterbricht die Übungseinheit, fragt nach dem Wohlbefinden von Frau Kies und evaluiert anschließend das Sturzrisiko und führt ein Beratungsgespräch durch
  c. Sonstige kreative Handlungsmöglichkeiten.
- Im anschließenden Debriefing können die Handlungsentscheidungen der Ereigniskarte berücksichtigt und diskutiert werden.

6.2.6 Literatur

Schlegel, C. (Hrsg.). (2018). *OSCE – Kompetenzorientiert Prüfen in der Pflegeausbildung. Einführung und Umsetzung von OSCE-Stationen*. Springer. https://doi.org/10.1007/978-3-662-55800-3

6.3 Zusammenfassung zu Kapitel 4.3

Debora Küllsen

6.3.1 Kurzanleitung

Kurzanleitung für „Baby Leo hat Hunger“		
Komplexitätsgrad: mittel	**Einordnung Curriculum: 2**	**Dauer: 120**
Information		

Ziel:

- Ebene Lernende: Interesse des zukünftigen Personals für dieses Fachgebiet wecken, Qualität der Versorgung von Frühgeborenen durch genügend Fachpersonal steigern
- Ebene Menschen mit Pflegebedarf: Die Prognose des Kindes ist unter anderem abhängig von der Qualität der perinatalen Versorgung (Feydt-Schmidt & Dehning, 2015)
- Ebene System: Unterstützung der Sustainable Developement Goals der United Nations – Teil des dritten Ziels „Good health and well-being“ ist die Säuglingssterblichkeit zu senken (United Nations, 2020, S. 1)

Erwartete Lernergebnisse:

1. Wissen: Die Teilnehmenden können das Wissen über Ernährung und Sondieren von Frühgeborenen wiedergeben
2. Verstehen: Die Teilnehmenden können das Wissen über Ernährung und Sondierenden von Frühgeborenen im Kontext erklären und Angehörige zu diesem Thema beraten
3. Anwendung: Die Teilnehmenden können fachgerecht und hygienisch sondieren
4. Analyse: Die Teilnehmenden verstehen den Zusammenhang zwischen einer Frühgeburt und einem notwenigen Sondieren vor der 32. SSW sowie einer Übertragung der Tätigkeit auf Menschen anderer Altersgruppen
5. Synthese: Die Teilnehmenden haben die nötigen Fähigkeiten eine Magensonde zu testen und entsprechend der Situation die adäquate Methodik zu wählen sowie das Wissen auf mögliche Komplikationen reagieren zu können
6. Evaluation: Die Teilnehmenden sind nach Abschluss des Szenarios in der Lage ihr Handeln zu reflektieren und ihre Entscheidungen zu evaluieren

Teilnehmende:

- Anzahl: ein Teilnehmer als Pflegefachperson, zwei bis drei beobachtende Teilnehmer, ein bis zwei Lehrpersonen, eine Schauspielerin
- Ausbildungsstand: Einbettung in die Rahmenpläne der Fachkommission nach § 53 PflBG: Modul CE 10 „Entwicklung und Gesundheit in Kindheit und Jugend in pflegerischen Situationen fördern"
  → am besten zweiter Ausbildungsabschnitt
- Vorwissen: Voraussetzung der Teilnehmenden: Aneignung von fachlichem Wissen über Frühgeborene, Sondieren, Stillmanagement und Beratung durch eine Literaturrecherche + Skillstraining des Sondierens und einer Beratungssituation im Voraus (evtl. nach TZI, s. **Tab. 4-11**, **Kasten 4-16** und **4-18**)

Simulationssetting:

Zimmer einer IMC-Station in der Neonatologie, Einrichtung entsprechend Materialliste.

Kurzanleitung für „Baby Leo hat Hunger“

Fallbeschreibung:

Bei dem Szenario geht es um den frühgeborenen Leo Huber. Er ist nun 9 Tage alt und befindet sich in der 31ten Schwangerschaftswoche. Somit wird er noch komplett enteral über die Magensonde ernährt. Eine teilnehmende Person soll nun in dem Szenario die Rolle seiner zuständigen Pflegefachperson übernehmen und ihm die Nachmittagsmahlzeit sondieren. Dabei kommt Leos Mutter zu Besuch, die einige Frage zu seinem aktuellen Zustand und der Ernährung hat.

Rollen:

- Mutter: trägt bequeme Kleidung, ist 26 Jahre alt, ein wenig unsicher, leichter Bauch in Rückbildung
- Pflegefachperson: trägt Klinikleidung, führt so weit wie möglich Situation selbstständig durch
- Beobachtende: halten sich im Hintergrund und mischen sich nicht ein, analysieren Situation und reflektieren entsprechend ihres Wissensstands
- Lehrperson: trägt ebenfalls Klinikkleidung, hält sich im Hintergrund, kann im Notfall als zweite Pflegefachperson interagieren, falls nötig

Ablauf

Briefing (40 Minuten):

- Vorbereitung: verwendete Puppe für das Sondieren vorbereiten, die Einrichtung überprüfen, eventuell den Monitor drapieren, Materialien überprüfen und die Übungspuppe richtig lagern (ca. 30 bis 45 Minuten) + Instruktion der Schauspielerin
- Grundregeln werden geklärt, Ausrüstung, Situation und Rollen eingeführt, individuelle Lernziele festlegen, Einführung in das Szenario durch eine Übergabesituation
- Die Teilnehmenden sollen sich auf die Situation des Sondierens konzentrieren. Deswegen wird vorher festgelegt, dass alle Notfallgerätschaften kontrolliert sind, funktionieren und richtig eingestellt sind. Außerdem befindet sich der Patient in einem Einzelzimmer, um andere Störquellen auszuschließen
- Möglicher Ablauf dargestellt in **Tab. 4-12**.

Szenario (30 Minuten):

Nachdem die „Pflegeperson“ sich mit den Räumlichkeiten vertraut gemacht hat, geht sie nun zu dem schlafenden Kind. Sie sollte hier die Vitalzeichen und die Lage des Kindes überprüfen. Eine Beobachtung der Atmung oder Hautfarbe ist je nach Übungspuppe nur bedingt möglich. Nun kann zu dem Testen der Magensonde übergegangen werden. Bei der Kontrolle der Magensonde lassen sich keine Magenreste oder Magensaft abziehen, d.h. die Magensonde muss mit Insufflation von Luft kontrolliert werden. Hierbei benötigt die Teilnehmende ein Stethoskop, dass während der Insufflation auf die linke Bauchhälfte des Kindes gelegt wird, da sich hier der Magen befindet. Die Sonde liegt richtig und es kann mit dem Sondieren begonnen werden.

Hier kann die Spritze nun aufgehängt werden und die Flussgeschwindigkeit und das Kind regelmäßig beobachtet oder per Hand sondiert werden. Währenddessen schläft Leo ruhig weiter. Dabei betritt seine Mutter das Zimmer. Diese möchte darüber informiert werden, wie es Leo geht. Außerdem fragt sie, wann er das erste Mal aus der Flasche trinken darf. Hier soll die „Pflegeperson“ die Mutter über den Saug-Such-Schluck-Rhythmus informieren, der erst ab der 32. SSW ausgebildet ist. Davor sei die Gefahr der Aspiration noch zu hoch (Gießen-Scheidel, 2018). Sind alle Fragen der Mutter beantwortet, wird das Szenario beendet.

Kurzanleitung für „Baby Leo hat Hunger“

- Hier Drehbuch für Schauspielerin verwenden und evtl. durch **Ereigniskarten** (Ups, Leo ist wohl langweilig, Die sorgenvolle Mutter, Angst um Leo) ergänzen.
- Die Lehrperson und die Schauspielerin haben die Möglichkeit konzeptionelle und Realitätshinweise zu geben (s. **Hinweise**)

Sicherheits- und Hygienehinweise:

- Psychische Belastung möglich: vulnerable Themen wie Schwangerschaft, Frühgeburt, Krankheit und Umgang mit Verantwortung
- Keine offensichtlichen physiologischen Gefahren (kein schweres Heben, keine hautschädlichen Medikamente, keine spitzen Gegenstände)
- Hygienische Arbeitsweise einhalten
- Evtl. Chairperson – Postulat einführen

Debriefing (40 Minuten):

- Einüben von lautem Denken, Selbstreflektion und Geben von Feedback
- Kombination aus veränderungsfördernden und vertrauensfördernden Kommunikationsstrategien
- Anfangs aufgestellte Ziele mit dem Ergebnis vergleichen
- Stellen von offenen Fragen durch die Lehrende: über Beschreibung des Erlebten leiten, dann zur Reflektion des Gedachten gelangen, als nächstes die Wirkung dessen feststellen und schlussendlich zum Transfer in zukünftige Situationen
- Dabei können in Form eines offenen Gesprächs, das nun entsteht, die beobachtenden Mitlernenden und die Schauspielerin ihr Feedback miteinfließen lassen
- Kommunikationsregeln nach TZI (s. **Kasten 4-19**)
  - Jeder spricht in einer ICH-Perspektive
  - Jede Frage, die gestellt wird, sollte eine Begründung beinhalten
  - Jeder vermeidet Interpretationen so weit wie möglich
  - Selektive Authentizität: ehrlich sein, aber nicht alles muss gesagt werden
  - Gefühlen und Körpersignalen sollte Beachtung geschenkt werden: sie sind ein Teil von uns (Löhmer & Standhardt, 2015).

Evaluation (10 Minuten):

- Handlungsbewertungsliste
- OSCE-Prüfung
- Feedback an Lehrpersonen z. B. durch eine Blitzlichtrunde
- Nachbereitung (ca. 30 Minuten): Puppe entsprechend den Herstellungshinweisen wieder aufgeräumt und eventuell Materialien entsorgt und aufräumen

6.3.2 Material und Requisiten

Material und Requisiten	Dokumente/Arbeitsblätter/Zusatzmaterial
• Frühgeborenen-Übungspuppe • Gelegte Magensonde • Orale Spritzen – zwei oder fünf Milliliter zum Testen der Sonde, sowie 20 Milliliter zum Sondieren • pH-Papier • Stethoskop zum Abhören der Lage • Eventuell ein steriler Wattetupfer und eine Möglichkeit, die Spritze aufzuhängen • Frühgeborenen-Kleidung • Milchflasche mit Milch, Milchwärmer • Darstellung der Monitorüberwachung (optimal) • Evtl. Schnuller	*Dokumente/ Arbeitsblätter* • Kurzanleitung • Übergabedialog • Drehbuch • Handlungsbewertungsliste • Ereigniskarten • Hinweise *Zusätzliches Material:* • Simuliertes Patientenzimmer mit entsprechender Ausrüstung einer Intensiv- oder IMC-Station der Neonatologie • Mülleimer • Schränke und Wickeltisch, Tür, Waschbecken mit Seife, Pflegewagen oder abwischbare Pflegefläche • Hand- und Flächendesinfektionsmittel, unsterile Handschuhe, Einmalschürze • Patientendokumentationskurve

6.3.3 Labor-Kit

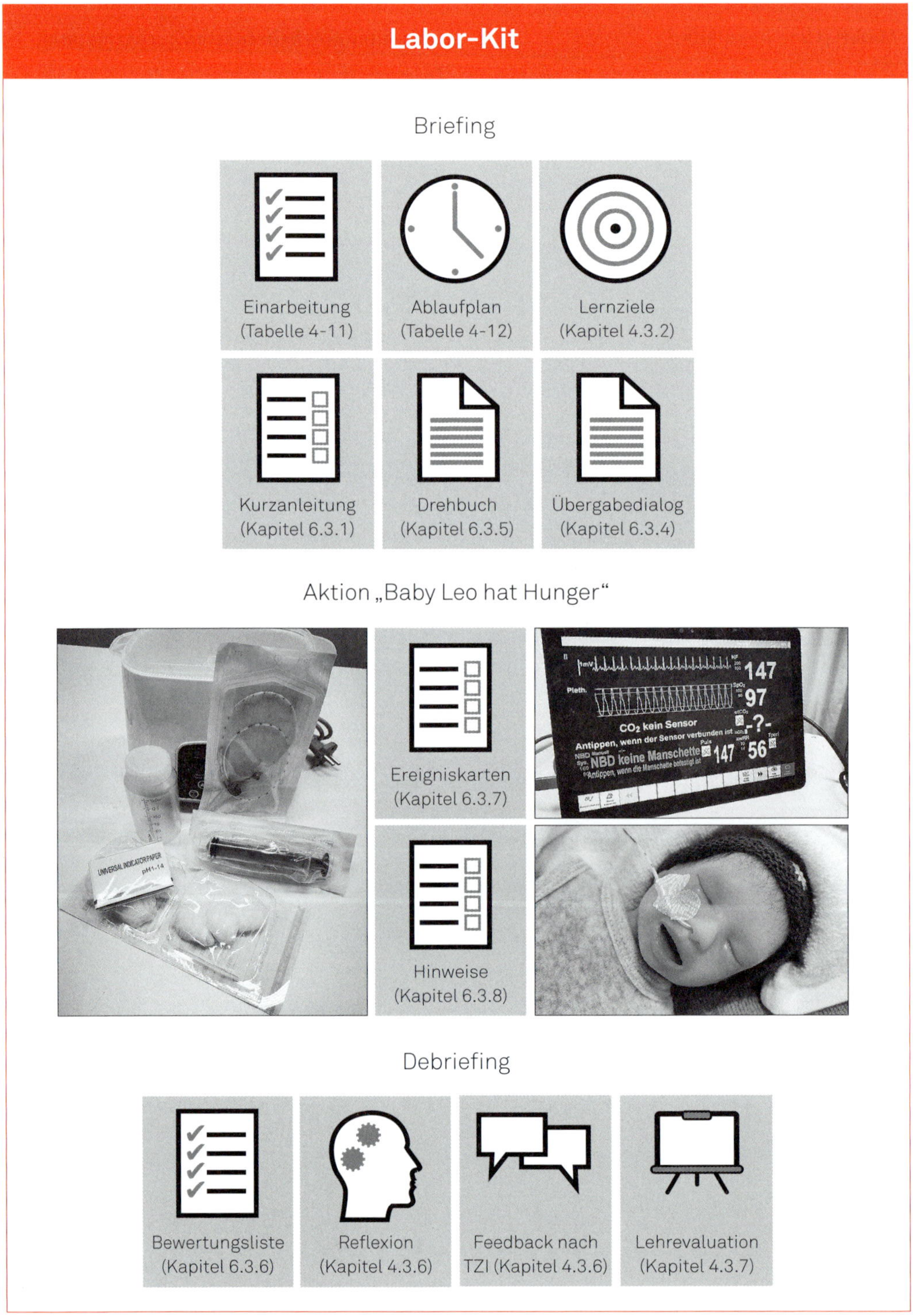

Abbildung 6-3: Labor-Kit für das Szenario „Baby Leo hat Hunger“ (Quelle: D. Küllsen)

6.3.4 Übergabedialog

(Auch für Teilnehmende)
„Der Patient heißt Leo Huber. Er ist am 09.03.2021 um 12:39 Uhr in der 30+2 SSW geboren, ist jetzt neun Tage alt, befindet sich nun somit in der 31+4 SSW. Er kam wegen vorzeitigem Blasensprung, Nabelschnurumschlingung und ein pathologisches CTG. Geburtsrisiko der Mutter war unter anderem Z.n. Sectio caesarea. Somit wurde Leo per sekundärer Misgav-Ladach-Sectio geholt. Nach kurzer Unterstützung der Atmung mit einer Sauerstoffvorlage von 30 % stabilisierte er sich und konnte ohne Atemhilfe auf Station aufgenommen werden. Zu Beginn hatte er noch Infusionen laufen und wurde enteral mit zwölf mal acht Millilitern am Tag ernährt. Diese wurde Stück für Stück reduziert und die enterale Milchmenge gesteigert. Nun ist Leo voll enteral aufgebaut. Er hat eine Bolusfütterung von acht Mal 32 Millilitern am Tag Muttermilch plus fünf Gramm Frauenmilchsupplement 85 pro 100 Millilitern. Er hat gestern sein Geburtsgewicht von 1556 Gramm erreicht, aber leider mehrmals gespuckt. Abends hat er die Nahrungsmenge wieder gut vertragen. Seine Monitorwerte waren stabil und er schlief zwischen den Mahlzeiten ruhig. Die 26-jährige Mutter wurde schon vor zwei Tagen nach Hause entlassen und hat angekündigt Leo am Nachmittag zu besuchen. Sie pumpt regelmäßig ab und hat viel Milch, sodass Leo eigentlich ausschließlich Muttermilch bekommt. Der Vater kommt meistens abends zu Besuch, da er tagsüber in der Arbeit ist. Die Milch für die 14:00 Uhr Mahlzeit habe ich schon warmgestellt."

6.3.5 Drehbuch

(Nur für Lehrpersonen und Schauspiel-Patienten)
Pflegeperson betritt das Zimmer. Geht zu Leo. Wirft einen Blick auf das Kind und den Monitor. Sieht sich nach den bereitliegenden Materialien um. Kontrolliert, ob die Milch warm gestellt ist.

Beginnt nun mit der Kontrolle der Magensonde: Nimmt eine Zwei-Milliliter – Spritze und versucht, Magensaft/-rest abzuziehen. Dies ist nicht möglich. Die nächste Kontrolle erfolgt mit Luftinsufflation von einem Milliliter und Abhören des Abdomens auf der linken Seite. Falls ein Geräusch zu hören ist, beginnt die Pflegeperson zu sondieren. Dafür zieht sie die warme Milch in eine zehn oder 20-Milliliter – Spritze auf und beginnt entweder per Hand zu sondieren oder hängt die Spritze an einer Halterung auf. Unabhängig der Methode, sollte die Pflegeperson darauf achten, dass Leo nur ein bis zwei Milliliter Milch pro Minute bekommt und das komplette Sondieren ca. 20–30 Minuten dauert. Eine regelmäßige Kontrolle des Kindes und des Monitors ist während des ganzen Vorgangs unerlässlich.

Es klopft und die Mutter betritt das Zimmer.

Pflegeperson: „Hallo Frau Huber, schön, dass Sie da sind. Ich bin Name und heute für Leo zuständig."

Mutter: „Hallo, wie geht es ihm denn heute?"

Pflegeperson: „Gestern hat er ja einige Male gespuckt. Das ist nun besser. Er schläft gerade ruhig und verträgt die Nahrung gut. Ich achte darauf, nicht zu schnell zu sondieren. Sein Verdauungssystem hat wahrscheinlich einfach ein wenig länger gebraucht, um die große Menge Milch zu vertragen. Seine Monitorwerte sind auch weiterhin stabil" → *Unsichere oder keine Antwort. Nachfrage der Mutter:* „Gestern hat er gespuckt, ist das heute besser? Und sind die Monitorwerte stabil? Ich habe mir echt Sorgen gemacht."

Pflegeperson holt einen Stuhl für die Mutter: „Sie können sich gerne daneben setzen und eine Hand auf Leo legen." → *Falls dies nicht passiert Mutter:* „Darf ich mich neben ihn setzen?"

Mutter: „Darf ich Leo eigentlich demnächst mal stillen?"

Pflegeperson: „Grundsätzlich auf jeden Fall. Nur wir beginnen damit erst, wenn er mindestens 32 SSW alt ist. Von dort an kann er voraussichtlich seine Atmung mit dem Saugen und Schlucken koordinieren. Das müssen wir dann nur ganz langsam und vorsichtig probieren, da er das trotzdem erst lernen muss. Aber er saugt ja schon super am Schnuller. Also wird er das wahrscheinlich schnell hinbekommen. Die Brust ist manchmal nur nicht so leicht zu greifen für den kleinen Mund und am Anfang sind die meisten Babys überrascht, dass Milch herauskommt, wenn sie saugen. Man achtet auch immer darauf, dass nicht zu lange gestillt wird, da die Babys schnell erschöpft sind. Aber diese Signale kann man gut deuten, dann hört man einfach auf zu stillen. Und mit der Zeit wird er dann immer kräftiger werden und längere Phasen schaffen." → *Unsichere oder keine Antwort > Nachfrage der Mutter:* „Eine Kollegin von Ihnen meinte letztens, dass Stillen sehr anstrengend ist und noch irgendwas über die 33te Schwangerschaftswoche – oder war es die 32te?"

Mutter: „Ah das freut mich, das ist ja schon in drei Tagen. Ich finde das toll, dass sie mich mit dem Stillen unterstützen wollen. Das ist mir sehr wichtig. Aber ich will natürlich nur das Beste für den Kleinen. Also machen wir das alles nur so, wie er das kann."

Pflegekraft: „Ja auf jeden Fall. Muttermilch ist so wichtig für Babys. Es ist einfach das Beste für die Verdauung, die Nährstoffe sind optimal zusammengesetzt und es fördert die Entwicklung. Und Leo soll ja demnächst das Trinken lernen und das Beste wäre natürlich, mit einem voll gestillten Baby nach Hause zu gehen."

→ Szenario wird von Lehrkraft hier beendet. Unabhängig, ob fertig sondiert ist oder nicht.

6.3.6 Handlungsbewertungsliste

<table>
<tr><th colspan="8">Handlungsbewertungsliste „Baby Leo hat Hunger“</th></tr>
<tr><td>Name:</td><td colspan="4">Semester:</td><td colspan="3">Datum:</td></tr>
<tr><td colspan="8">Prüfungsort:</td></tr>
<tr><td>Handlung</td><td colspan="6">Bewertung</td><td>Punkte</td></tr>
<tr><td rowspan="2">1. Die Situation wird in ihrer Vielschichtigkeit erkannt:
• Verständnis über die Gründe des Sondierens bei Frühgeborenen
• Verletzungs- und Aspirationsrisiko bei falscher Lage der Sonde
• Kenntnis über mehrere Möglichkeiten der Sondentestung
• Umgang mit Angehörigen in vulnerablen Situationen</td><td>I</td><td>E</td><td>NE</td><td>NE-G</td><td>NE-W</td><td>NB</td><td rowspan="2"></td></tr>
<tr><td>2</td><td>1</td><td>−1</td><td>–</td><td>–</td><td>0</td></tr>
<tr><td rowspan="2">2. Bewertung der Situation zu Beginn: Vitalzeichen, Lage, Zustand des Kindes</td><td>I</td><td>E</td><td>NE</td><td>NE-G</td><td>NE-W</td><td>NB</td><td rowspan="2"></td></tr>
<tr><td>2</td><td>1</td><td>−1</td><td>–</td><td>–</td><td>0</td></tr>
<tr><td rowspan="2">3. Hygienisches Arbeiten: Händedesinfektion, Handschuhe</td><td>I</td><td>E</td><td>NE</td><td>NE-G</td><td>NE-W</td><td>NB</td><td rowspan="2"></td></tr>
<tr><td>2</td><td>1</td><td>−1</td><td>–</td><td>–</td><td>0</td></tr>
<tr><td rowspan="2">4. Überprüfung der Sondenlage, des Magenrestes und der Luft im Magen mit einer 2 bis 5 ml Spritze, um mögliche Schleimhautverletzungen durch den Sog zu vermeiden</td><td>I</td><td>E</td><td>NE</td><td>NE-G</td><td>NE-W</td><td>NB</td><td rowspan="2"></td></tr>
<tr><td>2</td><td>1</td><td>−1</td><td>–</td><td>–</td><td>0</td></tr>
<tr><td rowspan="2">5. Richtiges Beurteilen der Sondenlage → Überprüfung mit Luftinsufflation</td><td>I</td><td>E</td><td>NE</td><td>NE-G</td><td>NE-W</td><td>NB</td><td rowspan="2"></td></tr>
<tr><td>2</td><td>1</td><td>−1</td><td>–</td><td>–</td><td>0</td></tr>
</table>

Handlungsbewertungsliste „Baby Leo hat Hunger“							
6. Das Sondieren der Nahrung sollte so langsam wie möglich, d. h. so langsam wie das Kind trinken würde, erfolgen und kann auf zwei verschiedenen Arten durchgeführt werden: a. Sondieren per Schwerkraft: Der Kolben, der nahrungsgefüllten Spritze wird bis zum Kolbenansatz gezogen und der Spritzenansatz an die Magensonde adaptiert. Nun kann der Kolben vorsichtig entfernt werden, so dass die Nahrung durch die Magensonde in den Magen per Schwerkraft einlaufen kann. Dabei sollte der Spritzenansatz sich in der Höhe der Nasenwurzel des Kindes befinden, um ein zu schnelles Einlaufen zu vermeiden. b. Sondieren per Druck: Das Sondieren per Druck muss sehr vorsichtig und langsam und ohne einen spürbaren Widerstand erfolgen. Dabei wird der Spritzenansatz an die Magensonde adaptiert und die Pflegeperson appliziert intermittierend geringe Nahrungsmengen in den Magen des Frühgeborenen.	I	E	NE	NE-G	NE-W	NB	
	2	1	−1	–	–	0	
7. Das Freispülen der Magensonde kann nach vorhergehender ärztlicher Absprache mit einer Spüllösung erreicht werden oder durch „Nachgeben“ von Luft (ca. 0,5 ml) erfolgen, um einen Flüssigkeitsüberschuss zu vermeiden.	I	E	NE	NE-G	NE-W	NB	
	2	1	−1	–	–	0	
8. Zur Entlastung des Magens und zum leichteren Entweichen von Luft, sollte nach Abschluss des Sondierens der Magensondenansatz in Nasenwurzelhöhen mit einer Spritze ohne Kolben hochgehängt und die Öffnung mit einem sterilen Tupfer bedeckt werden (optimal)	I	E	NE	NE-G	NE-W	NB	
	2	1	−1	–	–	0	
9. Begrüßung, Kontaktaufnahme mit der Mutter und Schaffung einer positiven, wertschätzenden Gesprächsatmosphäre	I	E	NE	NE-G	NE-W	NB	
	2	1	−1	–	–	0	
10. Empathische und wertschätzende Aufnahme des Anliegens der Mutter	I	E	NE	NE-G	NE-W	NB	
	2	1	−1	–	–	0	

Handlungsbewertungsliste „Baby Leo hat Hunger“							
11. Aufklärung über die aktuelle Situation des Patienten	I	E	NE	NE-G	NE-W	NB	
	2	1	−1	–	–	0	
12. Adäquate Aufklärung der Ernährungs- und Stillsituation	I	E	NE	NE-G	NE-W	NB	
	2	1	−1	–	–	0	
13. Aufzeigen der Ressourcen des Patienten	I	E	NE	NE-G	NE-W	NB	
	2	1	−1	–	–	0	
14. Adäquate (sachlich und fachlich richtige), dokumentenechte und nachvollziehbare Dokumentation der Situation in der Pflegeprozessplanung/-dokumentation	I	E	NE	NE-G	NE-W	NB	
	2	1	−1	–	–	0	
15. Selbstreflexion und Konsequenzen für das berufliche Handeln, selbstgesteuertes Lernen	I	E	NE	NE-G	NE-W	NB	
	2	1	−1	–	–	0	
Gesamtpunktzahl							

(Eigendarstellung in Anlehnung an Gießen-Scheidel, 2018, S. 186)

Feedback (Studierende/r und Lehrende/r)	Lernzielvereinbarung
______________________	______________________
______________________	______________________
______________________	______________________
______________________	______________________

Schlussfolgerungen für das weitere berufliche Handeln

Besondere Vorkommnisse in der Prüfung

Datum, Name Klarschrift (Lehrende/r)	**Datum, Name Klarschrift (Teilnehmer)**
______________________	______________________
______________________	______________________
Unterschrift	Unterschrift

	Legende Bewertung	
Abk.	**Bewertungskategorie**	**Punkte**
I	innovative, kreative Lösung	2
E	erfüllt: Handlung entsprechend (best-)verfügbaren Wissens und beruflicher Sorgfaltspflicht korrekt durchgeführt	1
NE	nicht erfüllt: Handlung nicht korrekt durchgeführt (Missachtung interner und externer Evidence) oder notwendige Handlung (z. B. Händedesinfektion) vergessen	–1
NE-G	nicht erfüllt: Handlung nicht korrekt durchgeführt mit Gefährdung der pflegebedürftigen Person	Abzug Gesamtpunktzahl
NE-W	nicht erfüllt: Handlung (instrumentell-technisch) korrekt oder nicht korrekt durchgeführt und Verletzung von Würde und Menschenrechten	Abzug Gesamtpunktzahl
NB	nicht beurteilbar: Handlung nicht durchgeführt, weil in der Situation nicht erforderlich bzw. adäquat	0

Bewertungsschema		
Punkte	Bewertung	Ergebnis
ab 1x NE-G	nicht bestanden, weil Gefährdung der pflegebedürftigen Person	
ab 1x NE-W	nicht bestanden, weil Verletzung von Würde und Menschenrechten	
> (50 Prozent der Gesamtpunktzahl)	Bestanden	
<= (50 Prozent der Gesamtpunktzahl)	nicht bestanden	

6.3.7 Ereigniskarten

Ereigniskarte für „Baby Leo hat Hunger“		
Ups, Leo ist wohl langweilig	**Ereignis 1**	**Dauer: 10 min**
Komplexitätsgrad: hoch	*Zeitpunkt: direkt nach der Kontrolle des Kindes*	
Ereignis: Pflegefachperson betritt das Zimmer, um die Lage der Magensonde zu kontrollieren, findet jedoch die Magensonde gezogen im Bett vor. Kind scheint sie sich selbst gezogen zu haben, ist aber stabil und hat nicht gespuckt.		
Erwartetes Lernergebnis: Es wird fachlich korrekt und hygienisch eine neue Magensonde gelegt.		
Bewertungskriterien: • Situation einschätzen: Vitalzeichen überprüfen, Hautkolorit, Atmung • Vorbereitung der Materialien • Richtiges Ausmessen der Lage mit Maßband • Richtiges Handling beim Legen • Nasenloch wechseln (+++) • Magensonde testen • Kind lagern		
Material: • Neue Magensonde • (Hand-) Tuch zum Pucken • Maßband • Klebevließ zur Befestigung • Schere		

Ereigniskarte für „Baby Leo hat Hunger“		
Die sorgenvolle Mutter	**Ereignis 2**	**Dauer: 20 min**
Komplexitätsgrad: mittel	*Zeitpunkt: Während Sondieren des Kindes*	
Ereignis: Die Pflegefachperson sondiert das Kind. Währenddessen betritt die Mutter des Kindes das Zimmer. Bei dem Anblick ihres Kindes reagiert sie emotional und beginnt zu schluchzen. Sie erzählt, sie fühle sich durch den Krankenhausaufenthalt ihres Kindes sehr gestresst und mache sich große Sorgen um ihr Kind.		
Erwartetes Lernergebnis: Der Lernende begleitet Angehörige angemessen in emotionaler Krise		
Bewertungskriterien: • Gesprächsführung: wertschätzend, authentisch, akzeptierend • Angebot von Sitzgelegenheit, Taschentücher • Zuhören • Realistische Einschätzung des Zustandes des Kindes geben • Besänftigung unbegründeter Sorgen		
Material: • Taschentücher		

Ereigniskarte für „Baby Leo hat Hunger“		
Angst um Leo	**Ereignis 3**	**Dauer: 20 min**
Komplexitätsgrad: hoch	*Zeitpunkt: Während Sondieren des Kindes*	
Ereignis: Pflegefachperson ist dabei, Patient zu sondieren. Dabei bietet Leo mehrere apnoebedingte Bradykardien mit Sauerstoffsättigungsabfällen.		
Erwartetes Lernergebnis: Der Lernende reagiert angemessen auf die Notfallsituation.		
Bewertungskriterien: • Feststellen der instabilen Situation • Leichte bis starke Stimulation des Kindes, evtl. Beatmungsbeutel mit Sauerstoff vor die Atemwege halten • Evtl. Hilfe holen • Anschließende atemunterstützende Lagerung (+++)		
Material: • Funktionierender Beatmungsbeutel mit Sauerstoffzuleitung, evtl. Absauger • Ferngesteuerte Monitoranlage • Zusätzliche Pflegefachperson, die geholt werden kann		

6.3.8 Hinweise

Hinweise „Baby Leo hat Hunger“			
	Situation/ Zeitpunkt	**Ziel**	**Hinweis**
1	Vermehrtes Vergessen der Händedesinfektion	Lernender erkennt seinen hygienischen Fehler und beginnt sich seine Hände zu desinfizieren.	Die Lehrperson desinfiziert sich die Hände selbst oder sagt: „Ach, ich habe ganz vergessen meine Hände beim Hereinkommen zu desinfizieren!“
2	Sehr große Unsicherheiten beim Magensonde testen	Dem Lernenden werden Unsicherheiten genommen.	Lehrperson legt zum Beispiel demonstrativ das Stethoskop auf die Ablage.
3	Realitätshinweis – Mutter beim Betrachten ihres Babys	Der Lernende bekommt eine Bestätigung in seiner Beobachtung und kann so an das Gespräch anknüpfen.	„Er schläft aber ruhig und entspannt. Das freut mich, dann kanns ihm ja nur gut gehen.“

6.3.9 Literatur

Feydt-Schmidt, A. & Dehning, K. (2015). *Pädiatrie: Kurzlehrbuch für Pflegeberufe* (3. Aufl.). Elsevier, Urban & Fischer.

Gießen-Scheidel, M. (2018). Pflegerische Interventionen im Zusammenhang mit der Nahrungsaufnahme: Besonderheiten bei Kindern. In A. Lauber & P. Schmalstieg (Hrsg.), *Pflegerische Interventionen (Verstehen & Pflegen): Bd. 3.* (4. Aufl., S. 180–201). Georg Thieme Verlag.

Löhmer, C. & Standhardt, R. (2015). *TZI – die Kunst, sich selbst und eine Gruppe zu leiten: Einführung in die Themenzentrierte Interaktion*. Klett-Cotta.

United Nations. (2020). *Department of Economic and Social Affairs: Sustainable Development – Ensure healthy lives and promote well-being for all at all ages.* Zugriff am 13. April 2021 unter https://sdgs.un.org/goals/goal3

6.4 Zusammenfassung zu Kapitel 4.4

Kathrin Hofmann

6.4.1 Kurzanleitung

Kurzanleitung für „Bitte nicht berühren!“		
Komplexitätsgrad: mittel	**Einordnung Curriculum: CE 05, Ende 2./Anfang 3. Jahr**	**Dauer: ca 310 min**

Information

Ziel:

- Lernende verfügen über das für den Verbandswechsel zentralvenöser Katheter entsprechend der ANTT® erforderliche Wissen, die Fähigkeiten und Fertigkeiten
- Pflegebedürftige Menschen mit ZVK erhalten einen korrekten, aseptischen Verbandswechsel, was im Rahmen der Infektionsprävention zur Sicherung ihrer Gesundheit beiträgt
- Die Reduktion ZVK-assoziierter Infektionen senkt die Belastungen von nosokomialen Infektionen auf das Gesundheitssystem

Erwartete Lernergebnisse: Nach der Teilnahme an der Simulationseinheit sind die Lernenden dazu in der Lage, ...

- *Wissenszuwachs*
  ... den Zusammenhang zwischen ZVK und nosokomialen Infektionen zu erklären
  ... Begriffe und Prinzipien der ANTT® zu erläutern
- *Umsetzung von Fertigkeiten*
  ... den ZVK-Verbandswechsel entsprechend der ANTT® anzuwenden
- *Zufriedenheit*
  ... eigene Lernziele zu präsentieren
- *Kritisches Denken*
  ... ihre Durchführung des ZVK-Verbandswechsels nach der ANTT® zu analysieren und zu evaluieren
  ... den ZVK-Verbandswechsel vor dem Hintergrund des EbN zu diskutieren und zu werten
- *Selbstbewusstsein*
  ... ihre Vorgehensweise beim ZVK-Verbandswechsel entsprechend der ANTT® vor Dritten zu argumentieren und zu begründen
  ... ihre Bedürfnisse und Grenzen zu erläutern und Hilfestellung zu nutzen (z. B. durch erfahrene Kolleginnen)

Kurzanleitung für „Bitte nicht berühren!"

Teilnehmende:

- 2 Pflegefachpersonen in Ausbildung/Studium, Ende 2./Anfang 3. Jahr
  Eigenschaften: professionelle Integrität, Motivation, reflexives Denken
  Vorwissen (wird in der theoretischen Einarbeitung wiederholt und geprüft):
  ZVK: Aufbau, Indikation, Lage, Rolle als Risikofaktor für Infektionen
  Nosokomiale Infektionen: Definitionen, Ätiologie, Risikofaktoren, Arten, Folgen
  Mikrobiologie, Infektiologie und Anatomie des Gefäßsystems
  ANTT®: Begriffe und Definitionen
  Pflegeprozess, Krankenbeobachtung, Kommunikation mit pflegebedürftigen Menschen, Dokumentation
- 1 Pflegepädagoge als Facilitator
- 1 Assistent

Simulationssetting:
Clinical Simulation Lab: Einzelzimmer einer kardiochirurgischen Intermediate-Care-Station

Fallbeschreibung:
Sie arbeiten als Pflegefachperson auf einer kardiochirurgischen Station. Heute haben Sie Spätdienst und sind für die Pflege des 40 Jahre alten Herrn Gudic zuständig. Aufgrund einer Aortenklappenstenose befindet er sich am dritten postoperativen Tag nach chirugischem Aortenklappenersatz mit Sternotomie. Die postoperative Phase verlief bisher komplikationslos, weshalb der Patient am Morgen von der Intensivpflegeeinheit auf ihre Intermediate-Care-Einheit verlegt wurde. Seine Vitalzeichen werden weiterhin kontinuierlich mit einem Monitor überwacht und sind bei einer Herzfrequenz zwischen 60 und 70 Schläge pro Minute sowie einer Sauerstoffsättigung von 98–99 % stabil. Der Patient ist in gutem Allgemeinzustand, aktuell ist er wach und liegt im Bett. Die Naht der Sternotomie ist mit einem Wundverband abgedeckt. Bei schlechter peripherer Venensituation trägt der Patient noch einen zweilumigen ZVK in der Vena jugularis interna. Beide Lumen werden kontinuierlich mit je 2 ml/h NaCl0,9 % befahren, um eine Okklusion zu verhindern. Im Rahmen des Platzchecks zu Beginn ihrer Schicht haben sie festgestellt: Die Einstichstelle ist mit einem intransparenten Verband versorgt. Dieser ist verschmutzt und beginnt sich abzulösen. Außerdem gibt der Patient Druckschmerz im Bereich der Einstichstelle an. Aus diesen Gründen möchten sie nun einen Verbandswechsel inklusive Vor- und Nachbereitung sowie Dokumentation durchführen.

Rollen:
1 Pflegefachperson, 1 neutraler Beobachter, 1 Facilitator, 1 Assistent

Ablauf:

- Theoretische Einarbeitung (auch z. B. am Vortag möglich)
- Phase 1 Eigenarbeit mit Arbeitsauftrag 1; (**Tab 4-16**) (90 min)
- Phase 2 Präsenzunterricht mit beispielhaftem Handlungsablauf (**Kap. 6.4.5**) (30 min)
- Briefing (45 min)
- Pause (15 min)
- Aktion (25 min/ 60 min bei Rollentausch)
- Pause (15 min)
- Debriefing (30 min)
- Evaluation (5 min)

Kurzanleitung für „Bitte nicht berühren!“
Briefing: • Vorstellung von Ziel und Ablauf der Simulationseinheit • Fiktiver Vertragsabschluss zur Lernatmosphäre • Erklärung der Methoden: Hinweise, Ereigniskarten, Life Saver • Einführung in Fallbeispiel: Beschreibung vorlesen, Situation anhand Fragen diskutieren (**Tab. 4-18**) • Rollenverteilung • Selbsterfahrung, ggf. im Plenum teilen
Szenario: • Hinweise siehe **Kap. 6.4.7** • Ereigniskarten siehe **Kap. 6.4.6** • Life Saver: Zimmerrufanlage
Debriefing: • Methoden: „PEARLS“ (Eppich & Cheng, 2015), Rollenwechsel, Kopfstandmethode • Diskussion relevanter Themen (Vereinbarkeit interne und externe Evidence, Umgang mit ökonomischen Anreizen und Vorschriften, Konsequenz aus mittlerer Evidence)
Evaluation: • Handlungsbewertungsliste (**Kap. 6.4.3**) • Selbsteinschätzung (**Tab. 4-20**) • Simulation Design Scale NLN
Sonstiges
• Arbeitsauftrag 2 zur Einheit „Bitte nicht berühren!“ zum Erwerb erweiterter Kompetenzen (§ 37 PflBG) (**Tab. 4-19**) • ggf. Wiederholung des Szenarios und Debriefing in gleicher und/ oder getauschter Rollen-konstellation

6.4.2 Material und Requisiten

Material	Dokumente/Arbeitsblätter/Zusatzmaterial
• Berufsbekleidung • Nursing Anne™ Simulator mit ZVK inkl. Sim-Pad PLUS und Headset (Firma Laerdal oder vergleichbares Modell) • Simulationsblut, Pflegehemd, Pflaster für Operationswunde, intransparentes Pflaster ZVK • Vitalzeichenmonitoring (EKG-Elektroden und Pulsoximeter) • 2 Perfusoren mit je 2 NaCl 0,9 % Perfusor-Spritzen inkl. Infusionssystem zum ZVK • Pflegewagen (Händedesinfektionsmittel, Plastikeinmalschürze, Mülltüte, abwischbare Plastikschale, sterile Watteträger, Flächendesinfektionsmittel, sterile und unsterile Handschuhe, ZVK-Fixierband z. B. 3M™ Tegaderm™ CHG Chlorhexidingluconat I.V. Fixierband, sterile NaCl 0,9 %-Ampullen, Wunddesinfektionsmittel, z. B. alkoholbasierte Formulierungen)	• Arbeitsauftrag 1 (**Tab. 4-16**) für jeden Lernenden • Handlungsablauf (**Kap. 6.4.5**) (zerschnitten und ohne Nummer) für jede Gruppe • Leitfragen für Diskussionsrunde im Briefing (**Tab. 4-18**) • Arbeitsauftrag 2 (**Tab. 4-19**) für jeden Studierenden • Ereigniskarten (**Kap. 6.4.6**) • Hinweise (**Kap. 6.4.7**) • Selbsteinschätzung (**Tab. 4-20**) • Beliebige Pflegedokumentationskurve • Notizblätter für Beobachter • Handlungsbewertungsliste (**Kap. 6.4.3**) für Facilitator • Selbsteinschätzung für jeden Lernenden *Zusätzliches Material und Requisiten* • Für Ereigniskarte 3 „Antibiose nötig“: für Zubereitung intravenöser Medikamente im Zubereitungsraum: Spritzen, Kanülen, Spikes, Antibiotika, Lösungsmittel, Leitungssystem, Etiketten, Desinfektion, Stationsstandard, Apothekenhinweis usw. • Für Ereigniskarte 4 „Neue Annaht notwendig“: Nahtmaterial, Nahtmesser, Fadenhalter, Pinzette, Desinfektion • Einrichtung Patientenzimmer (Fenster, Tür, Pflegebett, Wasserglas, Wandschirm, Wanduhr, umfassend bestückter Pflegewagen, Waschbecken mit Handseife und Händedesinfektionsmittel, großer Mülleimer, abwischbarer Edelstahlrolltisch, Flächendesinfektionsmittel, Rufanlage) • Lautsprecheranlage mit Audiodatei zum Einsatz von Hintergrundgeräuschen • 2 Klemmbretter, Stifte

6.4.3 Handlungsbewertungsliste

Name:	**Semester:**				**Datum:**		
Prüfungsort:							
Handlung	**Bewertung**						**Punkte**
1. Grund für Verbandswechsel kann korrekt benannt werden	I	E	NE	NE-G	NE-W	NB	
	2	1	–1	–	–	0	
2. Sichtung von Pflegeplanung und -dokumentation	I	E	NE	NE-G	NE-W	NB	
	2	1	–1	–	–	0	
3. Aufsuchen des Patienten, Prüfung der Identität, Einholen der Einwilligung zum Verbandswechsel	I	E	NE	NE-G	NE-W	NB	
	2	1	–1	–	–	0	
4. Schmerz-Assessment	I	E	NE	NE-G	NE-W	NB	
	2	1	–1	–	–	0	
5. Herstellung Privatsphäre für Patient	I	E	NE	NE-G	NE-W	NB	
	2	1	–1	–	–	0	
6. Minimierung von Risikofaktoren aus Umgebung (z. B. Fenster schließen)	I	E	NE	NE-G	NE-W	NB	
	2	1	–1	–	–	0	
7. Gewährleistung von rückenschonendem Arbeiten	I	E	NE	NE-G	NE-W	NB	
	2	1	–1	–	–	0	
8. Korrekte Positionierung des Patienten	I	E	NE	NE-G	NE-W	NB	
	2	1	–1	–	–	0	
9. Durchführung ANTT® nach Rowley: Risikoassessment	I	E	NE	NE-G	NE-W	NB	
	2	1	–1	–	–	0	

	I	E	NE	NE-G	NE-W	NB	
10a) Chirurgische ANTT® [hier wird jeder der 17 Unterpunkte einzeln bewertet, d.h. max. erreichbare Punktzahl 17 x 2 = 34] • Händedesinfektion • Desinfektion Arbeitsfläche • Materialien bereitlegen • Händedesinfektion • Einwegschürze anlegen • Unsterile Einweghandschuhe anziehen • Alten Verband ablösen, ohne Schlüsselteile/-stellen zu berühren • Verband und Handschuhe entsorgen • Händedesinfektion • Verpackung der Materialien öffnen und diese berührungsfrei ohne Verpackung auf ein kritisches aseptisches Feld legen • Sterile Handschuhe anlegen • Einstichstelle reinigen ohne Schlüsselteile/-stellen zu berühren • Neuen Verband anlegen, ohne Schlüsselteile/-stellen zu berühren, ggf. zusätzlich fixieren • Abfall und Einwegschürze entsorgen • Händedesinfektion • Abschlussdesinfektion von Arbeitsfläche und wiederverwendbaren Materialien • Händedesinfektion	2	1	–1	–	–	0	

10b) Standard ANTT® [hier wird jeder der 19 Unterpunkte einzeln bewertet, d.h. max. erreichbare Punktzahl 19 x 2 = 38] • Händedesinfektion • Material bereitlegen • Händedesinfektion • Einmalschürze anlegen • Arbeitsfläche desinfizieren • Aseptisches Feld vorbereiten (z.B. desinfizierte Nierenschale) • Material auf Arbeitsfläche anordnen • Unsterile Einweghandschuhe anziehen • Alten Verband ablösen, ohne Schlüsselteile/-stellen zu berühren • Verband und Handschuhe entsorgen • Händedesinfektion • Materialverpackung öffnen, Schlüsselteile durch berührungsfreies Arbeiten oder kleine kritische aseptische Felder schützen • Unsterile Einweghandschuhe anziehen • Einstichstelle reinigen ohne Schlüsselteile/-stellen zu berühren • Neuen Verband anlegen, ohne Schlüsselteile/-stellen zu berühren, ggf. zusätzlich fixieren • Abfall und Einmalschürze entsorgen • Händedesinfektion • Abschlussdesinfektion der Arbeitsfläche und wiederverwendbarer Materialien • Händedesinfektion	I	E	NE	NE-G	NE-W	NB	
	2	1	–1	–	–	0	
Beachtung von Zusatzinformationen							
11. Dokumentation, Evaluation der Pflegeplanung	I	E	NE	NE-G	NE-W	NB	
	2	1	–1	–	–	0	
12. Zur Aerosolvermeidung kein Sprechen über der Einstichstelle, ggf. Mundschutz tragen	I	E	NE	NE-G	NE-W	NB	
	2	1	–1	–	–	0	

13. Reinigung der Einstichstelle und umgebender Hautareale mit NaCl 0,9 %, Desinfektion mit zugelassenem Wunddesinfektionsmittel, z. B. alkoholbasierte Formulierungen mit Zusatz von Chlorhexidin oder Octenidin, bei fehlender Toleranz Octenidin-Dihydrochlorid 0,1 % in Kombination mit Phenoxyethanol 2 %	I	E	NE	NE-G	NE-W	NB	
	2	1	–1	–	–	0	
14. Einwirkzeit von Desinfektionsmitteln stets beachtet	I	E	NE	NE-G	NE-W	NB	
	2	1	–1	–	–	0	
15. Auswahl geeigneter Reinigungsinstrumente: mit NaCl 0,9 %/ Wunddesinfektionsmittel getränkte sterile Stiltupfer oder sterile Kompressen/sterile Kugeltupfer mit steriler Pinzette gehalten	I	E	NE	NE-G	NE-W	NB	
	2	1	–1	–	–	0	
16. Wischrichtung korrekt	I	E	NE	NE-G	NE-W	NB	
	2	1	–1	–	–	0	
17. Katheter kann vorsichtig angehoben werden, Lage darf nicht verändert werden	I	E	NE	NE-G	NE-W	NB	
	2	1	–1	–	–	0	
18. Auch extrakorporaler Katheterverlauf in Einstichstellennähe wird gereinigt	I	E	NE	NE-G	NE-W	NB	
	2	1	–1	–	–	0	
19. Inspektion der Einstichstelle auf Hautmazeration, allergische Hautreaktion, Entzündungszeichen	I	E	NE	NE-G	NE-W	NB	
	2	1	–1	–	–	0	
20. Information des Arztes bei Auffälligkeiten/Komplikationen	I	E	NE	NE-G	NE-W	NB	
	2	1	–1	–	–	0	
21. korrekte Auswahl des Verbandes	I	E	NE	NE-G	NE-W	NB	
	2	1	–1	–	–	0	
22. Anbringung des Verbandes entsprechend Herstellerangaben (z. B. Infusionsleitung gegen Zug fixieren)	I	E	NE	NE-G	NE-W	NB	
	2	1	–1	–	–	0	
Gesamtpunktzahl							

Feedback (Studierende/r und Lehrende/r)	Lernzielvereinbarung

Schlussfolgerungen für das weitere berufliche Handeln	
Besondere Vorkommnisse in der Prüfung	
Datum, Name Klarschrift (Lehrende/r)	**Datum, Name Klarschrift (Teilnehmer)**
Unterschrift	Unterschrift

	Legende Bewertung	
Abk.	**Bewertungskategorie**	**Punkte**
I	innovative, kreative Lösung	2
E	erfüllt: Handlung entsprechend (best-)verfügbaren Wissens und beruflicher Sorgfaltspflicht korrekt durchgeführt	1
NE	nicht erfüllt: Handlung nicht korrekt durchgeführt (Missachtung interner und externer Evidence) oder notwendige Handlung (z. B. Händedesinfektion) vergessen	–1
NE-G	nicht erfüllt: Handlung nicht korrekt durchgeführt mit Gefährdung der pflegebedürftigen Person	Abzug Gesamtpunktzahl
NE-W	nicht erfüllt: Handlung (instrumentell-technisch) korrekt oder nicht korrekt durchgeführt und Verletzung von Würde und Menschenrechten	Abzug Gesamtpunktzahl
NB	nicht beurteilbar: Handlung nicht durchgeführt, weil in der Situation nicht erforderlich bzw. adäquat	0

Bewertungsschema		
Punkte	Bewertung	Ergebnis
ab 1x NE-G	nicht bestanden, weil Gefährdung der pflegebedürftigen Person	
ab 1x NE-W	nicht bestanden, weil Verletzung von Würde und Menschenrechten	
Chirurgische ANTT® > (50 Prozent der Gesamtpunktzahl) Standard ANTT® > (50 Prozent der Gesamtpunktzahl)	Bestanden	
Chirurgische ANTT® <= (50 Prozent der Gesamtpunktzahl) Standard ANTT® <= (50 Prozent der Gesamtpunktzahl)	nicht bestanden	

6.4.4 Labor-Kit

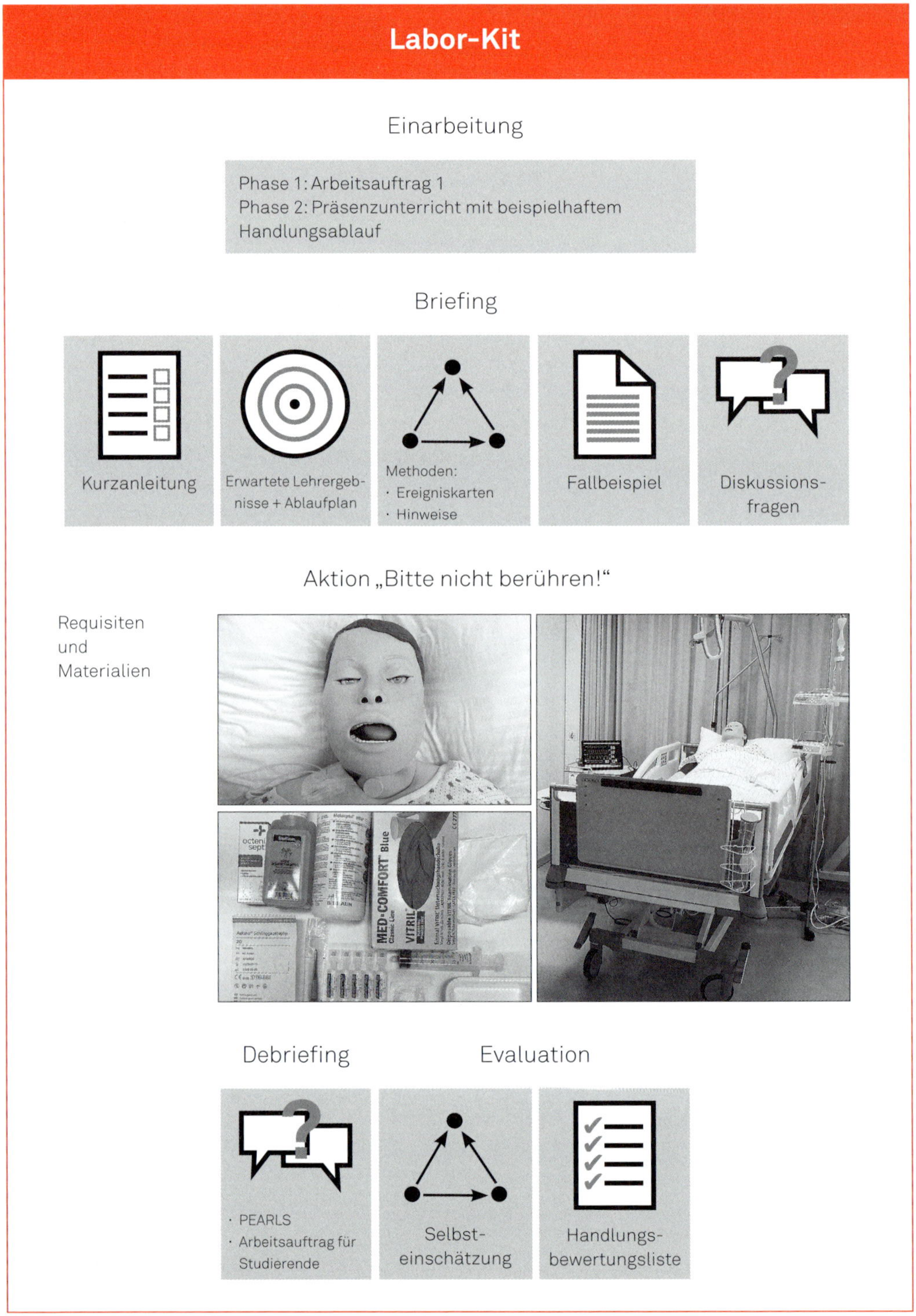

Abbildung 6-4: Labor-Kit für das Szenario „Bitte nicht berühren“ (Quelle: K. Hofmann)

6.4.5 Beispielhafter Handlungsablauf

Aseptischer ZVK-Verbandswechsel mit ANTT®
(unter Berücksichtigung von KRINKO-Empfehlungen und Expertenwissen)

1.	**Grund für Verbandswechsel** • bei tgl. Inspektion fällt Verschmutzung, Durchfeuchtung, Ablösung auf • Gaze Verband: Druckschmerz bei Palpation der Einstichstelle, bei sedierten Patientinnen und Patienten Wechsel tgl. • Entzündungsreaktion des Körpers unklarer Genese • Wechselturnus nach Herstellerangaben (Transparentverband i. d. R. alle 7 Tage)
2.	**Pflegeplanung- und Dokumentation sichten** • Indikation und Art des ZVK • Zustand Einstichstelle bei letztem Verbandswechsel
3.	Patient aufsuchen, Identität überprüfen, Einwilligung zum Verbandswechsel einholen
4.	Schmerz-Assessment mit passendem Assessmentinstrument, ggf. Bedarfsanalgetika nach Arztanordnung verabreichen und Wirkungsdauer abwarten
5.	Privatsphäre für Patient herstellen
6.	Risikofaktoren aus Umgebung minimieren, z. B. Fenster schließen
7.	Rückenschonendes Arbeiten ermöglichen durch richtige Betthöhe, Patientensicherheit stets gewährleisten
8.	Patient entsprechend positionieren, sodass Verband frei zugänglich und frei von Kleidung/ Textilien ist, dabei auf das Patientenwohl achten
9.	**Risikoassessment durchführen** (The-ASAP, 2015) • Schlüsselteile und -stellen definieren, Einschätzung der Schwierigkeit, sie zu schützen • Berücksichtigen: Umgebung, Grad der Invasivität und der technischen Schwierigkeit der Handlung, Anzahl und Größe von Schlüsselteilen/ -stellen, Kompetenz der durchführenden Person • Bewerten: Ist für die Asepsis von Schlüsselteilen/ -stellen ein kritisches Management notwendig, dürfen also nur sterilisierte und aseptische Geräte mit dem aseptischen Feld in Berührung kommen? Ja -> Surgical-ANTT®, Nein -> Standard- ANTT®

9.1. chirurgische ANTT®	*9.2. Standard- ANTT®*
a. Händedesinfektion b. Arbeitsfläche desinfizieren c. Materialien bereitlegen d. Händedesinfektion e. Einwegschürze anlegen f. Unsterile Einweghandschuhe anziehen g. Verband ablösen, ohne dabei Schlüsselteile/-stellen zu berühren h. Verband und Handschuhe entsorgen i. Händedesinfektion j. Verpackung der Materialien öffnen und diese berührungsfrei ohne Verpackung auf ein kritisches aseptisches Feld legen k. sterile Handschuhe anlegen l. Einstichstelle reinigen, ohne dabei Schlüsselteile/ -stellen zu berühren m. neuen Verband anlegen, ohne Schlüsselteile/ -stellen zu berühren, ggf. zusätzlich fixieren n. Abfall und Einwegschürze entsorgen o. Händedesinfektion p. Abschlussdesinfektion der Arbeitsfläche und wiederverwendbarer Materialien q. Händedesinfektion	a. Händedesinfektion b. Materialien bereitlegen c. Händedesinfektion d. Einmalschürze anlegen e. Arbeitsfläche desinfizieren f. Aseptisches Feld bereitstellen (z.B. desinfizierte Nierenschale) g. Material auf Arbeitsfläche anordnen h. Unsterile Einweghandschuhe anziehen i. Verband ablösen, ohne dabei Schlüsselteile/stellen zu berühren j. Verband und Handschuhe entsorgen k. Händedesinfektion l. Materialverpackung öffnen, Schlüsselteile durch berührungsfreies Arbeiten oder kleine kritische aseptische Felder schützen m. Unsterile Einweghandschuhe anziehen n. Einstichstelle reinigen, ohne dabei Schlüsselteile/ -stellen zu berühren o. Neuen Verband anlegen, ohne dabei Schlüsselteile/ -stellen zu berühren, ggf. zusätzlich fixieren p. Abfall und Einmalschürze entsorgen q. Händedesinfektion r. Abschlussdesinfektion der Arbeitsfläche und wiederverwendbarer Materialien s. Händedesinfektion

10.	**Dokumentation, Evaluation der Pflegeplanung**
	Zusatzinformationen: • nicht über der Einstichstelle sprechen, ggf. Mundschutz tragen (Aerosole vermeiden) • aktuelle Evidence: Reinigung der Einstichstelle und ihrer Umgebung mit NaCl 0,9 %, Desinfektion mit zugelassenem Wunddesinfektionsmittel, z. B. alkoholbasierte Formulierungen mit Zusatz von Chlorhexidin oder Octenidin, bei fehlender Toleranz Octenidin-Dihydrochlorid 0,1 % in Kombination mit Phenoxyethanol 2 % (KRINKO, 2017) • Einwirkzeit von Desinfektionsmitteln stets beachten • Auswahl geeigneter Reinigungsinstrumente: sterile Stiltupfer, die mit NaCl 0,9 % oder Wunddesinfektionsmittel getränkt sind oder sterile Kompressen/Kugeltupfer, die mit steriler Pinzette gehalten werden • Wischrichtung stets weg von der Einstichstelle (bei aseptischer Wunde) • Katheter kann vorsichtig angehoben werden, um Zwischenräume zur reinigen, Lage darf nicht verändert werden • auch extrakorporalen Katheterverlauf in Einstichstellennähe reinigen • Inspektion der Einstichstelle auf Hautmazeration, allergische Hautreaktion, Entzündungszeichen • bei Auffälligkeiten oder Komplikation den Arzt informieren, ggf. Anordnungen folgen • Verband entsprechend Herstellerangaben anbringen (z. B. Infusionsleitung gegen Zug fixieren) • aktuelle Evidence: mit Chlorhexidingluconat imprägnierter Folienverband (Ullmann et al., 2016)

6.4.6 Ereigniskarten

Ereigniskarte „Hilfst Du mir?"

Ereigniskarte für „Bitte nicht berühren!"		
Hilfst du mir?	**Ereignis 1**	**Dauer: 10 min**
Komplexitätsgrad: mittel	*Zeitpunkt: während die Einstichstelle offen vorliegt*	
Ereignis: Eine Kollegin öffnet die Zimmertüre und bittet um dringende zeitnahe Hilfe für 5 Minuten bei der Lagerung einer Patientin im Nachbarzimmer.		
Erwartetes Lernergebnis: • Die Lernenden sind dazu in der Lage, pflegerische Tätigkeiten flexibel zu gestalten und nach Wichtigkeit und Dringlichkeit zu priorisieren (Wissenszuwachs, Umsetzung von Fertigkeiten) • Die Lernenden sind dazu in der Lage, ihr Vorgehen vor Dritten zu argumentieren und zu begründen (Selbstbewusstsein)		
Bewertungskriterien: • Lernende führt Verbandswechsel ruhig zu Ende, verschiebt Arbeitsplatznachbereitung sowie Dokumentation zeitlich nach hinten • Hilft Kollegin bei der Lagerung (im Szenario fiktiv) • Informiert Kollegin sowie Patienten über diesen Ablauf		
Material: • Kein zusätzliches Material notwendig		

Ereigniskarte „Durst"

Ereigniskarte für „Bitte nicht berühren!"		
Durst	**Ereignis 2**	**Dauer: 2 min**
Komplexitätsgrad: mittel	*Zeitpunkt: Während Einstichstelle offen vorliegt*	
Ereignis: Der Patient meldet ein Bedürfnis an. Er habe starken Durst und möchte bitte jetzt sofort einen Schluck Wasser trinken.		
Erwartetes Lernergebnis: • Die Lernenden sind dazu in der Lage, pflegerische Tätigkeiten nach Wichtigkeit und Dringlichkeit zu priorisieren (Wissenszuwachs, Umsetzung von Fertigkeiten) • Die Lernenden sind dazu in der Lage, ihr Vorgehen vor Dritten zu argumentieren und zu begründen (Selbstbewusstsein)		
Bewertungskriterien: • Lernende informiert den Patienten, dass er sich noch etwas gedulden muss, um Kontamination und Dislokation zu vermeiden • Führt Verbandswechsel ruhig zu Ende und bietet dem Patienten vor der Arbeitsplatznachbereitung sowie Dokumentation das Getränk an • Gesprächsführung: wertschätzend, authentisch, akzeptierend		
Material: • Wasserglas		

Ereigniskarte „Antibiose nötig“

Ereigniskarte für „Bitte nicht berühren!“		
Antibiose nötig	**Ereignis 3**	**Dauer: 20 min**
Komplexitätsgrad: hoch	*Zeitpunkt:* Nach Dokumentation	
Ereignis: Die Stationsärztin betritt das Zimmer und berichtet, die Auswertung der Routine-Blutentnahme zeige rasch ansteigende Entzündungsparameter. Deshalb soll der Patient zeitnah eine antibiotische Therapie bekommen. Die Ärztin bittet nun darum, das Antibiotikum nach Stationsstandard und Apothekenhinweis vorzubereiten, damit sie es verabreichen kann. Die Arztanordnung lautet: ab sofort 3xtgl. 1,5 mg Ampicillin intravenös als Kurzinfusion.		
Erwartetes Lernergebnis: • Die Lernenden sind dazu in der Lage, pflegerische Tätigkeiten nach Wichtigkeit und Dringlichkeit zu priorisieren (Wissenszuwachs, Umsetzung von Fertigkeiten) • Die Lernenden sind dazu in der Lage, ein intravenöses Antibiotikum nach geltenden Standards vorzubereiten (Wissenszuwachs, Umsetzung von Fertigkeiten) • Die Lernenden sind dazu in der Lage, ihr Vorgehen vor Dritten zu argumentieren und zu begründen (Selbstbewusstsein)		
Bewertungskriterien: • Lernende führt im Zubereitungsraum regelrechte und hygienisch korrekte Zubereitung intravenöser Medikamente nach geltenden Standards und Apothekenhinweisen durch		
Material: • Für Zubereitung intravenöser Medikamente: Spritzen, Kanülen, Spikes, Antibiotika, Lösungsmittel, Leitungssystem, Etiketten, Desinfektion, Stationsstandard, Apothekenhinweis ect.		

Ereigniskarte „Neue Annaht notwendig“

Ereigniskarte für „Bitte nicht berühren!“		
Neue Annaht notwendig	**Ereignis 4**	**Dauer: 20 min**
Komplexitätsgrad: hoch	*Zeitpunkt:* nach Entfernung des alten Verbandes	
Ereignis: Während der Inspektion der Eintrittsstelle fällt auf: die Annaht des Katheters hat sich gelöst. Die Fixierung und regelrechte Lage ist nicht mehr gesichert.		
Erwartetes Lernergebnis: • Die Lernenden sind dazu in der Lage, pflegerische Tätigkeiten nach Wichtigkeit und Dringlichkeit zu priorisieren (Wissenszuwachs, Umsetzung von Fertigkeiten) • Die Lernenden sind dazu in der Lage, im interdisziplinären Team zu arbeiten (Wissenszuwachs, Umsetzung von Fertigkeiten, Selbstbewusstsein) • Die Lernenden sind dazu in der Lage, ihre Bedürfnisse und Grenzen zu kennen und Hilfestellung anzufordern (Selbstbewusstsein) • Die Lernenden sind dazu in der Lage, ihr Vorgehen vor Dritten zu argumentieren und zu begründen (Selbstbewusstsein)		
Bewertungskriterien: • Lernende informiert sofort das zuständige ärztliche Personal und assistiert bei der Erneuerung der ZVK-Annaht • Lernende führt anschließend Verbandswechsel fort		
Material: • Nahtmaterial, Nahtmesser, Fadenhalter, Pinzette, Desinfektion		

6.4.7 Hinweise

Hinweise zu „Bitte nicht berühren“			
	Situation/ Zeitpunkt	**Ziel**	**Hinweis**
1	Lernender verwendet falsches Desinfektionsmittel für Wunddesinfektion	Lernender erkennt falsche Wahl, wechselt zu richtigem Desinfektionsmittel	Patient sagt „Aua, das brennt.“
2	Lernender vergisst, das Fenster zu schließen	Lernender schließt Fenster	Patient sagt „Könnten sie bitte das Fenster schließen? Es ist kalt.“
3	Nach Entfernung des Verbands	Bewusste Beobachtung der Eintrittsstelle	Patient fragt: „Und, ist alles in Ordnung dort an meinem Hals?“
4	Lernender vergisst Händedesinfektion	Durchführung Händedesinfektion	„Ich habe beobachtet, dass Sie und Ihre Kolleginnen sich oft die Hände desinfizieren. Ich bin froh, dass ich das an meiner Arbeitsstelle nicht machen muss.“
5	Lernender wird nervös und hastig, zittert	Lernender wird ruhiger, selbstbewusster	Patient sagt: „Ich finde, Sie machen das super. Dankeschön!“

6.4.8 Literatur

Eppich, W. & Cheng, A. (2015). Promoting Excellence and Reflective Learning in Simulation (PEARLS): Development and Rationale for a Blended Approach to Health Care Simulation Debriefing. Simulation in healthcare. *Journal of the Society for Simulation in Healthcare, 10*(2), 1–10. https://doi.org/10.1097/SIH.0000000000000072

KRINKO – Kommission für Krankenhaushygiene und Infektionsprävention. (2017). Prävention von Infektionen, die von Gefäßkathetern ausgehen. Teil 1 – Nichtgetunnelte zentralvenöse Katheter. Empfehlung der Kommission für Krankenhaushygiene und Infektionsprävention (KRINKO) beim Robert Koch-Institut. *Bundesgesundheitsblatt, Gesundheitsforschung, Gesundheitsschutz, 60*(2), 171–206.

The-ASAP – The Association for Safe Aseptic Practice. (2015). *ANTT® Clinical Practice Framework*. Zugriff am 2. Mai 2021 unter https://phw.nhs.wales/services-and-teams/harp/infection-prevention-and-control/antt/implimentation-programme-audit-cycle/step-3-education-and-training/antt-education/antt-framework-4-0/

Ullman, A., Cooke, M., Mitchell, M., Lin, F., New, K., Long, D., Mihala, G. & Rickard, C. (2016). Dressing and securement for central venous access devices (CVADs): A Cochrane systematic review. *International Journal of Nursing Studies, 59*, 177–196. https://doi.org/10.1016/j.ijnurstu.2016.04.003

6.5 Zusammenfassung zu Kapitel 4.5

Selina Baumann

6.5.1 Kurzanleitung

Kurzanleitung für „Jetzt bin ich erst mal dran“		
Komplexitätsgrad: mittel	**Einordnung Curriculum:** Modul CE06 „In Akutsituationen sicher handeln“	**Dauer:** 330 Minuten (60 Minuten ohne Briefing und Debriefing)
Information		

Ziel:

- Ebene Lernende: Verbale Deeskalationsmaßnahmen können auch unter erschwerten Bedingungen wie beispielsweise Personalmangel fachgerecht durchgeführt werden.
- Ebene Menschen mit Pflegebedarf: Körperliche Auseinandersetzungen und Zwangsmaßnahmen mit agitierten Patienten sollen verhindert werden.
- Ebene System: Das Risiko für die Konfrontation mit Aggression für die Mitarbeiter soll gesenkt werden und weniger invasive Methoden wie Fixierungsmaßnahmen sollen angewendet werden.

Erwartete Lernergebnisse:

- verbessertes Deeskalationsverhalten, gemessen anhand der DABS
- Fähigkeit, die Overt Aggression Scale zur Erhebung der Häufigkeit und Schwere aggressiver Episoden korrekt anzuwenden

Teilnehmende:

- Anzahl: sechs bis acht Personen (zwischen vier und sechs Teilnehmenden einem/r Moderator oder Moderatorin und einer Person, die eine Rolle spielt)
- Ausbildungsstand: Das evidence-basierte Szenario wird in dem Modul CE06 „In Akutsituationen sicher handeln“ des Rahmenplans der Pflegefachkommission nach § 53 PflBRefG eingebettet. In diesem Modul werden nicht nur Notfallsituationen, sondern v.a. auch emotionale Unterstützung in diesen Situationen behandelt.
- Vorwissen: Es ist kein spezifisches Vorwissen für die Simulation erforderlich.

Simulationssetting:

Warteraum einer Notaufnahme für Erwachsene und Nebenraum

Kurzanleitung für „Jetzt bin ich erst mal dran“

Fallbeschreibung:

Werner Schmidt ist ein 45-jähriger Mann, der an einem Donnerstagabend gegen 17 Uhr mit einem Rettungsdienst in die internistische Notaufnahme gebracht wird. Schon vor der Übergabe des Rettungsdienstes an das pflegerische und ärztliche Personal wird der Grund für die Aufnahme ersichtlich. Der Patient ist aufgrund der Wodkaflasche, welche aus der Jackentasche herausschaut, und des leicht taumelnden Gangbildes, offensichtlich intoxikiert. Bei der Übergabe stellt sich heraus, dass Passanten den Rettungsdienst riefen, da der Mann am Hauptbahnhof stand und aufgrund seines Rauschzustandes laut um Hilfe gerufen hatte. Laut des Patienten habe er bisher zwei Bier und eine halbe Flasche Wodka getrunken. Da der Patient bei Eintreffen des Rettungsdienstes Bauchschmerzen angab, welche ihn regelmäßig quälen würden, wurde dieser zur Überwachung und Abklärung mitgenommen. Der Patient trifft in einem guten Allgemeinzustand in der Notaufnahme ein. Er ist vierfach orientiert, geh- und stehfähig und derzeit nicht monitorpflichtig. Da die Notaufnahme vollständig belegt ist, muss der alkoholisierte Patient im Wartezimmer Platz nehmen, bis eine Liege frei wird. Da der Patient mit der direkten Behandlung und einer baldigen Entlassung rechnete, tut er seinen Unmut kund. Er möchte so schnell wie möglich die Schmerzen abklären lassen und nachhause gehen. Gerade wurde dem Patienten Blut abgenommen und ein Schmerzmittel verabreicht. Die Auswertung der Blutproben und somit auch die Fortführung der Therapie dauert mindestens eine Stunde. In dieser Zeit soll Herr Schmidt sich gedulden. Bereits nach zehn Minuten des Wartens kommt der Patient immer öfter auf die Pflegefachpersonen zu und erwartet eine Beschleunigung des Prozesses. Er versteht nicht, warum das so lange dauert. Die Erklärungen der Pflegefachperson empfindet Herr Schmidt als Abweisung und wird immer unruhiger.

Rollen:

1. Pflegefachperson, die verbal deeskaliert (Hauptpflegefachperson) übernimmt die verbale Deeskalation die meiste Zeit
2. Nebenpatient in Nebenraum in Bett oder Rollstuhl, der versorgt wird: die Rollen zwei bis vier können ihre Handlungen frei improvisieren
3. Pflegefachperson, die für den Nebenpatienten versorgt
4. weitere Pflegefachperson, die den Nebenpatienten versorgt
5. Person, die in Warteposition ist und jederzeit als Hilfe hinzugezogen werden kann: die Rollen fünf und sechs können bei Ausfall der Hauptpflegekraft einspringen
6. Person, die in Warteposition ist und jederzeit als Hilfe hinzugezogen werden kann
7. Patient: Für die Rolle des Patienten ist eine Liste mit Stichworten für eine möglichst realitätsgetreue Nachstellung beigefügt
8. Zusehende: übernehmen das Ausfüllen der Skalen

Ablauf

Briefing:

- Erarbeiten des Adaptionsmodells und des neo-assoziationistischen Modells in zwei Gruppenarbeiten (eine Stunde mit anschließender Präsentation von sieben Minuten)
- Selbstständiges Durchlesen des Falls (10 Minuten)
- Gesprächsrunde, um Fragen zu klären
- Method-Acting nach Strasberg, um sich in die Rollen einzufinden

Szenario:

- Ereigniskarten: Reizüberflutung, Notfall

Kurzanleitung für „Jetzt bin ich erst mal dran“
Debriefing: • Gruppendiskussion • Aufstellmethode • Einfriermethode
Evaluation: • Deescalation of Aggressive Behavior Scale (DABS) • Overt Aggression Scale • Simulation Design Scale (NLN)

6.5.2 Material und Requisiten

Material und Requisiten	Dokumente/Arbeitsblätter/Zusatzmaterial
• Trennwand • Drei Stühle • Wasserflasche • Kleiner Tisch • Wanduhr • Medium um Audiodatei zur Simulation der Hintergrundgeräusche einer Notaufnahme, abzuspielen (Audiodatei Link: https://freesound.org/people/thef1like/sounds/412933/) • Zeitungen • Wodkaflasche für die Patienten • Flasche Wasser • Arbeitskleidung für die Studierenden • Bett oder Rollstuhl für Nebenpatienten	BETA Leitlinie (Richmond et al., 2012): Adaptionsmodell (Roy & Andrews, 2008; Schaeffer et al., 2008): Neo-assoziationistisches Modell (Schmid, 2005) *Abrufbares Material und Requisiten:* • Pflegewagen mit gängigen Utensilien (Handtücher, Waschlappen, Decken, Kissen etc.) • Glas, um Wasser trinken zu können • Essen, das den Patienten angeboten werden kann • Infusionsständer

6.5.3 Handlungsbewertungsliste

Handlungsbewertungsliste							
Name:	**Semester:**				**Datum:**		
Prüfungsort:							
Handlung	**Bewertung**						**Punkte**
1. Respektieren von persönlichen Freiräumen zu jeder Zeit (Mindestabstand von zwei Armlängen und ggf. mehr)	I	E	NE	NE-G	NE-W	NB	
	2	1	−1	–	–	0	
2. Pflegefachkraft stellt sich mit Namen vor	I	E	NE	NE-G	NE-W	NB	
	2	1	−1	–	–	0	
3. Pflegefachkraft achtet auf eine gute Körpersprache (Hände immer sichtbar, kein Faustballen, kein langer Augenkontakt, nicht frontal gegenüberstehen, Knie leicht gebeugt, ruhiger Gesichtsausdruck, kein Verschränken der Arme)	I	E	NE	NE-G	NE-W	NB	
	2	1	−1	–	–	0	
4. Pflegefachkraft erfragt den Namen des Patienten	I	E	NE	NE-G	NE-W	NB	
	2	1	−1	–	–	0	
5. Pflegefachkraft verwendet kurze und leichte Sätze, um Verwirrungen zu vermeiden	I	E	NE	NE-G	NE-W	NB	
	2	1	−1	–	–	0	
6. Bei Verwirrungen werden Sätze so lange wiederholt bis der Patient sie versteht	I	E	NE	NE-G	NE-W	NB	
	2	1	−1	–	–	0	
7. Pflegefachkraft informiert den Patienten zu jeder Zeit über die gelplanten Interventionen	I	E	NE	NE-G	NE-W	NB	
	2	1	−1	–	–	0	
8. Pflegefachkraft identifiziert die Gefühle und Emotionen des Patienten und geht darauf ein	I	E	NE	NE-G	NE-W	NB	
	2	1	−1	–	–	0	
9. Pflegefachkraft zeigt dem Patienten auf respektvolle Art und Weise Grenzen auf	I	E	NE	NE-G	NE-W	NB	
	2	1	−1	–	–	0	
10. Pflegefachkraft lässt sich nicht durch die Aussagen und das Verhalten des Patienten provozieren	I	E	NE	NE-G	NE-W	NB	
	2	1	−1	–	–	0	
11. Pflegefachkraft klärt den Patienten ggf. sachlich über die Konsequenzen einer angedrohten Eskalation auf	I	E	NE	NE-G	NE-W	NB	
	2	1	−1	–	–	0	
Gesamtpunktzahl							

Feedback (Studierende/r und Lehrende/r)	**Lernzielvereinbarung**

Schlussfolgerungen für das weitere berufliche Handeln	
Besondere Vorkommnisse in der Prüfung	
Datum, Name Klarschrift (Lehrende/r)	**Datum, Name Klarschrift (Teilnehmer)**
Unterschrift	Unterschrift

	Legende Bewertung	
Abk.	**Bewertungskategorie**	**Punkte**
I	innovative, kreative Lösung	2
E	erfüllt: Handlung entsprechend (best-)verfügbaren Wissens und beruflicher Sorgfaltspflicht korrekt durchgeführt	1
NE	nicht erfüllt: Handlung nicht korrekt durchgeführt (Missachtung interner und externer Evidence) oder notwendige Handlung (z.B. Händedesinfektion) vergessen	−1
NE-G	nicht erfüllt: Handlung nicht korrekt durchgeführt mit Gefährdung der pflegebedürftigen Person	Abzug Gesamtpunktzahl
NE-W	nicht erfüllt: Handlung (instrumentell-technisch) korrekt oder nicht korrekt durchgeführt und Verletzung von Würde und Menschenrechten	Abzug Gesamtpunktzahl
NB	nicht beurteilbar: Handlung nicht durchgeführt, weil in der Situation nicht erforderlich bzw. adäquat	0

Bewertungsschema		
Punkte	Bewertung	Ergebnis
ab 1x NE-G	nicht bestanden, weil Gefährdung der pflegebedürftigen Person	
ab 1x NE-W	nicht bestanden, weil Verletzung von Würde und Menschenrechten	
> (50 Prozent der Gesamtpunktzahl)	bestanden	
<= (50 Prozent der Gesamtpunktzahl)	nicht bestanden	

6.5.4 Labor-Kit

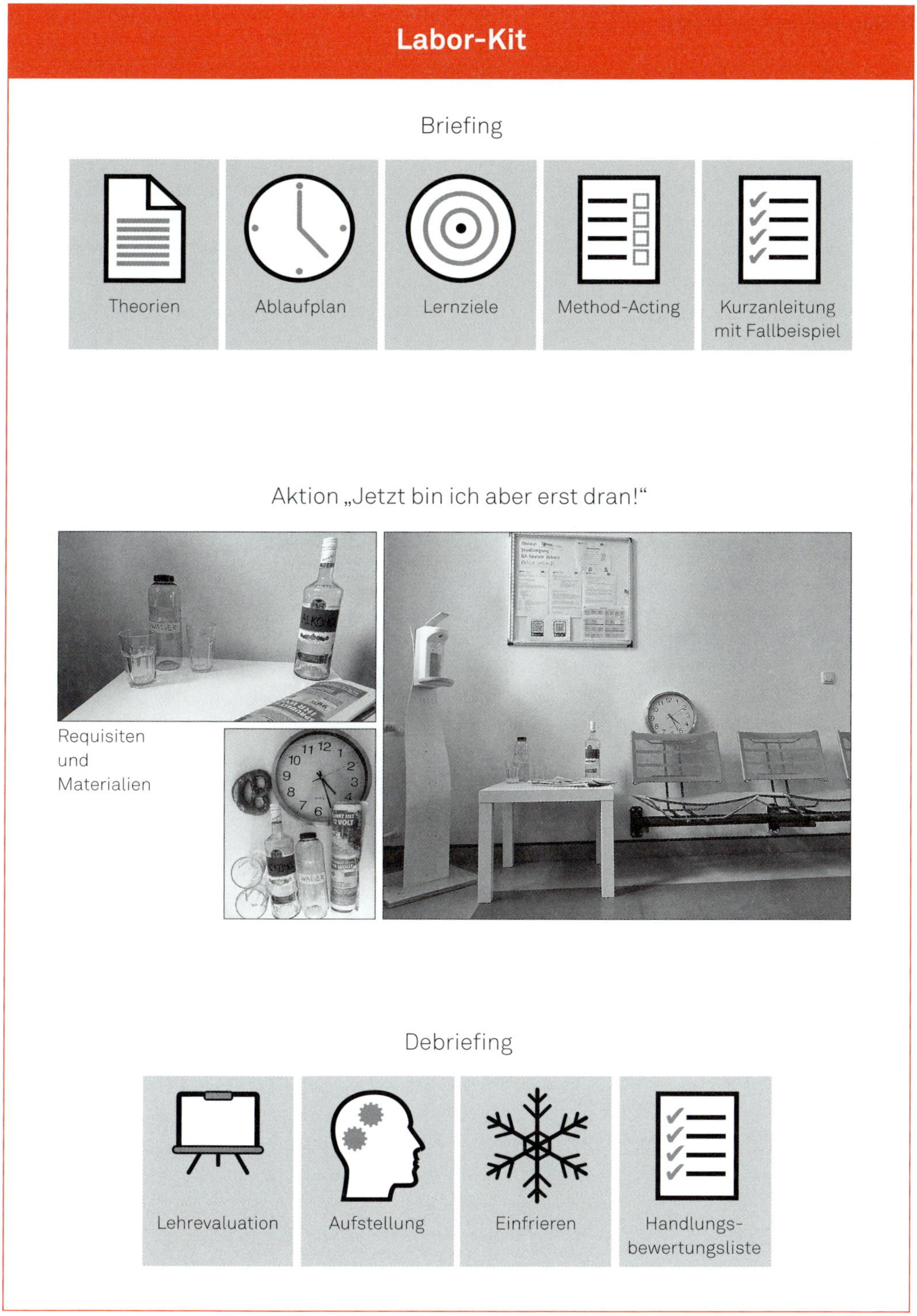

Abbildung 6-5: Labor-Kit für das Szenario „Jetzt bin ich erst mal dran“ (Quelle: S. Baumann)

6.5.5 Szenariospezifisches Lehrmaterial

Ereigniskarte Reizüberflutung

Ereigniskarte für „Verbale Deeskalationstechniken in Notaufnahmen“		
Reizüberflutung	**Ereignis 1**	**Dauer: 3–5 min**
Komplexitätsgrad: leicht	*Zeitpunkt:* Bei stockendem Verlauf, beliebig	
Ereignis: Bei stockendem Verlauf kann das Hintergrundgeräusch, welches über Lautsprecher die Geräuschkulisse einer Notaufnahme nachstellen soll, lauter gestellt werden. Das soll zu einer negativen Reizung des Patienten führen, welcher daraufhin lauter und gereizter wird.		
Erwartetes Lernergebnis: • Die deeskalierende Pflegefachkraft reagiert angemessen, um eine Eskalation zu verhindern.		
Bewertungskriterien: • Gesprächsführung der Pflegefachkraft: ruhig, verständnisvoll • Zuhören • Ggf. Versuche die Lärmquelle einzuschränken (bsp. simuliertes Schließen einer Türe) • Erklären der Umstände in einer Notaufnahme		
Material: • Lautsprecher		

Ereigniskarte „verbale Deeskalationstechniken in Notaufnahmen“

Ereigniskarte für „verbale Deeskalationstechniken in Notaufnahmen“		
Notfall	**Ereignis 2**	**Dauer: 5 min**
Komplexitätsgrad: mittel	*Zeitpunkt:* Bei stockendem Verlauf, beliebig	
Ereignis: Eine andere Person (Pflegefachkraft aus dem Nebenraum) kommt in das Wartezimmer gerannt und bittet die deeskalierende Pflegefachkraft um Hilfe, da gerade ein dringender Notfall vom Rettungsdienst in das Behandlungszimmer gebracht wird.		
Erwartetes Lernergebnis: • Die deeskalierende Pflegefachkraft vermittelt Ruhe und kann Grenzen setzen.		
Bewertungskriterien: • Gesprächsführung: erklärend, bestimmt • Nicht in ein Gespräch mit dem agitierten Patienten verwickeln lassen, damit dem Notfall geholfen werden kann. • Ansagen machen, ohne zu provozieren		
Material: • Pflegefachkraft, die den Notfall ankündigt		

Ereigniskarte für „verbale Deeskalationstechniken in Notaufnahmen"			
Hinweise			
	Situation/ Zeitpunkt	**Ziel**	**Hinweis**
1	Reizüberflutung	Die Pflegefachkraft kann unter erschwerten Bedingungen das Gespräch unter Kontrolle halten	Stockender Prozess, beliebiger Zeitpunkt
2	Notfall	Die Pflegefachkraft kann den Warteraum für den Notfall im Behandlungszimmer verlassen, ohne dass dies zu verstärkter Unruhe bei dem Patienten führt.	Stockender Prozess, beliebiger Zeitpunkt

6.5.6 Literatur

Richmond, J., Berlin, J., Fishkind, A., Holloman, G., Zeller, S., Wilson, M., Rifai, M. & Ng, A. (2012). Verbal De-escalation of the Agitated Patient: Consensus Statement of the American Association for Emergency Psychiatry Project BETA De-escalation Workgroup. *The western journal of emergency medicine, 13*(1), 17–25. https://doi.org/10.5811/westjem.2011.9.6864

Roy, C. & Andrews, H. (2008). Das Adaptionsmodell. In D. Schaeffer, M. Moers, H. Steppe & A. Meleis (Hrsg.), *Pflegetheorien. Beispiele aus den USA* (2. Aufl., S. 227-250). Verlag Hans Huber.

Schaeffer, D., Moers, M., Steppe, H. & Meleis, A. (Hrsg.). (2008). *Pflegetheorien. Beispiele aus den USA* (2. Aufl.). Verlag Hans Huber.

Schmid, J. (2005). Die Konflikttheorie der Aggressionstheorie. In T. Bonacker (Hrsg.), *Sozialwissenschaftliche Konflikttheorien. Friedens- und Konfliktforschung* (S. 507–526). VS Verlag für Sozialwissenschaften. https://doi.org/10.1007/978-3-322-95688-0_25

Nachwort

Patrick Muijsers

Klinisches Simulationslernen in der Pflege, die Skills-Lab-Methode – ein bemerkenswertes Buchprojekt
Vor ca. 25 Jahren durfte ich selbst eine Publikation zum Skillslab-Modell verfassen und die einleitende Aussage lautete:

Berufsmässig handeln kann man nicht nur erlernen, indem man darüber spricht, sondern indem man es tut. Die Schule kann die Lernenden auf die Wirklichkeit der Pflegepraxis vorbereiten, indem sie Lernende in pflegerischen Fertigkeiten trainiert. Dieses Training ermöglicht es den Lernenden, ihr Können, ihr Wissen und ihre Haltung zu optimieren und auch in anderen Pflegesituationen anzuwenden (Muijsers, 1997).

Als Resultat eines spannenden Buchprojektes freue ich mich nun über das vorliegende Werk. Frau Prof. Herold-Majumdar und die Mitautorinnen haben in diesem Buch die Bedeutung von pflegerischen Fertigkeiten in der professionellen Pflege hervorragend dargestellt und weiter verankert.

Die Autorinnen haben die Skills-Lab-Methode mit weiterführenden Theorien, Modellen und Konzepten sinnvoll vernetzt. Diese Synthese sollte in der Bildungs- und Pflegepraxis unbedingt Nachahmung finden, damit sich die professionelle Pflege weiter etablieren kann und wir auch in die Zukunft über kompetente Pflegende verfügen können, die Spass am Pflegen haben und hoffentlich auch lange im Pflegeberuf bleiben werden.

Wie in vielen anderen Berufen auch, werden wir – unter anderem infolge einer (Über-)Akademisierung – „Pflegepraktiker“ verlieren, somit muss der Pflegeberuf unbedingt attraktiver gestaltet und die Ausbildungen optimiert werden.

Insbesondere das Fertigkeitentraining und die vielen Formen des praktischen Lernens können dazu beitragen, dass wir auch künftig über genügend Nachwuchs verfügen werden. Dazu gehört natürlich auch, die Arbeitsbedingungen und die Arbeitsvoraussetzungen in Einklang zu bringen.

Die Weiterentwicklung der Pflegewissenschaft ist selbstverständlich bedeutungsvoll, sollte aber auch zweck- und verhältnismäßig sein. Gerade in den Gesundheitsberufen wurden und werden viele unterschiedliche „Pflegeniveaus“ kreiert und Experten ausgebildet. Die aber sehr wichtigen Generalisten und Handwerker dürfen jedoch nicht vernachlässigt werden. Aktuell müssen Pflegekräfte „importiert“ werden, dies scheint keine solide Grundlage für eine nachhaltige und qualitativ hochstehende Pflege zu sein.

Die Kluft zwischen Pflegetheorie und Pflegepraxis kann mit einer attraktiven Brücke, wie das Skillslaboratorium bestens überwunden und verbunden werden. Das Skillstraining wird auch weiterhin einen bedeutsamen und besonderen Platz im Lehrplan einnehmen, und möglicherweise sollten in diesem Zusammenhang sogar vermehrt Bildungsschwerpunkte gesetzt werden. Viele Lehrinhalte werden nach wie vor zu theoretisch abgehandelt und könnten mit Trainings angemessener verarbeitet und verinnerlicht werden (Muijsers, 2012).

Immanuel Kant (Deutscher Philosoph der Aufklärung 1724–1804) hat mal erwähnt, dass eine Theorie ohne Praxis leer ist, und die Praxis ohne Theorie blind ist.

Neben dem fachlichen Exkurs ist auch der lernpsychologische Effekt eines solchen Buchprojektes hervorzuheben. Die Studierenden wurden zu Autorinnen und das darf künftig sehr gerne öfters geschehen. Wie Frau Prof. Herold-Majumdar betont, müssen wir unseren Lernenden vermehrt Gestaltungsspielraum bieten und das klinische Simulationslabor nicht nur als Trainingsraum, sondern auch experimentell nutzen. Experimentieren macht bekanntlich Spaß und erweitert den Horizont um jede Menge neue und faszinierende Facetten. Nur so können wirkungsvolle Handlungskompetenzen entstehen und verankert werden.

Lernenden sind in der Regel sehr kreativ und sorgfältig, wenn sie in Freiheit und selbstverantwortlich lernen können und die Ziele „gehören“ dann auch den Studierenden. Lernen ist im Grunde eine reine Eigenleistung und Lehren ist genau genommen nicht wirklich möglich.

Unterrichtssequenzen im Skills-Labor sind dann auch Workshops im Sinne des Wortes. Die Teilnehmenden werden nicht mit Fertiggerichten „gefüttert“, sondern sie entwickeln selbst aus bereitgestellten und mitgebrachten „Zutaten“ ihre Kompetenz. Sie lernen, Anwendungen selbst zu entwerfen. Lernende und Lehrende werden gemeinsam zu Forschern und Herstellern von Handlungsanwendungen (Muijsers, 2012).

Ich wünsche Frau Prof. Herold-Majumdar und den Mitautorinnen Julia Kämmer, Valentina Müller, Debora Küllsen, Kathrin Hofmann und Selina Baumann weiterhin gutes Gelingen.

Patrick Muijsers
Pflegefachmann
Lehrer für Gesundheits- und Krankenpflege
Lehrer für Schulpädagogik

Literatur

Muijsers, P. (1997). *Fertigkeitenunterricht für Pflege- und Gesundheitsberufe: Das „Skillslab-Modell“*. Ullstein Mosby.

Muijsers, P. (2012). *Skills- und Fertigkeitentraining gestern-heute-morgen. NOVAcura 7 (12)*. Fachmagazin für Pflege und Betreuung: Huber Verlag.

Autorinnenverzeichnis

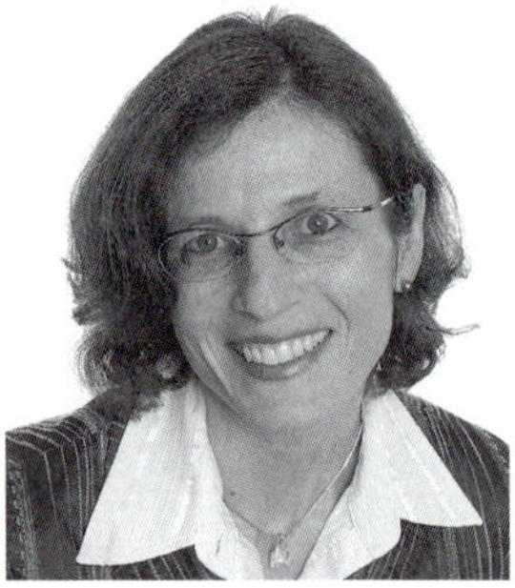

Herausgeberin

Prof. Dr. Astrid Majumdar (Hrsg.), Professorin für Pflegewissenschaft an der Hochschule München; langjährige Berufspraxis überwiegend in der Langzeitpflege als Krankenschwester, Pflegedienstleitung, Auditorin, Beraterin, Sachverständige; Forschungsschwerpunkte: Partizipation und Lebensqualität von Menschen mit Langzeitpflegebedarf; co-kreative, partizipative Lehre; Patientensicherheit und Patientenrechte; diverses ehrenamtliches Engagement u.a. im Pandemiemanagement der Bayerischen Staatsregierung und Engagement in Fachverbänden, u.a. Leitung der AG Pflege der Deutschen Gesellschaft für Sozialmedizin und Prävention (DGSMP); Trägerin des Bayerischen Verdienstordens.
Kontakt: astrid.herold-majumdar@hm.edu

Autorinnen

Selina Baumann, Gesundheits- und Krankenpflegerin, Pflegewissenschaftlerin (B.Sc.), cand. Master of Public Health (MPH)
Kontakt: selinabaumann123@gmail.com

Kathrin Hofmann, Gesundheits- und Kinderkrankenpflegerin, Pflegewissenschaftlerin (B.Sc.), in Fachweiterbildung zur pädiatrischen Intensiv- und Anästhesiepflegerin, Mitarbeiterin der interdisziplinären Kinderintensivstation Dr. Hauner'sches Kinderspital am Klinikum der Ludwigs-Maximilian-Universität München
Kontakt: kathrin_hman@web.de

Julia Kämmer, Gesundheits- und Krankenpflegerin, Pflegewissenschaftlerin (B.Sc.), cand. Master Angewandte Gesundheitswissenschaft (M.A.), Wissenschaftliche Mitarbeiterin am Institut für Gerontologische Versorgungs- und Pflegeforschung (IGVP) an der Hochschule Ravensburg-Weingarten, cand. Fachwirtin im Gesundheits- und Sozialwesen
Kontakt: julia_kaemmer@outlook.de

Debora Küllsen, Gesundheits- und Kinderkrankenpflegerin, Pflegewissenschaftlerin (B.Sc.), cand. Bachelor Soziale Arbeit (B.A.), Mitarbeiterin der Neonatologie Dr. Hauner'sches Kinderspital am Klinikum der Ludwigs-Maximilian-Universität München
Kontakt: debora.kuellsen@gmail.com

Valentina Müller, Gesundheits- und Krankenpflegerin, Pflegewissenschaftlerin (B.Sc.), Betriebswirtin im Gesundheits- und Sozialbereich, Stellvertretende Einrichtungsleitung bei der Korian Deutschland GmbH.
Kontakt: vm_valentinamueller@web.de

Sachwortverzeichnis

F

G

H

I

J

K

L

M

N

O